重 症 监 护 学

（供护理专业用）

主 编　毕清泉　李惠萍

编 者（以姓氏笔画为序）

毕清泉　刘安诺　李惠萍

陈晓环　项　茹　谢伦芳

第二军医大学出版社

内 容 提 要

本书既探讨了重症监护学的范畴、工作方法和护理特点，又描述重症病人的监测项目以及临床常见危重病人护理评估和护理措施，特别是常用重症监护操作技术，更是详细介绍了重症监护操作技术的目的、适应证、操作的方法与步骤以及注意事项等。在临床常见疾病监护一章，加入了疾病的病理生理内容，以便读者更好地理解掌握。

本书为医学护理专业的本科生、研究生使用教材，也可作为护理专业的成人继续教育，大专、中专和高职高专的医学生在进一步深入学习时阅读使用，同时也可供临床工作的护士和住院医师临床实践时参考。

图书在版编目(CIP)数据

重症监护学/毕清泉,李惠萍主编. ——上海:第二军医大学出版社,2007.6
ISBN 978-7-81060-668-4

Ⅰ.重...　Ⅱ.①毕...②李...　Ⅲ.险症-监护(医学)-医学院校-教材
Ⅳ.R459.7

中国版本图书馆 CIP 数据核字(2006)第 153412 号

出 版 人　石进英
责任编辑　高　标
　　　　　单晓巍

重症监护学

主　编　毕清泉　李惠萍
第二军医大学出版社出版发行
上海市翔殷路 800 号　邮政编码:200433
电话/传真:021-65493093
全国各地新华书店经销
江苏省句容市排印厂印刷
开本:787×1 092　1/16　印张:13　字数:316 千字
2007 年 6 月第 1 版　2013 年 2 月第 3 次印刷
印数:5 601~6 800 册
ISBN 978 - 7 - 81060 - 668 - 4/R·502
定价:24.00 元

前　言

为适应我国高等护理教育发展与改革的需要,适应社会经济发展和人群健康需求变化,适应科学技术的发展,我们特别编写了这本《重症监护学》教材,体现专科起点、本科标准,突出针对性、实用性、职业性和教育性,力求反映当前护理学科发展的前沿水平及研究的创新,是一部代表重症监护学科发展水平的教材。

重症监护学是近十多年来在医学领域中一门新兴的、跨学科的独立学科,是护理学的重要组成部分。面对危重症病人,能否及时无误地作出判断和抢救,直接关系到病人的安危和救治的成败。为此要求护士能熟练掌握重症监护知识和技术,能在危重情况下,对病人实施及时、准确的监护和救治,以提高救治的成功率。

本书结合国内外最新资料,从临床和教学实际出发,着重介绍了重症监护病房、重症监护内容与监护技术、常见危重病人监护及护理等内容,以使护理专业学生或临床护理人员对重症监护的工作范畴、工作方法和特点有一全面了解。在编写过程中,以人的健康为中心,以整体护理为指导思想,力求做到科学性、实用性、新颖性,反映现代临床重症监护与护理的最新进展,吸收了国内外临床最新科研成果、诊疗动向和护理措施。

由于本教材是我国高等护理教育发展过程中编撰的新教材,为了使之符合教学目标的要求,由多学科老师共同参与编写。全体编者以高度认真负责的态度、严谨的工作作风审慎对待每一章节内容。鉴于时间紧迫,书中难免有不妥之处,殷切期望使用本教材的师生和读者惠予指正,以使其进一步修改和提高。

编　者

2007 年 6 月

目　录

第四章 常用重症监护操作技术

第一章 绪 论

对重症病人实行集中的、全身的加强治疗和护理，以挽救其生命，是当代危重病加强治疗监护体系建立的实质和目的。

基于护理学科理论体系的观点，认为重症监护来源之一是医院内长期应用的分级管理制度。分级管理本身是按病人病情程度进行划分的，将病人分为特级、Ⅰ级、Ⅱ级、Ⅲ级护理，每一护理级别都有相应的工作程序与内容，其不仅对护士了解病情提供最直觉的第一印象，且便于护理工作因人而异、各有侧重，使护理管理者对病室管理人员分配、协调工作有基本认识，从而均衡地掌握全盘护理计划的实施与落实。但在这其中，人们渐渐发现，将病情不同的病人安置在同一病室也存在着一些问题，如果过多照护重症病人，就会使轻症病人感到受忽视，心理上不平衡。因此，对轻症病人在看护上的放松，对某些病人将是一种不良刺激，易促使病人精神忧虑、紧张，甚至加重病情。其次，在轻症病人可视范围内抢救重症病人，易触发他们产生不良情绪的联想，因而不利于他们休养。另外，如在普通病室内有重危抢救病人，往往需要相应的脏器功能支持设备，医护人员也要有熟练的急救操作技能，如气管插管、机械通气、电除颤、心电图分析等。如普通病室不具备完善的设备和相应的技术力量，就会影响病人的救治率。鉴于上述问题，我们将重危病人集中在一个病室，配备相应的医疗器械设备，培训业务及动手能力较强的医护人员，直接管理重症病人，也就形成了现代的危重病医学、危重病护理学、危重病加强医疗科和重症监护单位，成为今日的 ICU(intensive care unit)。

（毕清泉　李惠萍）

第一节　ICU 基本概念

ICU 是收治危重病人，对其所发生的全身性功能紊乱，运用床边的治疗、监测、护理手段，对病人实施全身加强治疗的监护单位。

ICU 有综合与专科 ICU 两种形式。按原有意义上讲，综合 ICU 是以监测和支持病人所有的脏器功能为己任，如外科 ICU（SICU）、儿科 ICU（PICU）、急诊科 ICU（ECU）。专科的 ICU 则是针对监护治疗单一脏器功能而设置，如心脏 ICU（CCU）、呼吸 ICU（RCU）等。而作为一个加强治疗单位，从实质上讲，无论是综合还是专科 ICU，均要求对病人进行系统性、全身性的生命监测，两者只是在收治病种、治疗的优势、护理的方式或人员配备上略有差异。专科 ICU 处理本专业问题的能力较强，易使总体治疗偏重专科问题，而忽视对病人全身性改变的总体认识。而危重病人往往存在全身性紊乱，ICU 的总体加强治疗才是对症之根本。有学者认为，真正代表危重病医学发展的应是综合的 ICU，而专科 ICU 可被认为是 ICU 的多种形式或综合 ICU 的补充。对 ICU 基本概念的认识，往往决定危重医学在本城市、本医院的发展方向,基本概念不清,就不能指导今后的工作方向,而使危重病医学的发展出现偏差,这是一个十分重要的问题。就一所医院来讲,凡是有能力接纳内、外科危重病人的,都可考虑设立ICU。但是,根据不同地区、不同规模的医院,以及该医院所负责诊治的人口密度情况和医院专科性质等因素,应按照一定规划分级设置ICU,而不应该求全、求大,造成不必要的资源浪费。

根据国内外有关资料,通常将ICU分为3级:

1. Ⅰ级ICU

适合于县、区级以下医院。在ICU内可以对危重病人施行严密的生命体征监测,如心电图(ECG)、心率、呼吸、血压等,并应具有进行心肺复苏(CPR)的能力,通常对病人呼吸支持不超过24 h。这类ICU又可被称为"高依赖单位"(high dependency unit)。

2. Ⅱ级ICU

适合于地区、市级医院。在ICU内,除对危重病人进行常规生命体征监测外,尚能较长期地应用呼吸支持措施,有专职人员负责物理治疗,配备一些有关病理生理、生化等检验设备和X线诊断检查设备,可以有能力对危重病人进行进一步的诊治。

3. Ⅲ级ICU

适合于大、中型综合医院,尤其是省、部级以上综合医院。在这类ICU中,首先应有经过专业训练、考试合格、具有长期临床实践经验的医生和经过专门危重病护理训练并考试合格的男、女性年轻护士作为专职人员,负责ICU的日常工作;同时,应配备功能全面、先进的检查治疗仪器设备,具备完善的危重病人多脏器生命支持能力,如各种侵入性监测,如心肺漂浮导管的应用和动脉血压、颅内压监测等;各种有创治疗,如床旁动-静脉血液超滤、主动脉内气囊反搏(IABP)等,并具有一定的化验检查分析和科学研究能力。

目前,我国各大、中型医院设置ICU专科已十分普遍,并且已逐步建立了统一的ICU医疗质量评定标准和设立专业培训课程与考试,使ICU的实质工作与研究内容逐步规范。

(毕清泉)

第二节　ICU人员编制标准

就医院内所设置的综合ICU而言,收治病人多为跨科和多脏器功能损害者;就ICU加强治疗的工作实质而言,病人所接受的应是系统的、全身的重症监护和加强治疗。这些问题,使一个ICU单位需配备专业的技术人员。目前在某些国家,医科大学已设置专业ICU系,学生毕业后从事ICU工作。我国虽尚未设立此专业,但医科大学毕业后学生可直接报考ICU专业研究生,成为专职的ICU医生。这种情况,使ICU脱离了麻醉科、急诊科或是任何其他医疗专业科系而成为一个独立的分支。

一、ICU医生

鉴于目前国内医疗专业尚未有ICU系,除极少数专业研究生外,ICU医生多来源于麻醉科、外科、内科、急诊科,为有一定工作经验、善于钻研、乐于接受新事物的中青年医生,他们经ICU专业培训和统一考试合格后从事ICU专科医生工作。

ICU专业理论与临床实践体系的发展十分迅速,为适应这种形势,保持ICU医生工作的基本水准,ICU 医生应每隔 2～5 年进行一次续聘考试,促使 ICU 医生知识不断更新,保证 ICU 的高度技术密集、高度现代化的特点和活力。目前,在英联邦国家,医生需在工作 5 年以后接受澳大利亚 ICU 考试中心严格考试,合格者才可获得 ICU 专科医生资格,然后从事 ICU 工作,并接受工作之后定期的续聘考试。没有被 ICU 考试中心认可的其他专业的医生,甚至麻醉科医生均不能从事 ICU 专科医生工作。我国应在这些方面也借鉴一些先进的方法与经验。

二、ICU 护士

ICU 护士是危重病人最直接、最重要的管理者之一。医生所得到的关于病人病情改变以及是否需要修整治疗方案的大量信息来源于护士的监护分析和观察。因此,要求 ICU 护士必须有与医生相匹配的较高水平的业务能力和监护操作能力。

护士经专科学校毕业后首先应行多专科的轮转实习,主要科室为急诊科、外科、内科,然后进行 ICU 专业监护技术培训,经考试合格后获得 ICU 护士注册证书,方可从事 ICU 专业工作。在以后的工作中,每 1～2 年接受一次统一注册护士考试,合格者可继续从事本专业护士工作,考试不合格者,不应续聘,以保证 ICU 护理工作的基本水准。

ICU 护士不仅要有多专科病人的医疗、护理知识,掌握人体主要生命脏器病理生理改变过程,同时强调对病人病情的总体分析和认识能力,掌握各种监护仪器的使用、管理、监护参数与图像的分析及其临床意义。专科 ICU 可在人员选择与培训上有自己的特点。关于 ICU 护士与病人数量的配备,应强调在"任何时候"1 名病人配备 1 名护士的基本原则,甚至 1 名多脏器功能不全危重病人配备 3～4 名护士,以保障高水平的护理质量。

ICU 病室应有主任或副主任护师 1 名、主管护师 1～2 名、护师 4～6 名,组成护理专业学科带头人。护士以本科生和大专生为首选对象,保持年轻化、相对固定和少量人员轮转进修学习的制度。

三、其他人员

(一)物理治疗师

Ⅱ、Ⅲ级 ICU 内设有专职的物理治疗师,由受过专业训练的、有经验的高年资护师或医师担任。其职责主要为呼吸道清洁护理、治疗和防止长期卧床所致的并发症,如肺部感染、压疮、泌尿系感染、肢体废用性萎缩等。物理治疗师为每位重症卧床病人建立物理治疗计划和记录专案病历,并按照病人的不同病情,每天至少 2 次为每位病人,尤其是接受呼吸器机械通气的病人进行拍背、挤压震颤胸廓,协助排痰,并彻底清洁呼吸道;然后检查病人受压部位皮肤情况和采取相应的预防压疮措施;同时帮助病人活动麻痹、瘫痪、废用肢体,屈伸关节、按摩肌肉,防止肢体肌肉僵化萎缩等。

(二)感染控制师

通常应由院内感染控制中心的微生物专家兼任。每天至少 1 次参加 ICU 查房,分别检查分析每位病人血培养及药敏试验报告,指导 ICU 医师使用抗生素和抑真菌药物等。同时,负责 ICU 病室感染控制工作和监督指导消毒、隔离,防止院内感染的发生和扩散。

(三)放射检查人员

可由放射科技师兼任,负责每天为使用机械通气的病人,或疑有肺部感染的病人拍摄胸片,或证实漂浮导管位置等其他床边 X 线检查。

(四)心理治疗师或社会工作者

由心理学或社会学专业人员担任。负责向 ICU 病人及家属解释疑问,进行心理引导。负责联络病人家属或单位,解决一些有关病人康复或后事等问题。随着社会医疗保险制度的建立和完善,社会工作者还应负责赔偿、协助解决各种纠纷。更重要的是对丧失工作能力,如严重烧伤畸形、毁容、致残的病人,帮助他们创造和适应伤病后的生活环境、树立重新生活的信心。

(五) 勤杂保洁员

专人负责 ICU 仪器设备、敷料用品的保管、领取补充、复用物品消毒存放等。当然,这些工作必须有足够的人员才能承担。

以上 5 种配备人员,在国外大多数 ICU 已成为常规组成人员,各项工作由专人分担完成,使工作更精细、更有条理化和更为科学,保障了 ICU 的工作质量标准。我国的 ICU 单位尚无如此配备,许多工作由医生和护士兼职完成。但是,随着社会的发展和高层次需求的出现,高水平专业化的物理治疗师和社会工作者必将成为医院重要工作人员之一。

(毕清泉 陈晓环)

第三节 ICU 病室设置

一、ICU 的位置

综合 ICU 因病人来源于各大专科,跨科病种十分多见。ICU 的位置应与病人来源最多的科室相邻近,以缩短危重病人的转运时间。专科 ICU 则应设立在本专业组病区内。另外,ICU 的位置应接近检验室、血库、手术室、急诊室、放射科和电梯等处,以便于 ICU 常规工作的开展。

二、床位数

确定 ICU 的床位数,使空床数尽可能地减少十分重要。首先应预测和统计本院本专科内危重病人的数量,对 ICU 的床位使用率作出估算,因一张监护床所配备的仪器设备代价昂贵,空床则势必给医院经济上带来损失。

常规 ICU 床位数应为医院总床位数的 1%～2%,每个 ICU 的床位数控制在 8～12 张较为适宜。ICU 每张床位占地面积不小于 20 m²,以 25 m² 为宜。使有足够的空间,保证各种抢救措施的实施。室温要求保持在 20～22℃,湿度以 50%～60% 为好。因床位过多或过少均可影响 ICU 的有效性,如有必要可增加 ICU 数量或设专科 ICU。

另外,近期在北美一些国家,ICU 床位数在医院总床位数中所占比例有上升的趋势,可达 5%～10%。有学者认为,单纯增加普通病床床位数,不能提高危重病人的救治率。而更多重症监护单位的建立,可以有效地保障急、危、重症病人安全渡过危险期和挽救病人生命。目前,包括我国在内的许多国家,都在努力加强和扩展 ICU、急诊室和手术室的规模及人员配备,而相对缩小普通病床的比例。尤其对一些选择性手术,采取门诊实验室检查、做术前准备、手术当天入院、术后从复苏室直接转入 ICU,给予高质量的集中监护、治疗,病情稳定后转入普通病房或早期出院。这样一种模式明显缩短了病人住院时间,加快了病床周转,虽然减少总床位数,但提高了医院的工作效率和病床有价值的使用效率。且因为 ICU 在其中的作用,减少了术后病人伤残率和并发症的发生,实际上提高了医疗质量。对于我国人口众多、住院困难的情况,这种趋势大有借鉴和巩固发展的道理。

三、床位设计

ICU 一张床单位应四周留有空地,以方便工作人员进行监护和抢救病人。一张监护床标准占地面积为 20 m² 左右,并设立单间为 20 m² 的隔离病房。病床以易于推动,可以使病人有多种卧位功能为佳。床头应配备中心供氧、中心负压吸引以及压缩空气装置。每张床必须配备床边监护仪和血氧饱和度监护仪器各一台,有必要可每个床边配备 1 台呼吸器。床头或床旁应有多项插头电源板,并应设有在紧急停电时可立即启用的电源动力设备。

在 ICU 病人监护治疗中,多数仪器均以电作为驱动力,加上各种侵入性导管的使用,使 ICU 病人比正常人更易受到电击。ICU 工作人员必须掌握防电击知识,备有妥善的地线和良好的绝缘设备,提供最大的安全性,才能将仪器在病人身上使用。

现代 ICU 病房床单位的设计已越来越趋向空中发展,而尽可能地减少地面上的物品堆集,这一改进明显方便了临床抢救护理工作的开展,如床边沉重的输液架已改装为屋顶轨道式输液架或床头直杆式装置;原散在地面上的各种插销板也已移向了床头梁上。有的 ICU 病室也废除了地灯的使用,而在床头装置了足够亮度的治疗用灯,为临床工作提供了诸多方便,为抢救工作争取了宝贵的时间。

四、护士站

由于危重病人监护强调的是床边护理且在任何时候护士与病人的比例都应保持在2:1,特别严重或患有传染性疾患的病人甚至同时需要 3～4 名护士工作,才能有效地完成全部护理治疗工作和保障高水平的护理质量,所以在 ICU 内护士站的作用只能作为中心管理站供护士长和其他管理人员使用。坚持 ICU 护士床旁值班的制度是 ICU 的基本工作内容。

护士站的设计原则:应在护士站即能直接观察到所有病床。目前的设计趋向以扇形设计为佳。由于多数 ICU 是在原建筑模式上改建而成,因此护士站也应在遵循总原则的基础上进行改建。

护士站内设有:所有危重病员生命体征中心监测显示仪;床旁及单间病房遥控电视监护仪;与检验室连接的化验数据信息计算机;病历储留柜;药物存储冰箱;联络电话;ICU 病人信息管理计算机等。

五、监护设备

ICU 内监护设备的种类、数量、仪器性能需根据 ICU 的特点、所开展的重点工作和经济实力等考虑,不要求大、求全,要力求高效、实用、适合本专业的发展。可装备设备如下:

（一）监测设备

床边及中心监护网络系统;12 导联心电图记录仪器;血管内及颅内压力监测仪;心排血出量计算机;脉搏或血氧饱和度监测仪;肺功能监测设备;呼出气 CO_2 分析仪;脑功能/ECG 监测仪;病床体重计;体温监测仪;血液酶、血生化、血糖监测仪。

（二）放射 X 线设备

X 线透视仪;袖珍 X 线机。

（三）呼吸治疗设备

床边呼吸机及便携式呼吸机;湿化器或雾化器;通气道及氧治疗设备;人工气道及简易呼吸囊;纤维支气管镜;麻醉机。

（四）心血管治疗设备

心肺复苏用抢救车;除颤仪;主动脉内气囊反搏泵;输液泵及微量注射泵;经静脉用临时起

搏器。

（五）血透析治疗设备

血透机及腹膜透析设备；持续动-静脉血液超滤设备（CAVH）；持续静-静脉血液超滤设备（CVVH）。

（六）实验室检查设备

血气分析仪；血离子分析仪；血、尿渗透压分析仪；血红细胞比容离心机；显微镜。

（七）其他辅助设备

升/降温机；病床制动器；输液架；防压疮垫；紫外线照射推车。

（毕清泉）

第四节　ICU 病室管理

一、收治病人范围

ICU 收治范围包括临床各科的危重病人。所谓危重病人系指病情危重，随时都有生命危险的病人。危重病大多是由急性病变或慢性病急性恶化造成的。病人经过集中强化治疗和护理，渡过危险阶段，有望恢复。但一些不可救治的病例，如晚期肿瘤、脑死亡和临终状态病人应排除在外。专科 ICU 在收治病种上可有专科的特点。一般病人住 ICU 3～5 d，病情复杂者 2～4 周。

具体收治病人范围是：

1）创伤、休克、感染等引起多系统器官功能障碍综合征病人。

2）心、肺、脑复苏术后需对其功能进行较长时间支持者。

3）严重的多发性复合伤。

4）物理、化学因素导致危急病症，如中毒、溺水、触电、虫或蛇咬伤和中暑病人。

5）有严重并发症的心肌梗死、严重的心律失常、急性心力衰竭、不稳定型心绞痛病人。

6）各种术后重症病人或者年龄较大、术后有可能发生意外的高危病人。

7）严重水、电解质、渗透压和酸碱失衡病人。

8）严重的代谢障碍性疾病，如甲状腺、肾上腺和垂体等内分泌危象病人。

9）各种原因大出血、昏迷、抽搐、呼吸衰竭等各系统器官功能不全需要支持者。

10）脏器移植术后及其他需要加强护理者。

二、收治程序

ICU 收治对象主要来自院内住院病人，少数来自急诊科。拟转入 ICU 病人，应由病人所在科室医师书面或电话向 ICU 提出会诊申请，经 ICU 医师会诊，明确病人主要病情、转入 ICU 的主要原因、需要监护治疗主要问题后，再由 ICU 医师做出决定。病人转 ICU 后，应常规下病危通知书，医生要向病人家属和单位领导交待病情，以取得其理解与配合。

三、治疗原则

在 ICU 内，ICU 医师对病人的治疗负有主要的责任，ICU 医师应充分听取专科医师的意见，把更多的原发病处理交给专业医师。ICU 医师主要任务是：解决威胁病人生命的主要问题，全身器官功能的监测与支持。专科医师有义务经常巡视由其转入到 ICU 的病人，并向

ICU 医师提出自己的治疗建议。及时响应 ICU 医师任何时候提出的会诊请求。ICU 医师要充分听取专科医师的意见,及时调整治疗方案。病人经 ICU 系统的监测与治疗,病情稳定后由 ICU 医师决定并通知有关科室,转回本科。任何科室均不应以任何理由拒绝。科室在接到病人转回的通知后,应提前预留床位,否则,不但影响 ICU 床位周转,使急需入住 ICU 的病人不能及时进入,还会增加病人的经济负担,影响康复。这方面除了要提高各科主任、护士长及广大医护人员的认识以外,必要时可通过行政手段进行干预。

四、探视管理

ICU 病室无家属陪住,如因病情需要,就要保证与家属能随时取得联系。通常,病人住 ICU 后家属需在病室外静候,病情尚稳定,暂无危及生命危险时,家属可留下电话、地址以便随时联系。ICU 探视制度规定各 ICU 应根据专科特点进行必要的人员限制与管理。一般不主张探视人数过多、时间过长,并且不准家属参与任何护理病人工作。

现代化设计的 ICU 常在病区外围建设一圈玻璃墙壁和走廊,在家属等候处设有闭路电视装置。这种设计,使家属在室外随时能够看到自己的亲人,减少了 ICU 病室内的污染和因探视时间对病房正常工作的干扰。

五、组织领导

ICU 实行院长领导下的科主任负责制。科主任负责科内全面工作,定期查房、组织会诊和主持抢救任务。ICU 实行独立与开放相结合的原则。所谓独立,就是 ICU 应有自己的队伍,应设有一整套强化治疗手段,没有独立就体现不出 ICU 的特色。所谓开放,就是更多地听取专科医生的意见,把更多的原发病处理如外伤换药留给专科医生解决。医生的配备采取固定与轮转相结合的形式。护士长负责监护室的管理工作,包括安排护理人员工作、检查护理质量、监督医嘱执行及护理文书书写等情况。护士是 ICU 的主体,承担着监测、护理、治疗等任务,能进行 24 h 观察和最直接得到病人第一手临床资料的只有护士。当病情突然改变时,要能在几秒钟、几分钟内准确及时地进行处理。所以,ICU 护士应训练有素,熟练掌握各种抢救技术。要有不怕苦、不怕脏的奉献精神,要善于学习,与医生密切配合。

六、规章制度

制定各种规章制度是做好抢救工作的基本保障。如各级医务人员岗位责任制,查房制度,交接班制度,消毒隔离制度,观察记录制度,设备的使用、维修与保养制度等。ICU 是精密仪器比较集中的地方,每种设备都应建立各自的档案,详细记录其使用、维修及保养情况。必须保持各种抢救设施始终处于完好的待命状态。

七、护理工作程序

(一)接受病人入 ICU

ICU 转入病人,必须经 ICU 专科医师会诊认可后方可转入。转入时,应有 ICU 医师陪同,ICU 护士要掌握病人的诊断、治疗、病情发展及转入目的,准备相应的床单位和物品。病人入 ICU,即要进行基本体检,并给予基础监护。

1. 基本体检

1)病人神志是否清楚、反应如何、回答问题是否正确、肢体活动是否正常。

2)测生命体征:瞳孔及对光反射、血压、脉搏、呼吸、体温,做全导联心电图。

3)观察外周循环、皮肤色泽、有无压疮。

4)观察呼吸状态、吸入氧条件、血液气体分析结果。

5）了解最近一次血电解质、血糖分析情况。

6）检查静脉通路,掌握用药情况。

7）各种导管是否通畅、引流液量及颜色、单位时间流出量等。

8）了解药物过敏史、专科护理要求和病人心理状态。

2. 基础监护

凡ICU病人,均应常规给予以下监护:

1）持续的胸前综合导联心电图示波。

2）做全导联心电图、测生命体征。

3）吸氧,保持呼吸道通畅。

4）建立静脉通路。

5）导尿并保留尿管。

6）抽血进行血[K$^+$]、血[Na$^+$]、血[Cl$^-$]、血糖、血肌酐、尿素氮检查和血液气体分析。

7）重新检查并固定所有管道。

8）护理记录。

基础监护处理完毕,视病人情况,遵照医嘱进行系统监护,如安置气囊漂浮导管做血流动力学监测;安置人工气道给予机械通气等。

（二）医嘱处理原则

ICU病人因来自各个专科,必有专科问题存在,原病室医师可对专科问题提供治疗方案和建议。ICU医师根据病人病情、权衡各脏器功能状况,参考原专科医师意见开出医嘱。病人病情有变化时,随时更改医嘱。医嘱要由每个病人的责任护士进行处理和完成。

八、监护内容及监护分级

临床上监护的内容很多,按照应用的顺序依次为心率、心电图、动脉血压、体温、脉搏、氧饱和度、中心静脉压、血常规、血浆电解质、动脉血气、肝肾功能、肺毛细血管楔压、心排血量等20余项。根据不同的病种和病情的严重程度,选择适宜的监测指标,对减轻病人的经济负担、减少不必要的浪费十分必要。临床上一般将监测分为3级。

（一）一级监测

1）连续监测心电图,直接动脉血压或间接动脉血压,每2～4 h测一次中心静脉压(centralvenous pressure,CVP)和(或)肺毛细血管楔压(pulmonary capillary wedge pressure,PCWP),每8 h测心排血量。

2）每小时测呼吸频率,每4～6 h查动脉血气,连续监测血氧饱和度(SPO_2)。行机械通气治疗时,应显示潮气量(tidalvolume,VT)、肺活量(vitalcapacity,VC)、吸入氧浓度(fraction of inspired oxygen,FiO_2)及气管内压力等。

3）测每小时尿量及比重,每4～6 h总结一次出入量平衡情况。

4）每12 h查血糖、血浆电解质及血细胞比容,每日检查血常规、尿素氮(BUN)和血肌酐。胸部X线检查,根据情况随时采用。

5）每4～6 h测一次体温,必要时可连续监测。

（二）二级监测

1）连续监测心电图,每1～2 h测血压一次,每2～4 h测CVP。

2）每小时测呼吸频率,每8 h查动脉血气;呼吸机治疗者,应随时查。连续监测VT、VC

及气管内压力。

3）测 2 h 尿量及比重，每 8 h 总结一次出入量平衡情况。

4）每 8 h 测体温一次。

5）每日查血和尿常规、血浆电解质、血糖、BUN。胸部 X 线检查可根据情况随时选用。

（三）三级监测

1）连续监测心电图，每 1～2 h 测血压一次。

2）每 1～2 h 测呼吸频率，每日查动脉血气。

3）每小时查尿量及比重，每 24 h 总结出入量平衡。

4）每 8 h 测体温。

5）每天查血、尿常规，血浆电解质及血糖，必要时查肝、肾功能及胸部 X 线检查。

　　监测的分级是人为划分的，监测的项目应根据具体情况随时变化，尤其是重症病人病情变化快，监测的项目应随时调整，不可一成不变。危重病病人常涉及许多器官功能，但主要是呼吸和循环功能，因此对呼吸和循环功能的监测更为重要。

（毕清泉）

第五节　ICU 病室感染控制

　　ICU 是院内感染的高发区，也是细菌高度耐药区域。其原因为：病人病情重，病种复杂，感染的病人相对集中；病人机体免疫力降低，易感性增加；ICU 常驻细菌大都是对多种抗生素耐药的菌株等。因此，降低 ICU 院内感染发生率是提高抢救成功率的关键。ICU 感染控制措施包括：

　　1. ICU 病室应设单间

　　用以收治严重创伤、感染及免疫力低下的病人，应有较好的空气净化装置，入口处铺设吸尘胶垫。

　　2. 限制人员出入

　　ICU 内空气污染最严重的区域多为入口处和走道，特别是医师查房和护士交班以及家属探视期间更为严重，因此应将进入 ICU 的人员减少到最低限度，包括限制探视人员以及减少医师、护士不必要的出入。

　　3. 严格更衣、换鞋制度

　　工作人员进入 ICU 应更换室内工作衣、工作鞋。护理感染病人时，应穿防护服或防护围裙。探视人员进入 ICU 也应更换清洁的外衣和鞋子。

　　4. 养成勤洗手习惯

　　院内感染可通过医护人员的双手传播，应养成勤洗手的习惯，注意在处理不同病人或接触同一病人不同部位前后必须洗手。病室内应有洗水池，最好是感应水龙头。查房时使用免洗手部消毒剂。

　　5. 保持创伤部位无菌

　　保持创面、穿刺和插管部位无菌。

　　6. 使用一次性物品

　　力求使用一次性医疗护理用品。

7. 严格执行消毒隔离制度

凡病人使用过的器械均需进行消毒-清洗-灭菌这一流程。呼吸机湿化液、湿化器每日更换，呼吸机管路每周更换。吸痰管一次性使用后集中进行清洗、消毒、高压灭菌。氧气湿化瓶每日更换。加强床单位的终末处理。各种抢救或监护器械在更换使用时应进行表面消毒，有条件时尽量浸泡消毒。定期进行物体表面及空气培养，严格控制细菌菌落数，空气<200 cfu/m^3，手或物体表面<5 cfu/m^3。

8. 重视室内卫生

室内应采用湿式清扫，防止灰尘飞扬，地面每天用 500 mg/L 的健之素（主要成份是三氯异氰尿酸，Trichlorosocynuric acid）消毒液拖擦 4 次以上，拖把分区放置、固定使用、定期更换。每天定时消毒、净化空气。定期进行室内大清扫。

9. 限制预防性应用抗生素

感染性疾病根据细菌培养与药敏试验结果，合理应用抗生素。

10. 关于引流

引流液和分泌物常规并反复做培养。所有导管拔除时均应做细菌培养及药敏试验，以便及早发现感染及时治疗。

11. 口腔清洁

每日早、晚两次清洁口腔，漱口或口腔护理。

12. 隔离

严重感染性疾病必要时要隔离，切断扩散途径。

13. 部分应该中止的治疗

气管切开及介入性治疗病情允许时应尽早终止。

（毕清泉　陈晓环）

第六节　ICU 病人的预后评价

ICU 是监护治疗危重病人的场所，其服务对象大多为患有危及生命疾患的病人。在 ICU 内集中了大批高、精、尖医疗监护仪器和有经验的医护人员，尤其是 20 世纪 80 年代以来，随着科技的发展以及我国改革开放引进国外新技术、新设备，例如侵入性监测手段和呼吸机等日益广泛应用，不管在人力上或是在物力上都有较大的投资。但鉴于目前医院经济及医疗保健的现状，还不能一下子提供更多的资金来满足 ICU 病人需求的增加，这就需要我们对 ICU 病人的预后进行评估，以保障有效的床位使用率，这不仅利于我们制定治疗方案，而且还可以及时正确地对确实没有存活希望的病人（如脑死亡病人）做出判断，并采取相应措施以节省人力、物力去更多地抢救治疗那些有更多成活希望的病人。这不论在经济效益或社会效益方面，还是在减轻不可逆性死亡病人的痛苦方面都有实际意义。有时也可以为器官移植提供更多脏器来源，救治更多的病人。基于这种情况，近年来国际上对于危重病人的评价方法和标准，以及对脑死亡的鉴定方法和标准都有许多新的发展。

一、ICU 病人综合评价

在对危重病人进行评价的时候，不应只着眼于所患疾病或所受到的创伤，而应该对下列各项指标进行综合分析。

（一）年龄

对成年人来讲，通常年龄越大，从病危状态恢复治愈的可能性越小。这主要是由于老年人对于严重疾患或创伤的抵御能力低下，各脏器的生理功能下降，从而更容易出现各种并发症而导致死亡。同时，老年人较多患有心血管疾患和呼吸系统慢性疾病，免疫功能也由于营养吸收差或激素分泌水平低下等各种原因受到抑制，从而容易在 ICU 治疗中出现心力衰竭、呼吸衰竭或感染等问题，影响预后。

（二）既往疾病史

了解病人既往病史很重要，过去所患疾病的性质和严重程度都会影响危重病人的预后。例如呼吸系统慢性疾患的病人，如果使用呼吸机则常常难以长期耐受；而患有肿瘤或血液病的病人，更易出现感染、出血等问题。

（三）现病史分析

此次疾患或创伤的性质及严重程度的分析是判断预后的主要依据，需要从病理、生理的角度评价现疾患可能造成的损害，并可根据现行判断评价方法打分。例如开放性严重颅脑损伤的病人，其昏迷程度、格拉斯哥评分都对其预后有重要参考价值。

（四）病人对治疗措施的反应

经过一段时间的治疗护理，应认真记录和分析病人对治疗的反应情况。如治疗一段时间后病人没有临床症状的改善，则需要及时调整治疗方案，这也在一定程度上预示着预后的好坏。通常需较长时间加强监护治疗的病人，其死亡率也相应较高。但时间长短的观念也应结合不同的病人、不同病情加以分析。例如同样是 3～4 d 的昏迷状态，对于心肌梗死、脑缺氧的病人，可以预示预后不良，而对脑出血清除术后的病人则不一定就是病情恶化的表现。

（五）病人治疗后生命状态分析

部分危重病人，治疗后可以有各种不良后果，包括功能障碍、残疾，甚至"植物状态"（例如严重颅脑损伤术后去大脑强直）。这些是在计划时应该顾及的问题。是否应该对所有危重病人，尤其是严重颅脑损伤，已有征象表明脑死亡的病人进行全力以赴的抢救，是一个值得讨论的问题。这里就牵涉一个社会敏感问题——态安乐死（euthanasia），也是医务界多年来争论的一个问题。

目前对安乐死问题是否合法及其程序等问题做出明确法律规定的也仅有荷兰、澳大利亚、美国等少数的国家和地区，以法律形式批准施行安乐死，而在所有其他国家都因种种原因而视"安乐死"为非法。但是，在许多国家法律规定病人有权拒绝治疗，或是对绝症病人施行消极维持治疗（withdrawal of treatment），亦称"消极安乐死"（passive euthanasia）。目前国内对此无明确法律规定，尚在讨论之中。

二、疾病严重程度评分系统

为确定疾病严重程度，以及与预后的关系，近年来发展了许多种不同的评分方法。其中在 ICU 使用最多的是"APACHE-Ⅱ"（acute, phuysiology, age, chronic health evaluation）——急性生理、年龄及慢性健康状况评分方法-Ⅱ。这是 Knaus 等人在 1981 年开始使用的 APACHE-Ⅰ基础上，1987 年创立并开始使用的一种评分方法。将病人疾病状况分成三部分进行评分。

（一）急性生理状态评分

急性生理状态评分（acute physiology score，APS）共 12 项指标：①体温；②心率；③呼吸频率;④平均动脉压;⑤吸入氧浓度(FiO_2)≥0.5 时的肺泡-动脉氧分压差(alveolar-arterial oxygen gradient);FiO_2<0.5 时的动脉氧分压(PaO_2);⑥动脉血 pH 值;⑦血清钾;⑧血清钠;⑨血肌酐;⑩血细胞比容;⑪白细胞记数;⑫格拉斯哥昏迷指数(Glascow coma score)。

（二）年龄分数

根据年龄组分别记分。年龄组≤44 岁、45～54 岁、55～64 岁、65～74 岁、≥75 岁分别记分为 0、2、3、5、6 分。

（三）慢性病及健康评分

择期手术后入 ICU,2 分;急诊手术后入 ICU 者或非手术后入 ICU 者,以往有明确慢性肝、心血管、呼吸或肾疾病者,免疫功能受损者,5 分。

以上各项指标均以入 ICU 后首日最差数值为准。没有神经系统疾患而给予镇静药物或者使用呼吸机病人按 15 分记。APACHE-Ⅱ最高分为 71 分,分数越高入 ICU 内死亡率越高,显示预后不佳。通过每日或隔日评分并比较其间分数的改变。此方法还可以作为评价不同治疗方案效果好坏的标准,是目前临床上应用最广泛的一种评分方法。

近年来,在 APACHE-Ⅱ 的基础上,又发展了许多更新的评分方法,试图扩大其应用范围和使其更为简便易行。例如,Bion 等人使用的"疾病评分法"(sickness score)就是以 APACHE-Ⅱ 为蓝本做了一些改动,如把所有单位改为国际标准单位,用血红蛋白浓度代替血细胞比容,用 FiO_2/PaO_2 比值来反映氧合情况等,使其更易于临床应用,且更为准确有效地反映疾病严重程度与预后的关系。Knaus 等人也于 1991 年 12 月在 APACHE-Ⅱ 的基础上,发展出新一代 APACHE-Ⅲ 预后评分系统,使 APACHE 方法更臻完善。还有一些评分方法,如"治疗措施评分体系"(theraputic interventions scoring system,TISS)除了对病人疾患严重程度及预后评估外,还引入了护士/病人比及职员/床位比的概念,有利于 ICU 的设置、人员配备计划和管理等。

对危重病人的预后评估,通常还应该根据不同疾病的特点和病人特殊情况进行具体分析,且不应使用一种评分方法,还应参考其他评分方法,尤其是专科评分方法,如创伤指数(trauma score)、简易烧伤指数(abbreviated burn index)等。遇有专科性强的病人,还应该和有关专科医生共同讨论才能更准确地对病人情况做出评价。

（毕清泉）

第二章 监测项目

利用先进的、精密的医疗设备,对危重病人进行持续多方面的监测,根据所得的资料进行综合分析,及时采取相应的治疗措施,从而达到挽救生命、治愈疾病的目的。还可以有效地防止意外事件发生。临床上常用的监测项目有 20 多项,合理地应用监测技术对减轻病人经济负担、指导治疗均十分重要,是 ICU 护士必须掌握的基本技能。

第一节 血流动力学监测

血流动力学监测可分为无创伤和有创伤两大类。无创的血流动力学监测,是应用对机体组织器官没有机械损伤的方法,经皮肤或黏膜等途径间接取得有关心血管功能的各项参数,如自动的无创动脉压监测(NIBP)、心电图监测等,已成为常用的监测手段。有创的血流动力学监测是指经体表插入各种导管或监测探头到心脏和(或)血管腔内,利用各种监测仪或监测装置直接测定各项生理参数,如中心静脉压、肺动脉压等。

血流动力学监测的适应证:各科危重病人,创伤、休克、呼吸衰竭和心血管疾病者,以及心胸、脑外科及较大而复杂的手术。

一、心率

(一)心率正常值

正常成人安静时心率(heart rate,HR)为 60~100 次/分,随着年龄的增长而变化。小儿心率较快,老年人心率较慢。现在的生命体征监测仪均有心率的视听装置,心率的来源可通过心电图和脉搏搏动而得到,可在监测仪屏幕上显示数字并有声响。心率报警上、下限可随意设置,当心率超过设置的上、下限数值或在心脏停搏 4 s 之内,能够自动报警。

(二)心率监测的临床意义

1. 判断心排血量

心率对心排血量影响很大。在一定的范围内,随着心率的增快心排血量会增加。心排血出量(CO)为每搏输出量(SV)与心率(HR)的乘积。但当心率太快(心率>160 次/分)时,由于心室舒张期缩短,心室充盈不足,使每搏输出量减少,此时虽然心率增加了,但却由于每搏输出量减少而使心排血量减少。心率减慢时(心率<50 次/分)虽然充盈时间增加,每搏输出量增加,但由于心搏次数减少而使心输出量减少。临床上,进行性心率减慢是心脏停搏的前奏。

2. 计算休克指数

失血性休克发生时,心率的改变最为敏感。心率增快多在血压降低之前发生,故严密监测心率的动态改变,对早期发现失血极为重要。休克指数是心率(次/分)与收缩压(mmHg)之比。血容量正常时,两者比例,即休克指数应等于 0.5。休克指数等于 1 时,提示失血量占血容量的 20%～30%。休克指数大于 1 时,提示失血量占血容量的 30%～50%。

3.估计心肌耗氧

心肌耗氧(MVO)与心率的关系极为密切。心率的快慢与 MVO 大小呈正相关。心率与收缩压的乘积(rate pressure product,RPP)反映了心肌耗氧情况。RPP＝SBP×HR。正常值应小于 12 000,若大于 12 000 提示心肌负荷增加,心肌氧耗增加。

二、动脉压

(一)影响血压的因素

影响动脉压(arterial blood pressure,BP)的因素包括心排血量、循环血容量、周围血管阻力、血管壁的弹性和血液黏滞度等五方面。血压能够反映心室后负荷、心肌耗氧及周围血管阻力。虽然血压能反映循环功能,但不是惟一指标。因为组织灌注取决于血压和周围血管阻力两个因素。若血管收缩,阻力增高,血压虽高,而组织血流却减少,故此判断循环功能不能单纯追求较高的血压,应结合多项指标,综合分析。

(二)测量方法

1.无创性血压监测

常用的是袖套测压和自动化无创伤动脉压监测。前者用于手法控制袖套充气,压迫周围动脉(常用肱动脉)间断测压;后者用特别的气泵自动控制袖套充气,可定时间断测压。自动间断测压法,通常称为自动化无创伤性测压法(automated noninvasive blood pressure,NIBP),是 ICU、麻醉手术中最广泛应用的血压监测方法,是 20 世纪 80 年代以来心血管监测史上又一重大发明。目前临床上应用最广泛的 NIBP 是采用振荡技术,即上臂缚上普通橡胶袖套,测压仪内装有压力换能器、充气泵和微机,可定时(2、5、10、15、30、60 min)自动使袖套充气或放气。当袖套充气压迫肱动脉时,动脉搏动消失,接着渐渐放气。由于动脉搏动的强弱,就形成了袖套内压力的变化,通过换能器又形成了振荡电信号,经放大器将信号放大,振荡最大时为平均动脉压,而收缩压和舒张压的数值是通过监测压力振荡变化率各方程式而获得。收缩压的定点通常取自压力振荡由最大值的 25% 升高至 50%时,而舒张压的定点取自压力振荡下降达80%时。测压仪能够自动显示收缩压、舒张压、平均动脉压和脉率。该仪器的特点是伪差小,可根据不同年龄选择不同型号的袖袋。

无创血压监测优点:①无创伤性,重复性好;②操作简便,容易掌握;③适应证广,包括不同年龄、各种大小手术、高血压病人以及估计血压波动较大者;④自动化血压监测,按需定时测压,省时省力;⑤袖套测压法与直接穿刺插管测压法有良好的相关性,测平均动脉压尤为准确。缺点:不能够连续监测,不能够反映每一心动周期的血压,不能够显示动脉波形。低温时,外周血管收缩,血容量不足,以及低血压时,均影响测量的结果。测压间隔时间太短,测压时间过长,有报道发生上肢神经缺血、麻木等并发症者。

2.动脉穿刺插管直接测压法

动脉穿刺插管直接测压法是一种有创伤性的测量血压的方法。它可以反映每一心动周期内的收缩压、舒张压和平均压。通过动脉压的波形能初步判断心脏功能。并计算其压力升高速率(dp/dt),以估计右心室的收缩功能。经动脉穿刺导管取动脉血标本可定时多次进行血气分析、了解电解质变化。手术时应用的高频电刀,对心电图可形成交流电干扰,此时可通过动脉波形的描记了解心脏情况,判断是否有心律失常。体外循环转流时,由于动脉搏动消失,用无创方法不能测到血压。通过动脉穿刺直接测压方法仍能连续监测动脉压。由于直接测压方法具有上述诸多优点,可以弥补无创血压监测中的不足,因此是ICU中最常用的监测血压的方法之一。但该方法具有创伤性,有动脉穿刺插管的并发症如局部血肿、血栓形成等,故应从严掌握指征,熟悉穿刺技术和测压系统的原理与操作。

（三）临床意义

动脉血压可分为①收缩压(SBP):其重要性在于克服各脏器的临界关闭压,保证脏器的供血。如肾脏的临界关闭压为70 mmHg,当SBP低于此值时,肾小球滤过率减少,发生少尿。②舒张压(DBP):其重要性在于维持冠状动脉灌注压(CPP)。CPP＝DBP－左心室舒张终末压(LVEDP)。③平均动脉压(MAP):是心动周期的平均血压。MAP＝DBP+1/3脉压＝DBP+(SBP－DBP)/3＝(2DBP+SBP)/3。MAP与心排血量(CO)和体循环血管阻力(SVR)有关。MAP＝CO×SVR,是反映脏器组织灌注良好的指标之一。MAP正常值为60～100 mmHg,受SBP和DBP双重影响。

三、中心静脉压

（一）中心静脉压概念

中心静脉压(central venous pressure,CVP)是指胸腔内上、下腔静脉的压力。经皮穿刺监测中心静脉压,主要经颈内静脉或锁骨下静脉,将导管插至上腔静脉,也可经股静脉用较长导管插至下腔静脉。中心静脉压由4种成分组成:①右心室充盈压;②静脉内壁压即静脉内血容量;③作用于静脉外壁的压力,即静脉收缩压和张力;④静脉毛细血管压。CVP高低主要反映右心室前负荷和血容量,与静脉张力和右心功能有关,不能反映左心功能。这是因为右房室瓣(三尖瓣)和肺动脉瓣对中心静脉血流有阻碍作用,以及肺循环阻力的改变,使来自左心压力衰减。

（二）中心静脉压的正常值及临床意义

CVP正常值为5～12 cmH₂O(0.49～1.0 kPa)。CVP<5 cmH₂O表示右心房充盈不佳或血容量不足;CVP>15 cmH₂O时,提示心功能不全、静脉血管床过度收缩或肺循环阻力过高;CVP>20 cmH₂O表示充血性心力衰竭。CVP监测是反映右心功能的间接指标,对了解循环血量和右心功能具有十分重要的临床意义,对临床指导治疗具有重要的参考价值,特别是持续监测其动态变化,比单次监测更具有指导意义。CVP结合其他血流动力学参数综合分析,具有很高的参考价值。

（三）监测中心静脉压的适应证

1)各类大中手术,尤其是心血管、颅脑和胸部大而复杂的手术。

2)各种类型的休克。

3)脱水、失血和血容量不足。

4)心力衰竭。

5)大量静脉输血、输液,或需要静脉高能量营养治疗者。

（四）监测中心静脉压的注意事项

1)判断导管插入上、下腔静脉或右心房无误。

2)将玻璃管零点置于第4肋间右心房水平。

3)确保静脉内导管和测压管道系统内无凝血、空气,管道无扭曲等。

4)测压时确保静脉内导管通畅无阻。

5)加强管理,严格遵守无菌操作。

（五）影响中心静脉压的因素

1. 病理因素

CVP升高见于右心衰竭及全心衰竭。房颤、肺梗死、支气管痉挛、输血或输液过量、纵隔压迫、张力性气胸及血胸、各种慢性肺部疾患、心包填塞、缩窄性心包炎、导致腹内高压的各种疾病等均可引起CVP升高。CVP降低的原因有失血引起的低血容量、脱水、周围血管张力减退等。

2. 神经因素

1)CVP升高：交感神经兴奋，导致静脉张力升高，体内儿茶酚胺、血管升压素（抗利尿激素）、肾素和醛固酮等分泌升高，均可引起CVP不同程度升高。

2)CVP降低：低压感受器作用加强，使血容量相对减少和回心血量不足。

3. 药物因素

1)CVP升高：快速补液，应用去甲肾上腺素等收缩血管药物。

2)CVP降低：用血管扩张药或右心功能较差病人应用洋地黄改善心功能后。

4. 麻醉插管和机械通气

麻醉前气管插管时，随动脉压升高CVP升高。机械通气时，胸膜腔内压升高，CVP升高。

5. 其他因素

如缺氧、肺血管收缩、肺动脉高压及肺水肿时，CVP升高。

（六）中心静脉压测量的并发症及防治

1. 感染

中心静脉置管感染率为2%～10%，致病菌中革兰阴性杆菌占75%，革兰阳性球菌占25%，因此在操作过程中应严格遵守无菌技术，加强护理，每天要更换敷料，每天用肝素液冲洗导管。

2. 出血和血肿

颈内静脉穿刺时，穿刺点或进针方向偏向内侧时，易穿破颈动脉，进针太深可能穿破椎动脉和锁骨下动脉，在颈部可形成血肿，肝素化后或凝血机制不好的病人更易发生。因此，穿刺前应熟悉局部解剖，掌握穿刺要点，一旦误穿入动脉，应作局部压迫，对肝素化病人，更应延长局部压迫时间。

3. 其他

包括气胸、血胸、气栓、血栓、神经和淋巴管损伤等。虽然发病率很低，但后果严重。因此，必须加强预防措施，熟悉解剖，认真操作，一旦出现并发症，应立即采取积极治疗措施。

四、肺动脉压（PAP）监测

（一）基本原理

在心室舒张终末，主动脉瓣和肺动脉瓣均关闭，左房室瓣（二尖瓣）开放。这样就在肺动脉瓣到主动脉瓣之间形成了一个密闭的液流内腔，如肺血管阻力正常，则LVEDP（左心室舒张终末压）＝PADP（肺动脉舒张压）＝PAWP（肺小动脉压）＝PCWP（肺毛细血管楔压）。因此，LVEDP可代表左心室前负荷，并且受其他因素影响较小。但临床测量LVEDP较为困难，而PADP和PAWP在一定的条件下近似于LVEDP，故监测PAWP可间接用于监测左心功能。

（二）适应证

1)危急病人ARDS时发生左心衰竭，最佳的诊断方法是测定PAWP。低血容量休克应用扩容治疗时,测定 PAWP 估计前负荷,指导合理治疗。施行各类大手术和高危病人,可预防和减少循环衰竭的发病率和死亡率。

2)循环功能不稳定病人。应用正性肌力药物和扩血管药等,通过 PCWP 测定,可用以指导治疗,并观察治疗效果。

3)急性心肌梗死。PCWP 与左心衰竭的 X 线有良好的相关性。

4)区分心源性和非心源性肺水肿。PAWP 与肺毛细血管静水压基本一致,其升高的常见原因为左心衰竭或输液过量。正常时血浆胶体渗透压与 PAWP 之差为 10～18 mmHg(1.33～2.4 kPa)。当压差减至 4～8 mmHg(0.53～1.06 kPa)时,则发生心源性肺水肿的可能性明显增加;小于 4 mmHg(0.53 kPa)时不可避免发生心源性肺水肿。左心衰竭时血浆胶体渗透压与 PAWP 的阶差可呈负值。

（三）监测方法

1. 器材和监护仪

根据临床需要可选用不同规格的 Swan-Ganz 漂浮导管,常用的是四腔管,成人用 F7,小儿用 F5,不透 X 线。导管长 100 cm,从顶端开始每隔 10 cm 有一黑色环形标记,作为插管深度的指示。每根导管有 3 个空腔和 1 根金属导线。导管顶端开口供测量 PAP 和采取血标本。导管近端的开口(距顶端 30 cm)用于测量右心房压(RAP)或 CVP,以及供测量心排血量时注射生理盐水;第三个腔开口于靠近导管顶端的气囊内,气囊的充气量为 1.25～1.50 ml,充气后便于导管随血流向前推进,金属导线终止于导管顶端近侧 3.5～4.0 cm 处,与热敏电阻相连,另一端接上心排血量计算机。不同厂商生产的 Swan-Ganz 漂浮导管,插头可相互通用。施行漂浮导管测压时尚需配套的中心静脉穿刺套管针及导引钢丝、静脉扩张器、导管鞘、三通开关、旁路输液管、充气用注射器、压力换能器、心电图机和压力监护仪等。

2. 插管的方法

通常选择右侧颈内静脉,从皮肤到右心房的距离最短,导管可直达右心房。操作方法与经颈内静脉穿刺插管行 CVP 测量方法极相似,易掌握,并发症少。当静脉穿刺成功后,将特制的导引钢丝沿钢丝导管鞘送入静脉内,然后经导引钢丝送入扩张管及外鞘管,拔除导引钢丝及扩张管,留置外鞘管在血管内,然后经外鞘管将漂浮导管插入到静脉内。漂浮导管插入15～20 cm,即可进入到右心房,示波器上显示 RAP 波形,此时将气囊部分充气有利于导管向前推进。导管通过右房室瓣口进入到右心室后,压力突然升高,出现典型的平方根形 RVP 波形,此时气囊完全充气,F7 充气 1.2～1.5 ml。充气后既可减少导管尖端对右心室壁的刺激,减少心律失常的发生,又可使导管容易向肺动脉推进。当导管插入到肺动脉时,舒张压较前显著升高,有重搏切迹,再继续向前插管,导管即可嵌入肺动脉分支。

3. 注意事项

1)导管顶端应位于左心房同一水平的肺动脉第一节分支,此时 PAWP 才能准确反映左心房压(LAP)。

2)漂浮导管前端最佳嵌入部位,应在肺动脉较大分支,当气囊充气后生理监测仪上即显示 PAWP 的波形和压力值,而放气后屏幕上又显示 PA 波形和 PASP、PADP、PAP 值。

3)呼吸对 PAWP 有影响,用机械通气或自发呼吸时,均应在呼气终末测 PAWP。

4)做温度稀释法测心排出量时,注射液的温度与受试者体温的差别应大于 10℃,通常采用0～4℃冰盐水。注射速度不可太快,一般每秒 2 ml,连续 3 次,取平均值。

（四）并发症防治

1. 心律失常

当漂浮导管进入到右心时，由于导管顶端裸露部分触及心内膜，可引起室性心律失常，发生率为 72%。为防止或减少心律失常的发生，当导管进入到右心房时，宜将气囊充气，覆盖导管尖端，插入中遇到阻力时，不可用力插入。若心律失常频繁发生应暂停操作，可静脉注射利多卡因。

2. 气囊破裂

导管重复多次使用，气囊弹性消失，可引起气囊破裂，多见于肺动脉高压的病人。应注意保护和检查气囊。导管储藏在室温<20℃的地方。温度过高会引起乳胶气囊破裂。充气量应<1.5 ml，并注意小心缓慢充气。如怀疑气囊破裂，应将注入的气体抽出，同时拔除导管，因为气囊乳胶碎片可形成栓子。有右向左分流的病人应用 CO_2 充气。

3. 血栓形成和栓塞

导管周围的血栓形成可堵塞插入导管的静脉，出现上肢水肿；颈部疼痛和静脉扩张，提示有深静脉血栓形成和栓塞；导管尖端血栓形成，栓子进入肺循环可引起肺栓塞。休克和低血压病人处于高凝状态，或抽取血标本后没有冲洗干净，容易发生血栓形成。应注意定期用肝素盐水冲洗，有栓塞史和高凝状态病人需用抗凝治疗。

4. 肺栓塞

肺栓塞多见于导管插入过深，位于肺小动脉分支内，与气囊过度膨胀和长期嵌顿，血管收缩时气囊受压及导管周围血栓形成有关。为减少此并发症发生，充气量不可超过 1.5 ml，间断缓慢充气，必要时摄胸片，检查导管尖端位置及气囊充气的情况。

5. 导管扭曲、打结或损伤心内结构和导管折断

如果导管插入过深，可引起导管扭曲和打结，F5 导管的发生机会较多。遇到有扭曲时应退出和调换导管。退出有困难时，可注入冷生理盐水 10 ml。打结的处理可在 X 线透视下，放松气囊后退出，有时也可输入细钢珠，解除打结后再退出。若不能解除，由于导管的韧性较好能将打结抽紧，然后轻轻拔出。在气囊充气状态下，退出导管可损伤肺动脉瓣或右房室瓣。为防止拔管时损伤心内膜结构，应注意气囊放气后才能退管。导管折断较罕见，但导管放置不宜太久，因为塑料老化，或多次使用，有可能折断。因此，置管前应特别注意检查导管质量。

6. 肺出血和肺动脉破裂

肺动脉高压病人，可迫使气囊的导管尖端进入肺动脉小分支，由于气囊过度充气和血管壁变性，可致肺动脉出血，甚至穿通血管壁。预防的措施是不要过度充气，测量 PAWP 的时间尽量缩短。

7. 感染

可发生于局部穿刺点或切口处，也可能引起细菌性心内膜炎。所以，操作过程中必须严格遵守无菌原则，并加强导管护理，定期更换敷料，全身应用抗生素治疗。

（四）临床意义

1. 评价左、右心室功能

PAWP 较 LAP 高 0.13～0.27 kPa，而 LAP 较 LVEDP 高 0.27～0.8 kPa，在无肺与左房室瓣病变时 PAWP≈LAP≈LVEDP，所以可反映左心室前负荷和右心室后负荷。RAP、

RVP、PAP 等的正常值见表 2-1。

表 2-1　右心腔和肺动脉压正常值

	正常范围(kPa)	平均值(kPa)
RAP	−0.13～0.27	0.5
RVP	2.0～2.4/−0.11	3.2/0.5
PASP	2.0～3.7	3.2
PADP	0.7～2.1	1.3
PAP	1.3～2.9	2.1
PAWP	0.7～2.1	1.2

2. 区别心源性和非心源性肺水肿

因为 PAWP 和肺毛细血管静水压基本一致,后者升高的常见原因为左心衰竭或输液过量。平卧时,正常血浆胶体渗透压(COP)与 PAWP 之差为 1.3～2.4 kPa,若 PAWP>1.1 kPa,发生心源性肺水肿的可能性较小;PAWP 为 0.53～1.1 kPa 时可能性明显增加;PAWP <0.4 kPa,不可避免发生心源性肺水肿。左心衰竭时 COP 与 PAWP 的差可呈负值。

3. 指导治疗

为扩容补液,应用强心药物、利尿药物、血管收缩药物和血管扩张药物治疗提供依据,同时还可判断治疗效果和预后。

4. 选择最佳的呼气未正压通气(PEEP)

PEEP 常用于传统的氧气治疗无效的顽固性低氧血症。而 PEEP 的使用会影响心脏功能并有产生气压伤的危险。因此,病人对使用水平和相应影响的观察尤为重要。通过肺动脉压等项目对心肺功能的监测,获得精确 PEEP 水平,使氧气输送到组织达到最大限度以达到足够的氧合。

5. 压力波形分析

通过压力波形分析,可帮助确定漂浮导管位置。

五、心排血量

(一)概念

心排血量(cardiac output,CO)是反映心泵功能的重要指标,通过心排血量测定,可判断心脏功能,诊断心力衰竭和低排综合征,估计预后,指导治疗。

(二)测定方法

临床上有无创方法和有创方法两种。无创有心肌阻抗血流图、多普勒(Dopler)心排血量测定等。现介绍有创的温度稀释法测定,原理是经 Swan-Ganz 漂浮导管,将 2～10℃ 的冷生理盐水作为指示剂注入右心房,随血流进入到肺动脉,由温度探头和导管端部热敏电阻分别测出指示剂在右心房和肺动脉的温差及传导时间,经心排血量计算机描记出时间、温度曲线面积,按公式自动计算出心排血量,并显示记录其数字及波形。同时,可从心排血量、平均动脉压(MAP)、肺动脉平均压(PAP)等可以计算出体循环血管阻力(SVR)和肺循环血管阻力(PVR)。

(三)注意事项

1)一般情况下,用 0～30℃ 生理盐水均可测出心排血量,但最好是生理盐水温度与肺动脉血温相差 10℃。最大注射容量，F7 导管为 10 ml，F5 导管为 5 ml。速度不可太慢，一般为 4～13 s，否则测不到心排血量或者不准确。室温和操作者手温可影响温度稀释法的准确性。

2）计算心排血量时，有些参数需要输入电脑，如体表面积（BSA）、CVP 和 PAWP，可由电脑自动进行心血管功能计算，包括心排血量、每搏输出量。

（四）临床意义

心排血量由心率、前负荷、后负荷及心肌收缩性等因素决定，测量心排血量及计算心血管各项参数，可以了解心泵功能，并绘制心功能曲线，判断心脏功能与前、后负荷的关系，以及正确地进行心血管治疗，有助于心力衰竭和低排综合征的诊断、处理和估计预后。心排血量和心血管计算参数的正常值见表 2-2。

表 2-2　血流动力学指标正常值

血流动力学指标	公　式	正常范围
心排血量（CO）	$CO=SV\times HR$	4～8 L/min
心排血指数（CI）	$CI=CO/BSA$	2.8～4.2 L/(min·m²)
每搏量（SV）	$SV=CO/HR\times 1000$	60～90 ml
每搏指数（SI）	$SI=SV/BSA$	40～60 ml/m²
每搏功（SW）	$SW=(MAP-PAWP)\times SV\times 0.136$	85～119 g·m
左心室每搏功指数（LVSWI）	$LVSWI=1.36\times(MAP-PAWP)\times SI/100$	45～60 g·m/m²
右心室每搏功指数（RVSWI）	$RVSWI=1.36\times(PAP-CVP)\times SI/100$	5～10 g·m/m²
体循环血管阻力（SVR）	$SVR(TPR)=MAP-CVP/CO\times 80$	900～1500 dyn·s/cm²
肺血管阻力（PVR）	$PVR=PAP-PAWP/CO\times 80$	150～250 dyn·s/cm²

六、氧输出

氧输出（deferent oxygen，DO_2）指单位时间内由左心室输送到全身组织氧的总量，或者是单位时间内动脉系统所送出氧的总量。DO_2 的表达式为：$DO_2=$ 心排血指数×动脉血氧含量（CaO_2）。CaO_2 主要取决于动脉血氧饱和度（SaO_2）和血红蛋白含量（Hb）。DO_2 主要受循环系统（CI）、呼吸系统（SaO_2）和血液系统（Hb）的直接影响。正常人在静息状态下的 DO_2 为 520～720 ml/(min·m²)。

七、氧耗量

氧耗量（VO_2）指在微循环水平，血液中所携带的一部分氧被组织细胞摄取，动脉血中的氧含量逐渐减少，动脉血随之逐渐变成静脉血，在此过程中，组织细胞实际消耗氧的量称为氧耗量。正常静息状态下 VO_2 为 100～180 ml/(min·m²)。正常时，VO_2 应与组织的氧需要量相等。一旦 VO_2 小于氧需量则提示组织缺氧。

八、氧摄取率

氧摄取率（O_2 ext）是氧输出与氧耗量之比，氧的摄取率大小主要与组织氧需求有关。正常值为 22%～30%。常用于分析全身的氧输送和氧耗量关系，估价机体总的组织氧合情况。

（毕清泉）

第二节　心电图监测

一、应用范围

心电图(electrocardiogram,ECG)主要是反映心脏激动的电学活动。对各种类型的心律失常和传导障碍,具有独特的诊断价值。到目前为止,还没有其他方法能够替代心电图在这方面的作用。特征性的心电图改变和演变是诊断心肌梗死最可靠和最实用的方法。供血不足、药物及电解质改变,均可导致心电图特征性改变。因此,心电图监测多年来一直被列为常规的监测手段,特别是对心脏病人施行心脏或非心脏手术。各类休克病人,心律失常、心力衰竭、心绞痛和心肌梗死心肌病、预激综合征、病态窦房结综合征、严重电解质紊乱和COPD及呼吸衰竭病人更具有重要意义。

二、临床意义

（一）及时发现和识别心律失常

危重病人的各种有创监测和治疗、手术操作、酸碱失衡和电解质紊乱等均可引起心律失常,严重时可引起血流动力学改变。心电图监测对发现心律失常、识别心律失常性质、判断药物治疗的效果,均十分重要。

（二）及时发现心肌缺血或心肌梗死

严重的缺氧、高碳酸血症、酸碱失衡等诸多因素均可导致心肌缺血、心律失常发生。心率的增快和血压的升高,均可使心肌耗氧增加,引起或加重心肌缺血的发生。因此,持续的心电监测可及时发现心肌缺血。

（三）监测电解质改变

危重病人在治疗过程中很容易发生电解质紊乱,最常见的是低钾和低钙,持续心电监测对早期发现有重要意义。

（四）观察起搏器的功能

安装临时及永久起搏器病人,监测心电图,对观察心脏起搏器的起搏与感知功能,均非常重要,在做与起搏器无关手术,特别是手术中应用高频电刀时,也应作心电图监测,以免发生意外。

三、心电图监测的方法

（一）心电图监测仪的种类

1. 心电监护系统

ICU内常配备心电监护系统。心电监护系统由一台中央监测仪和4～6台床边监测仪组成。现在的床边监护仪,常以生命体征监测仪代替。床边监护仪的心电图信号可以通过导线、电话线或遥控输入中心监测仪。中心或床边心电图监测具有以下功能：

1)显示、打印和记录心电图波形和心率数字。

2)一般都设有心率上下限报警的视听装置。报警时可同时记录和打印。有心律失常分析功能的监护仪,室性期前收缩(室性早搏)>5次/分即可报警。在心脏停搏发生 4 s 以上可自动报警。

3)图像冻结功能,可使心电图波形显示停下来,以供仔细观察和分析。双线心电图显示,连接下来的第二行心电图波形可以冻结,并能及时记录。

4）数小时至 24 h 的心电图波形趋向显示和记录。

5）有的生命体征监测仪配有计算机，可分析多种类型的心律失常，识别 T 波改变，诊断心肌缺血。

2．动态心电图监测仪（Holter 心电图监测仪）

可分为分析仪和记录仪两部分。第一部分是随身携带的小型的心电图磁带记录仪，通过胸部皮肤电极可 24 h 记录心电图波形，可记录心脏不同负荷状态下的心电图变化，便于动态观察。第二部分为分析仪，可应用微机进行识别。Holter 监测主要用于冠心病和心律失常诊断，也可用于监测起搏器的功能，寻找晕厥原因及观察应用抗心律失常药物治疗效果。

3．遥控心电图监测仪

该监测仪不需用导线与心电图监测仪相连，遥控半径一般为 50 m，中心台可同时监测 4～8 个病人，病人身旁可携带一个发射仪器。

（二）心电图导联连接及其选择

监护使用的心电图连接方式有使用 3 只电极、4 只电极及 5 只电极不等。

1）综合 I 导联：正极放在左锁骨中点下缘，负极放在右锁骨中点下缘，无关电极置于剑突右侧，其心电图波形类似 I 导联。

2）综合 II 导联：正极置于左腋前线第 4 肋间，负极置于右锁骨中点下缘；无关电极置于剑突下偏右。其优点心电图振幅较大，心电图波形近似 V_5 导联。

3）CM 导联是临床监护中常选用的连接方法，安置方法见表 2-3。

表 2-3　CM 导联连接方法

标准肢体导联	正　极	负　极	无关电极
I	左上肢（LA）	右上肢（RA）	左下肢（LF）
II	左下肢（LF）	右上肢（RA）	左上肢（LA）
III	左下肢（LF）	左上肢（LA）	右上肢（RA）

注　每种监护设备都标有电极放置示意图，请参照执行

（毕清泉）

第三节　呼吸功能监测

一、呼吸运动的观察

呼吸运动主要靠胸腹部呼吸肌的活动，引起胸廓的扩大和缩小完成的。在中枢神经系统的调节下，有节律地进行呼气与吸气动作。病理情况下，呼吸运动的频率和节律均可发生改变。因此，对呼吸运动的观测最为直观。

（一）呼吸频率

正常成人静息状态下，呼吸为 16～20 次/分，呼吸与脉搏之比为 1：4。新生儿呼吸约 44 次/分，随着年龄的增长而逐渐减慢。

1．呼吸过速（tachypnea）

呼吸过速指呼吸频率超过 20 次/分而言。见于发热、疼痛、贫血、甲状腺功能亢进及心力

衰竭等。一般体温升高 1℃,呼吸大约增加 4 次/分。

2. 呼吸过缓(bradypnea)

呼吸过缓指呼吸频率低于 12 次/分而言。呼吸浅慢见于麻醉剂或镇静剂过量和颅内压增高等。

3. 呼吸深度的改变

呼吸浅快,见于呼吸肌麻痹、严重鼓肠、腹水和肥胖等,以及肺部疾病,如肺炎、胸膜炎、胸腔积液和气胸等。呼吸深快,见于剧烈运动时,因机体供氧量增加叚需要增加肺内气体交换之故。此外,当情绪激动或过度紧张时,亦常出现呼吸深快,并有过度通气的现象,此时动脉血二氧化碳分压降低,引起呼吸性碱中毒,病人常感口周及肢端发麻,严重者可发生手足搐搦及呼吸暂停。当严重代谢性酸中毒时,亦出现深而慢的呼吸,因此细胞外液碳酸氢不足,pH 值降低,通过肺脏排出 CO_2 进行代偿,以调节细胞外酸碱平衡之故,见于糖尿病酮中毒和尿毒症酸中毒等,此种深长的呼吸又称之为库什摩呼吸(Kussmaul's breath)。

(二)呼吸节律

正常成人静息状态下,呼吸的切律基本上是均匀而整齐的。当病理状态下,往往会出现各种呼吸节律的变化。常见的呼吸节律改变如下:

1. 潮式呼吸

潮式呼吸又称陈施呼吸(Cheyne-Stokes's breath)。是一种由浅慢逐渐变为深快,然后再由深快减慢,随之出现一段呼吸暂停后,又开始如上变化的周期性呼吸。潮式呼吸周期可长达 2min,暂停期可持续 5～30s,所以要较长时间仔细观察才能了解周期性节律变化的全过程。

2. 间停呼吸

间停呼吸又称毕奥呼吸(Biots's breath)。表现为有规律呼吸几次后,突然停止一段时间,又开始呼吸,即周而复始的间停呼吸。

以上两种周期性呼吸节律变化的机制是由于呼吸中枢的兴奋性降低,使调节呼吸的反馈系统失常。只有缺氧严重,二氧化碳潴留至一定程度时,才能刺激呼吸中枢,促使呼吸恢复和加强;当积聚的二氧化碳呼出后,呼吸中枢又失去有效的兴奋性,使呼吸又再次减弱进而暂停。这种呼吸节律的变化多发生于中枢神经系统疾病,如脑炎、脑膜炎、颅内压增高及某些中毒,如糖尿病酮中毒、巴比妥中毒等。间停呼吸较潮式呼吸更为严重,预后多不良,常在临终前发生。然而,必须注意有些老年人深睡时亦可出现潮式呼吸,此为脑动脉硬化,中枢神经供血不足的表现。

3. 抑制性呼吸

抑制性呼吸为胸部发生剧烈疼痛所致的吸气相突然中断,呼吸运动短暂地突然受到抑制,病人表情痛苦,呼吸较正常浅而快。常见于急性胸膜炎、胸膜恶性肿瘤、肋骨骨折及胸部严重外伤等。

4. 叹气样呼吸

叹气样呼吸表现在一段正常呼吸节律中插入一次深大呼吸,并常伴有叹息声。此多为功能性改变,见于神经衰弱、精神紧张或抑郁症。

二、呼吸功能测定

(一)肺容量的监测

在肺容量的监测中,作为床边监测较为简便易行并有指导意义的是潮气量和肺活量,这也是临床上应用机械通气时常调整的参数。功能残气量可根据需要进行监测。

1. 潮气量

因人体每分钟摄取的 O_2 量为 250 ml 而排出 CO_2 为 200 ml,故每次吸入气量和呼出气量并不相等,吸入量稍多于呼出量。床边监测多数应用呼气流量表或呼吸监测仪。先测定每分钟通气量,再用其除以呼吸频率即得潮气量(VT)。潮气量监测必须作动态观察,最后依据血气分析结果确定潮气量是否适宜。尤其是应用机械通气时,测定潮气量和呼吸频率更具实际指导意义。临床上潮气量增大多见于中枢神经性疾病、酸血症所致的过度通气。潮气量减少多见于间质性肺炎、肺纤维化、肺梗死、肺淤血等。

2. 肺活量

肺活量(VC)的测定可分为一次和多次两种。一次肺活量即深吸气和补呼气一次完成。而分次肺活量即深吸气和补呼气分次测定,然后两者相加即分次肺活量。正常人两者应相等。有阻塞性疾病则分次肺活量大于一次肺活量。肺活量可用呼气流量表、呼吸监护仪或肺活量计在床边测定。正常肺活量为 30～70 ml/kg,肺活量的预计值比较正常可有 ±20% 的波动,同一病人可有 5% 的波动。临床上肺活量<15 ml/kg,即为气管插管或气管造口应用呼吸机指征。肺活量>15 ml/kg 是撤掉呼吸机的指标之一。临床上任何引起肺实质损害的疾病,胸廓活动度减低,膈肌活动度减低,膈肌活动受限制或肺扩张受限制的疾病均可使肺活量降低。

3. 肺通气量

通气量(VA)中进入肺泡的部分称肺泡通气量,或称有效通气量。肺泡通气量=(潮气量－死腔量)×每分钟呼吸次数[VA=(VT－VD)·f]。潮气量即每次吸入或呼出的气量,它包括进入到肺泡内的和口腔、鼻腔、气管及支气管等的容量。死腔量称为无效腔量,正常成人约为 150 ml。若潮气量为 500 ml,呼吸频率 16 次/分,则相应的肺泡通气量为(500－150)×16＝5 600 ml/min,即 93.3 ml/s;若潮气量减半,呼吸频率增加 1 倍则通气量为(250－150)×32＝3 200 ml/min,即 53.3 ml/s。可见呼吸越浅促,肺泡通气量的减少越显著。这在临床上极为重要。

4. 功能残气量

功能残气量(FRC)是平静呼气后肺内所残留的气量。FRC 减补呼气量即为残气量,可衡量肺泡是否通气过度。临床上应该将残气量占肺活量百分比一并考虑,正常成人其比值为20%～30%。肺活量降低是术后发生肺功能障碍的最常见原因,术后肺容量改变,主要是降低了功能残气量。在 FRC 严重降低情况下呼吸,可导致小气道狭窄,甚至关闭,结果使 V/Q 比例失调,肺内分流量增加,导致低氧血症发生,如果不能及时纠正,可发生肺萎陷和肺不张。

(二)肺通气功能测定

肺通气功能测定,主要是肺通气量的测定,是测定单位时间内进出肺的气体量,能反映肺通气功能的动态变化,比肺容量的测定意义大。

1. 每分钟通气量

每分钟通气量(V 或 VE)是指在静止状态下,每分钟呼出或吸入的气量,是潮气量与每分钟呼吸频率的乘积,正常值男性为 6.6 L/min,女性为 4.2 L/min,是肺通气功能最常用的测定项目之一,用肺量计测定。

2. 每分钟肺泡通气量

每分钟肺泡通气量(VA)是指在静息状态下,每分钟吸入气量中能到达肺泡进行气体交换的有效通气量。VA 的正常值为 70 ml/s。可通过潮气量减去生理性死腔量再乘以每分钟呼吸频率求得：$VA=(VT-VD)\cdot RR$。正常自主呼吸时 VT 为 5～7 ml/kg。潮气量不足，机体为了维持 $PaCO_2$ 在正常范围内，就必须增加 RR 加以代偿，但由于呼吸频率增快，无效腔量增加，呼吸作功也明显增加，反而使 VA 减少。

3. 最大通气量

最大通气量（MVV）是指单位时间内病人尽力所能吸入或呼出的最大气量。具体做法是：让病人在 15 s 作最大最快的深呼吸，用肺量计测通气量。正常成年男性为 104 L/min，女性为 82.5 L/min，它是通气功能中较有价值的测定项目。

4. 用力肺活量

用力肺活量（forced vital capacity，FVC）是指深呼吸气至肺总量位后以最大力量、最快的速度所能呼出的全部气量。第 1 秒用力呼气容积（forced expiratory volume in one second，$FEV_{1.0}$）是指最大吸气至肺总量位后，开始呼气第 1 秒钟内的呼出气量。正常人 3 秒内可将肺活量全部呼出，第 1、2、3 秒所呼出气量各占 FVC 的百分率正常分别为 83％、96％、99％。$FEV_{1.0}$ 既是容积测定，亦为一秒钟内的平均呼气流量测定，临床应用非常广泛，并常以 $FEV_{1.0}$ 和 $EFV_{1.0}/FVC$ 表示（简称一秒率）。正常人 $FEV_{1.0}/FVC$ 大于 80％。

5. 生理无效腔

生理无效腔（VD）即解剖无效腔加肺泡无效腔。解剖无效腔系指口、鼻、气管和细支气管这一段呼吸道。肺泡无效腔系指一部分在肺泡中未能与血液发生气体交换的空间。正常情况下解剖无效腔与生理无效腔量基本相等，疾病时生理无效腔量可增大。一般认为了解无效腔量和肺泡通气量较潮气量和每分钟通气量意义更大。只要测出生理无效腔气即可求出 VD/VT 的比值，其正常值为 0.3。VD/VT 比值对正确应用呼吸机有一定的指导意义。

根据 Bohr 公式可以计算出 VD/VT 值：

$$VD/VT=(PaCO_2-P_ECO_2)/PaCO_2$$

正常值为 0.2～0.35。$PaCO_2$ 为动脉血 CO_2 分压，$PECO_2$ 为呼出气 CO_2 分压。

三、脉搏氧饱和度监测

脉搏氧饱和度（SPO_2）监测是利用脉搏氧饱和度仪（pulseo xlmetry，POM）测得的病人的血氧饱和程度，从而间接判断病人的氧供情况，被称为第五生命体征监测。且能够无创持续经皮监测血氧饱和度。临床上 SPO_2 与 SaO_2 有显著的相关性，相关系数为 0.90～0.98，故被广泛应用于多种复合伤及麻醉过程中监测。

（一）原理及正常值

POM 是个电子分光光度计，由三部分组成，即光电感受器、微处理机和显示部分。是根据光电比色的原理，利用不同组织吸收光线的波长不同而设计的。HbO_2 可吸收可见红光（波长 660 nm），Hb 可吸收红外线（波长 940 nm），一定量的光线传到分光光度计探头，随着动脉搏动吸收不同的光量。光线通过组织后转变为电信号，经微机放大处理后，将光强度数据换算成氧饱和度百分比，按以下公式求算：

$$SPO_2=HbO_2/(HbO_2+Hb)\times100\%$$

正常值为 96％～100％。

（二）临床意义

通过 SPO_2 监测，间接了解病人 PaO_2 高低，以便了解组织的氧供情况。

四、呼气末二氧化碳监测

呼气末二氧化碳监测（expiratory CO_2 monitoring，$P_{ET}CO_2$）比脉搏血氧饱和度仪早问世几十年。目前临床使用的一系列 CO_2 监测仪主要根据红外线原理、质谱原理、拉曼散射原理和图-声分光原理而设计，主要测定呼气末 CO_2。

（一）临床应用

1）估计 $PaCO_2$ 高低，调节肺泡通气量：对心肺功能正常的病人，$P_{ET}CO_2$ 能较准确地反映 $PaCO_2$ 高低。

2）结合 $PaCO_2$，分析和处理异常情况：大多数情况下，$P_{ET}CO_2$ 可代替 $PaCO_2$，但由于影响 a-ETDCO$_2$因素很多，如果术中呼吸道管理不当或发生明显呼吸、循环障碍和意外并发症时，此时监测的 $P_{ET}CO_2$ 不能真正代表 $PaCO_2$ 水平，如果按 $P_{ET}CO_2$ 调节通气量，则可导致判断失误，甚至引起意外。

（二）影响 $P_{ET}CO_2$ 因素

1）大多情况下 $P_{ET}CO_2$ 可代替 $PaCO_2$，但当 VD/VT 比值增大，呼吸频率增快的因素均可使 $P_{ET}CO_2$ 低于 $PaCO_2$。

2）引起 $P_{ET}CO_2$ 异常升高的原因：CO_2 产生量增加，如发热、甲亢危象、儿茶酚胺释放增加等；CO_2 排出障碍或再吸收增加，如呼吸机活瓣失灵、钠石灰失效等。

3）导致 $P_{ET}CO_2$ 异常降低的原因：CO_2 产生降低，如低温，各种原因引起肺血流灌注显著减少如呼吸、心跳骤停，低心排血量，各种原因的肺动脉栓塞等；麻醉机或呼吸机衔接管脱落，气管插管误入食管内时可无 CO_2。临床上在低温麻醉手术中，$P_{ET}CO_2$ 变化较体温变化更为敏感，在体外循环心内修补手术时，如果 $P_{ET}CO_2$ 仍高，则应考虑是否为体循环和肺循环之间还存在着异常通道。当 $P_{ET}CO_2$ 异常升高或降低时，应立即行血气分析，以寻找原因并作相应处理。

（毕清泉）

第四节　体温监测

一、正常体温

正常成人体温随测量部位不同而异，口腔舌下温度为 $36.3 \sim 37.2℃$，腋下温度为 $36.0 \sim 37℃$，直肠温度为 $36.0 \sim 37.5℃$。昼夜间可有轻微波动，清晨稍低，起床后逐渐升高，下午或傍晚稍高，但波动范围一般不超过 $1℃$。

二、测温部位

1. 直肠

直肠温度为中心温度，临床上应用较多，但易受粪便影响。

2. 食管

食管温度为中心温度，将测温电极放置在咽喉部或食管下段。

3. 鼻咽

鼻咽温度将温度计插到鼻咽部测得，可间接了解脑部温度。

4. 耳膜

耳膜温度为将专用的耳鼓膜测温电极置于外耳道内鼓膜上，该处的温度可反映流经脑部血流的温度,认为与脑温非常接近。

5. 口腔和腋下

口腔和腋下是常用监测体温部位,腋下温度一般比口腔温度低 $0.3\sim0.5℃$,将腋下温度加 $0.5\sim1℃$ 与直肠温度接近。因口腔温度在临床应用上有诸多不便,被腋下温度代替。

6. 皮肤与中心温度差

皮肤温度能反映末梢循环状态。在血容量不足或低心排时,外周血管收缩,皮肤温度下降,皮肤各部位温度差别很大,受皮下血运、出汗等因素的影响,要作多部位的测量,一般测 $12\sim16$ 点,取其平均值方才有意义。但此应用很麻烦,不太适用。目前临床上常用的方法是测胸壁、上臂、大腿和小腿 4 个部位温度,按下列公式求算出平均温度:

$$平均皮肤温度=0.3(胸壁温度+上臂温度)+0.2(大腿温度+小腿温度)$$

通过临床长期观察,大腿内侧皮肤温度与平均皮肤温度非常接近,故现在常规将皮肤温度探头置于大腿内侧。平均皮肤温度易受环境温度的影响,故持续监测在稳定的环境温度下进行十分重要。中心温度探头置于后鼻孔或直肠内(距肛门 10 cm)。

三、发热的分度

一般以口腔温度为标准,按发热高低可分为:①低热 $37.3\sim38℃$;②中等度热 $38.1\sim39℃$;③高热 $39.1\sim41℃$;④超高热 $41℃$ 以上。

四、临床意义

目前的监护设备均具有 T_1、T_2 2 个插孔,这两个插孔用于监测中心温度与平均皮肤温度,以显示温差。正常情况下,温差应小于 $2℃$。连续监测皮肤温度与中心温度,是了解外周循环灌注是否减少或改善的有价值的指标。如当病人处于严重休克时,温差增大,经采取有效措施治疗后,温差减少,则提示病情好转,外周循环改善;温度差值逐渐进行性扩大,是病情恶化的指标之一。

(毕清泉)

第五节 脑功能监测

意识状态能客观地反映颅脑损伤的严重程度,用于判断病情分析预后,对脑功能的判定有可靠的可信度,但要参照其他参数全面分析。

一、颅内压监测

持续颅内压监测是观察颅脑危重病人的一项重要指标,它的改变可在颅内疾患出现症状之前出现。

(一)测压方法

1. 脑室内测压

脑室内测压就是经颅骨钻孔后,将硅胶导管插入侧脑室,然后连接换能器,再接上监护仪即可测试颅内压。

2. 硬膜外测压

硬膜外测压就是将压力换能器放置于硬膜外,避免压迫过紧或过松,以免读数不准,一般高 $1\sim3$ mmHg($0.133\sim0.4$ kPa)。此法感染较少,可用于长期监测,但装置昂贵,不能普遍应用。

3.腰部蛛网膜下隙测压

腰部蛛网膜下隙测压即腰椎穿刺法,此法操作简单,但有一定危险。颅内高压时不能应用此法,同时颅内高压时脑室与蛛网膜下隙间可有阻塞,测出的压力不能代表颅内压。

4.纤维光导颅内压监测

纤维光导颅内压监测是一种比较先进的监测仪器。颅骨钻孔后,将传感器探头以水平位插入2 cm,放入硬脑膜外。此法操作简单,可连续监测,活动时对压力影响不大,常使用。

（二）颅内压分级

正常成人平卧时颅内压为10～15 mmHg(1.33～2 kPa)。颅内压升高时分级如下:

轻度增高:颅内压为15～20 mmHg(2～2.7 kPa)。中度增高:颅内压为20～40 mmHg(2.7～5.3 kPa)。重度增高:颅内压>40 mmHg(颅内压>5.3 kPa)。

（三）颅内压监测的适应证

1)进行性颅内压升高的病人,侧脑室插管测定压力有利于诊断,必要时可引流脑脊液以降低颅内压。脑水肿、脑脊液循环通路受阻、脑脊液分泌增多或呼吸障碍、动脉压急剧增高、颅脑外伤、颅内感染等均可导致颅内压升高。

2)颅脑手术后、颅骨骨瓣复位不当或包扎过紧均可出现不同程度的脑水肿,或因术后疼痛引起颅内压变化,此时进行颅内压监测有重要意义,可根据压力变化波形判断病情变化、治疗效果及病人预后。

3)使用机械通气呼气末正压(PEEP)的病人,包括重症颅脑损伤或其他原因,可根据颅内压改变及血量分析数据进行调整。

（四）影响颅内压因素

1.$PaCO_2$

脑血管反应不受CO_2直接影响,而是由于脑血管周围细胞外液pH值的变化而产生作用。$PaCO_2$下降时,pH值升高,脑血流量减少,颅内压下降;$PaCO_2$增高时,pH值下降,脑血流和脑容量增加,颅内压增高。脑外科手术时,如用过度通气以降低$PaCO_2$,可使脑血管收缩,脑血流量减少,颅内压降低。但颅内压若过低,致使脑血流量太少,则可引起脑缺血、缺氧,导致脑水肿,则损害加重。

2.PaO_2

PaO_2下降至50 mmHg(6.65 kPa)以下时,脑血流量明显增加,颅内压增高。如长期有低氧血症,常伴有脑水肿,即使PaO_2提高至正常水平,颅内压也不易恢复正常。PaO_2增高时,脑血流及颅内压均下降。

3.其他方面影响

气管内插管、咳嗽、喷嚏均可使颅内压升高,颈静脉受压,也能使颅内压升高。颅内压与体温高低有关,体温每降低1℃,颅内压可下降5.5%～6.7%。其他因素还有血压,颅内压随着血压的升高而升高。

二、脑电图监测

脑电图是应用脑电图记录仪,将脑部产生的自发性生物电流放大100万倍后,记录获得的图形,通过脑电活动的频率、振幅、波形变化,了解大脑功能状态。脑电图检查方法简单,经济方便,又便于在疾病过程中反复监测。不但可以通过脑电活动变化反映脑部本身疾病,还可以根据异常脑电图呈弥散性或局限性,以及脑节律变化等估计病变的范围和性质,对某些颅外疾病也有一定的诊断价值。近年来,国内外更加强调对复苏后脑功能的恢复和预后判断,在"脑死亡"判断方面,有重要诊断价值。

三、脑血流图监测

脑是机体代谢最旺盛的器官之一,脑重量仅为体重的 2%,脑血流量却占心排血量的 15%,脑的耗氧量占全身耗氧量的 20%～25%。脑功能需要依赖足够的血供才能维持,一旦脑血氧供给障碍或血流中断,脑功能就难以维持而发生一系列病理生理变化,甚至发生"脑死亡"。故通过脑血流监测,也可以反映脑功能状态。目前常用的脑血流测定装置主要有脑电阻及 Doppler 血流测定仪等。

(一)脑电阻(REG)检查

原理为头部通过微弱高频交流电时,可产生与脉搏一致的导电改变而描记的一种阻抗脉波。为主动脉内脉压波向脑血管传递的容积脉搏波。一般认为头部阻抗脉波 2/3 来自颅内血流,1/3 来自颅外血流。故 REG 变化主要受颅内动脉血流的影响。它主要反映脑血管的血流充盈度、动脉壁弹性和血流动力学变化,从而判断脑血管和脑功能状态,有一定临床意义,并广泛应用于临床。

(二)Doppler 血流测定

原理是通过发射的超声位相与折返的超声波音频变化来判断血流方向和血流速度,从而了解脑血流或其他部位的血流动态,进一步估价脑部的功能状态。Doppler 血流测定为非创伤性的简单监测方法,只需将探头置于所测部位,即可以声音反映或用荧光屏显示出局部血流情况。由于检测手段和方法不断改进,现已能同时对多个部位进行监测。目前发展的 Doppler 超声彩色显像定量血流仪,对受检动脉呈彩色显像,直接反映病变部位和狭窄程度。国外将本检查方法与血管造影检查对比,相符率达 90% 以上。

其他脑功能监测方法还有地形图、脑诱发电位以及 CT 与磁共振等。

(毕清泉)

第六节　肾脏功能监测

一、尿量

尿量变化是肾功能改变的最直接的指标,在临床上通常记录每小时及 24 h 尿量。当每小时尿量少于 30 ml 时,多为肾血流灌注不足,间接提示全身血容量不足。当 24 h 尿量少于 400 ml 称为少尿,表示有一定程度肾功能损害;24 h 尿量少于 100 ml 为尿闭,是肾功能衰竭的基础诊断依据。

二、肾浓缩-稀释功能

主要用于监测肾小管的重吸收功能。现在临床上常采用简化的或改良的浓缩-稀释试验。方法为:在试验的 24 h 内病人保持日常的饮食和生活习惯,晨 8 时排弃尿液,自晨 8 时至晚 8 时每 2 h 留尿一次,晚 8 时至次晨 8 时留尿一次,分别测定各次尿量和比重。

(一)正常值

昼尿量与夜间尿量之比为(3～4)∶1;夜间 12 h 尿量应少于 750 ml;最高的一次尿比重应

在 1.020 以上;最高尿比重与最低尿比重之差应大于 0.009。

（二）临床意义

夜尿尿量超过 750 ml 常为肾功能不全的早期表现。昼间各份尿量接近,最高尿比重低于 1.018,则表示肾脏浓缩功能不全。当肾脏功能损害严重时,尿比重可固定在 1.010 左右(等张尿),见于慢性肾炎、原发性高血压(高血压病)、肾动脉硬化等的晚期。

三、血尿素氮

血尿素氮(BUN)是体内蛋白质代谢产物,在正常情况下,血中尿素氮主要是经肾小球滤过,而随尿排出。当肾实质有损害时,由于肾小球滤过功能降低,致使血中 BUN 浓度增高。因此,测定血中 BUN 的含量,可以判断肾小球的滤过功能。

（一）正常值

血尿素氮的正常值为 3.2～7.1mmol/L。

（二）临床意义

1.肾脏本身的疾病

如慢性肾炎、肾血管硬化症等。肾脏功能轻度受损时 BUN 可无变化,当 BUN 高于正常时,肾脏的有效肾单位往往已有 60%～70% 的损害。因此,BUN 测定不是一项敏感方法。但对尿毒症诊断有特殊价值,其增高的程度与病情严重程度成正比,故血 BUN 测定对病情的判断和预后的估价有重要意义。临床上动态监测 BUN 浓度极为重要,BUN 进行性升高是肾功能损害进行性加重的重要指标之一。

2.肾前或肾后因素

肾前或肾后因素引起的尿量显著减少或无尿时,如脱水、循环衰竭、尿路结石或前列腺肿大引起的尿路梗阻,可使血 BUN 浓度升高。

3.体内蛋白质过度分解疾病

如急性传染病、上消化道出血、大面积烧伤等,可使血 BUN 浓度升高。

四、血肌酐

（一）正常值

血肌酐的正常值为 50～110 μmol/L。

（二）临床意义

肌酐是肌肉代谢产物,由肾小球滤过而排出体外,故血清肌酐浓度升高反映肾小球滤过功能减退。各种类型的肾功能不全时,血肌酐明显增高。

五、尿渗透压

（一）正常值

正常尿渗透压为 600～1 000 mmol/(kg·H_2O),血浆渗透压为 275～305 mmol/(kg·H_2O),尿/血渗透压比值为(3～4.5)∶1。

（二）临床意义

尿/血渗透压比值是反映肾小管浓缩功能的指标。功能性肾衰竭时,尿渗透压＞正常。急性肾功能衰竭时,尿渗透压接近血浆渗透压,两者比值＜1.1。

六、内生肌酐清除率

肾脏在单位时间内能把若干容积血浆中的内生肌酐全部清除出去,称为内生肌酐清除率(C_{Cr}),是判断肾小球滤过功能的简便而有效的方法之一。

（一）测定方法（24 h 法）

1）病人低蛋白饮食 3 d，每日蛋白质应少于 40 g，并禁肉食。

2）第 3 天晨 8 时排尿，然后收集 24 h 尿液，并加甲苯 4～5 ml 防腐。

3）于第 3 天任何时候采取自凝血 2～3 ml，与 24 h 尿同时送检。

4）测定尿及血浆中肌酐浓度，并测量 24 h 尿量。

5）计算出 24 h 内生肌酐清除率：

$$C_{Cr}(ml/min) = \frac{尿肌酐浓度(\mu mol/L) \times 每分钟尿量(ml/min)}{血肌酐浓度(\mu mol/L)}$$

$$矫正清除率 = \frac{实际清除率 \times 标准体表面积(1.73 m^2)}{受试者体表面积}$$

（二）参考值

成人 24 h 内生肌酐清除率为 80～120 ml/min。

（三）临床意义

1. 判断损害程度

内生肌酐清除率是判断肾小球损害的敏感指标，能较早反映肾小球的滤过功能。

2. 评估肾功能损害程度

临床常用内生肌酐清除率代替肾小球滤过率（GFR）。根据 C_{Cr} 一般将肾功能分为 4 期：第 1 期（肾功能代偿期）C_{Cr} 51～80 ml/min；第 2 期（肾功能失代偿期）C_{Cr} 50～20 ml/min；第 3 期（肾功能衰竭期）C_{Cr} 19～10 ml/min；第 4 期（尿毒症期或终末期肾功能衰竭）C_{Cr} ＜10 ml/min。另一种分类：C_{Cr} 在 70～51 ml/min 为轻度损伤；50～31 ml/min 为中度损伤；降至 30 ml/min 以下为重度损伤。

3. 指导治疗

慢性肾功能衰竭 C_{Cr} ＜30～40 ml/min，应限制蛋白质摄入；C_{Cr} ＜30 ml/min 时用氢氯噻嗪等利尿剂治疗无效，不宜应用；C_{Cr} ＜10 ml/min 时应结合临床进行肾替代疗法。

（毕清泉）

第七节　动脉血气和酸碱监测

三电极系统（pH 值、PaCO₂、PaO₂）电极的问世与广泛被采用，为血液气体分析和酸碱监测提供了方便。在危重病人的救治过程中，维持呼吸功能稳定、氧疗及应用呼吸器治疗，已成为常规的治疗手段。单凭临床观察不足以对呼吸功能状态作出精确的判断，血液气体分析有助于全面而又精确地分析判断呼吸状态，评价呼吸器治疗效果，调整呼吸器参数。血液气体分析已成为危重病抢救过程中常规的监测手段。而酸碱失衡是多种疾病发展的共同通道，又可成为原发病死亡的主要原因之一，因此持续酸碱参数监测，对早期诊断、早期治疗均极为重要。

一、血液酸碱度（pH 值）

（一）参考值

动脉血中的 pH 值为 7.35～7.45，平均 pH 值 7.40。静脉血比动脉血 pH 值低 0.03。以 $[H^+]$ 表示，正常为 35～45 mmol/L，平均为 40 mmol/L。

（二）临床意义

1）pH 值＜7.35 为失代偿性酸中毒或酸血症（失代偿性代谢性酸中毒或失代偿性呼吸性酸中毒）。pH 值＞7.45 为失代偿性碱中毒或碱血症（包括失代偿性代谢性碱中毒或失代偿性呼吸性碱中毒）。

2）pH 值为 7.35～7.45 有 3 种情况：①正常，无酸碱失衡；②代偿了的酸碱紊乱（即有酸碱失衡，但是代偿）；③互相抵消的酸碱紊乱。可能是②、③种，pH 值变化方向相反而相互抵消表现为"正常"，如代谢酸中毒＋代谢性碱中毒，呼吸性酸中毒＋代谢性碱中毒等。酸碱失衡时，如果 pH 值变化较大，则对机体代谢和内脏功能均有明显影响。酸血症时，pH 值从 7.40 降至 7.20 时，神志恍惚嗜睡，心排血量降低 30%；pH 值从 7.40 降至 7.00 时，变为浅昏迷或深昏迷，心排血量降低 50%～60%。人体能耐受的最低 pH 值为 6.90，最高 pH 值为 7.70，pH 值的抢救限度为 6.80～7.80。

二、动脉血二氧化碳分压（PaCO$_2$）

PaCO$_2$ 是指物理溶解在动脉血中 CO$_2$ 所产生的张力。

（一）参考值

PaCO$_2$ 的参考值为 35～45 mmHg(4.7～6.0 kPa)，平均为 40 mmHg(5.33 kPa)。

（二）临床意义

由于 CO$_2$ 的弥散能力很强，是 O$_2$ 的 25 倍，因此动、静脉血中的 CO$_2$ 差值很小（40：46，差值为 6）。PaCO$_2$ 临床意义如下：

1. 判断肺泡通气量

PaCO$_2$ 正常，表示肺泡通气正常。PaCO$_2$ 降低表示肺泡通气过度，PaCO$_2$ 升高表示肺泡通气不足，两者呈反比关系。这一点在应用机械通气时极为重要。

2. 判断呼吸性酸碱失衡

PaCO$_2$ 若大于 45 mmHg，表示通气不足，持久的通气不足造成呼吸性酸中毒，也称高碳酸血症。呼吸性酸中毒时，PaCO$_2$ 应有原发性升高，大于 50 mmHg 诊断为呼吸衰竭。呼吸性碱中毒时，PaCO$_2$ 应有原发性降低。

3. 判断代谢性酸碱失衡有否代偿及复合性酸碱失衡

代谢性酸中毒代偿后，PaCO$_2$ 降低；代谢性碱中毒代偿后，PaCO$_2$ 应升高。

4. 诊断 II 型呼吸衰竭必备的条件

按照血气分析将呼吸衰竭分为两种类型，即 I 型和 II 型。 I 型呼吸衰竭：PaO$_2$ 降低，PaCO$_2$ 降低或正常，pH 值增高或正常。 II 型呼吸衰竭：PaO$_2$ 降低，pH 值降低，PaCO$_2$ 升高应大于 50 mmHg(6.67 kPa)。

5. 其他作用

肺性脑病时，一般 PaCO$_2$ 应大于 65 mmHg(8.66 kPa)。70 mmHg 以下的 PaCO$_2$ 起兴奋呼吸中枢作用，再高则呼吸中枢进入麻醉状态。同时还用于估计脑血流量：PaCO$_2$＜25 mmHg，脑血流量减少 30%。由于 PaCO$_2$ 降低，脑血流减少，会引起组织缺氧和水肿。CO$_2$ 有扩张脑血管的作用：PaCO$_2$ 增高到 80 mmHg，脑血流量增加 1 倍；PaCO$_2$ 增加到 120 mmHg，脑血流量增加 2.4 倍，无疑将导致颅内压增高，引起脑组织水肿。

三、动脉血氧分压（PaO$_2$）

PaO$_2$ 是指物理溶解于动脉血中氧产生的张力。氧在动脉血中溶解的多少，与吸入气中氧分压(PiO_2)高低成正比关系,而 PiO_2 的高低又决定于吸入气(肺泡气)中的氧分量(FiO_2)。

肺泡气的氧分量(FiO_2):鼻导管吸氧浓度$=21+4×$氧流量(L/min)

吸入的氧分压(PiO_2)$=(760-47)× FiO_2$

（一）参考值

中青年人 PaO_2 正常值为 95～100 mmHg(12.6～13.3 kPa)。PaO_2 随年龄的增加而降低,其年龄预计方程式为 PaO_2(mmHg)$=103-$年龄(岁)$×0.42±3.5$。但年龄再增长,PaO_2 不应低于 70 mmHg。

（二）临床意义

1. 衡量有无缺氧及缺氧的程度

PaO_2 在 95～100 mmHg(12.6～13.3 kPa)或年龄预计值以上为正常,低于此值为低氧血症。低氧血症多采用以下标准分级:

PaO_2 为 80～60 mmHg(10.7～8.0 kPa)时是轻度缺氧。PaO_2 为 60～40 mmHg(8.0～5.3 kPa)时是中度缺氧。$PaO_2<40$ mmHg(5.3 kPa)时是重度缺氧。

理论上低氧血症以 PaO_2 为 36 mmHg(4.8 kPa)为生存极限,但缺氧病人由于红细胞代偿性增多,脑血流量代偿性增加,常常能耐受 30 mmHg(4.0 kPa)以下的 PaO_2。$PaO_2<20$ mmHg(2.67 kPa),大脑皮质细胞不能从血中摄取氧,生命将会停止。PaO_2 是反映机体氧供情况的重要指标,PaO_2 高低直接关系氧供。HbO_2 分解为 Hb 和 O_2 的速度,直接决定于血液中与组织之间的氧分压差,气体总是从分压高的部位向分压低的部位弥散。

2. 诊断呼吸衰竭

呼吸衰竭的诊断标准为:①海平面,760 mmHg 大气压;②休息状态;③吸室内空气,测得的 PaO_2 小于 60 mmHg,伴或不伴有 $PaCO_2$ 升高,并排除右向左分流、肺动-静脉瘘,即可诊断。

3. 诊断酸碱失衡的间接指标

实践证明,$PaO_2<40$ mmHg(5.33 kPa),机体乳酸产量增加;$PaO_2<35$ mmHg(4.67 kPa),血内乳酸增加 2 倍;$PaO_2<30$ mmHg(4.0 kPa),血内乳酸增加 3 倍。临床上有循环障碍,$PaO_2<35$ mmHg(4.67 kPa),可诊断为乳酸性代谢性酸中毒,如果循环功能尚好,$PaO_2<30$ mmHg(4.0 kPa),也可诊断乳酸性代谢性酸中毒。

四、动脉血氧饱和度（SaO_2）

SaO_2 系指动脉血单位 Hb 带 O_2 的百分比。

（一）参考值

动脉血氧饱和度的参考值为 95%～98%。

（二）临床意义

SaO_2 与 Hb 的多少无关,而与 PaO_2 高低、Hb 与氧的亲合力有关。PaO_2 越高,SaO_2 越高,两者并非直线关系,呈"S"形曲线关系,即所谓 HbO_2 解离曲线。氧解离曲线可分为平坦段和陡直段两部分。PaO_2 在 60～100 mmHg(8.0～13.3 kPa),SaO_2 在 90%～100%,为平坦部分;而小于 60 mmHg(8.0 kPa),曲线处于陡直部分。氧离曲线这一特点,既有利于血液从肺泡摄取氧,又有利于氧在组织中的释放。同时氧与 Hb 的亲合力还受到温度、$PaCO_2$、pH 值、2,3-二磷酸甘油酸(2,3-DPG)的影响。当 pH 值降低,$PaCO_2$ 升高,温度升高及 2,3-DPG 增加时,曲线右移,Hb 容易释放 O_2,供组织利用;反之,上述各指标相反变化,曲线左移,HbO_2 结合牢固,O_2 不易被释放出来,组织可利用 O_2 减少,会加重组织缺氧。

五、动脉血氧含量（CaO₂）

CaO_2 指 100 ml 动脉血中携带 O_2 的毫升数。它包括与 Hb 结合氧的量，还包括溶解于血浆中的 O_2 量（以 ml/dl 表示），即：$CaO_2 = PaO_2 \times 0.00315 + 1.34 \times Hb(g/dl) \times SaO_2$。

（一）参考值

CaO_2 参考值为：$8.55 \sim 9.45$ mmol/L（$19 \sim 21$ ml/dl）。

（二）临床意义

1）CaO_2 受 PaO_2 与 Hb 质和量的影响，故呼吸、血液、循环对其都有影响。与 Hb 成正比，贫血时 CaO_2 下降；红细胞数增加，CaO_2 升高。肺功能受损时，CaO_2 降低；心功能受损时，CaO_2 下降。另外，用以来计算 SaO_2，实际上 SaO_2 应该是实际氧含量与最大氧含量之比的百分数。每分钟氧气运输量等于 CaO_2 与心排血量的乘积。正常成人静息时心排血量为 5 L/min，故每分钟 O_2 运输量约为 1 000 ml。

2）其他方面用途：①与混合静脉血氧含量（CvO_2）一起来估计组织利用氧情况，即组织利用 O_2(ml/L) = CaO_2(ml/L) − CvO_2(ml/L)。②通过测定 CaO_2、CvO_2、右心房血 CO_2、右心室血 CO_2 等，来判断先天性心脏病左向右分流及分流大小。

六、实际 HCO_3^-（AB）

实际测得的动脉血中 HCO_3^- 含量，亦有以 HCO_3^- 表示。测得静脉血中以 HCO_3^- 形式存在的 CO_2 量叫 CO_2-CP。表示的单位是 ml/dl。与 mmol/L 两者之间的关系为：ml/dl ÷ 2.24 或 × 0.45 = mmol/L。

（一）参考值

AB 参考值为 $22 \sim 27$ mmol/L，平均为 24 mmol/L。

（二）临床意义

AB 受代谢和呼吸因素的双重影响。AB 下降为代谢性酸中毒或呼吸性碱中毒代偿；AB 上升为代谢性碱中毒或呼吸性酸中毒代偿；AB 正常，不一定正常，如呼吸性酸中毒＋代谢性酸中毒，应具体分析。

七、标准 HCO_3^-（SB）

取全血在标准状态下（$PaCO_2$ 为 40 mmHg，T 37℃，HbO_2 100% 饱和）测得动脉血中 HCO_3^- 的含量为标准 HCO_3^-。

（一）参考值

SB 参考值为 2 ± 3 mmol/L。

（二）临床意义

由于排除了呼吸因素的影响，所以 SB 升高为代谢性碱中毒，SB 下降为代谢性酸中毒。正常情况下 AB=SB。AB−SB=呼吸因素。AB−SB 为正值是高碳酸血症，说明 AB＞SB，为 CO_2 储留；若 AB−SB 为负值是低碳酸血症，说明 AB＜SB，为 CO_2 呼出过多。

八、碱剩余（BE）

在标准状态下（条件同 SB）将每升动脉血的 pH 值滴定到 7.40 时所用的酸或碱的毫摩尔数。若滴定所需要的是酸，说明血内为碱性，BE 为正值；若滴定所需要的是碱，说明血内是酸性的，BE 为负值。

（一）参考值

BE 参考值为 0 ± 2.3 mmol/L。

（二）临床意义

BE 的正值增大，表示代谢性碱中毒；BE 负值增大，表示代谢性酸中毒。但有的血气分析仪，BE 也受呼吸因素的影响，呼吸性酸中毒代偿后，BE 也升高；呼吸性碱中毒代偿后，BE 也下降。BE 临床意义与 SB 完全相同，故在用作酸碱平衡诊断参数时，SB 与 BE 可任选其一。

九、缓冲碱总量

缓冲碱总量或碱储备（BB）是血浆中具有缓冲能力的负离子总量。主要包括血浆 HCO_3^- 占 35%；红细胞内 HCO_3^- 占 18%；HbO_2 与 Hb 占 35%；血浆蛋白占 7%；有机、无机磷酸盐，占 5%。

（一）参考值

BB 的参考值为 45～55 mmol/L，平均为 50 mmol/L。

（二）临床意义

BB 升高为代谢性碱中毒，或呼吸性酸中毒代偿；BB 下降为代谢性酸中毒，或呼吸性碱中毒代偿。

十、血浆阴离子间隙（AGP）

AGP 是血浆中未定阴离子（UA）和未定阳离子（UC）之差。

（一）参考值

AGP 的参考值为 8～16 mmol/L。

（二）临床意义

1）AGP 升高大多情况下提示代谢性酸中毒，包括乳酸性、酮酸性代酸和肾性代谢性酸中毒。

2）用于复合性酸碱失衡的鉴别诊断。有些复合性酸碱失衡应用 AGP 在诊断上有独特意义，如高 AGP 代谢性酸中毒合并代谢性碱中毒时，而且两者程度相当，不仅 pH 值相互抵消，而且 HCO_3^- 的改变也互相抵消，血气分析结果可完全正常。此时，AGP 是诊断复合性酸碱失衡的惟一线索。

（毕清泉）

第三章　临床常见疾病

第一节　急性心力衰竭

一、概述

（一）心力衰竭

心力衰竭（heart failure）是心排血量绝对或相对不足，不能满足组织代谢需要的一种病理生理状态。心力衰竭肯定会导致循环衰竭，但循环衰竭不一定会导致心力衰竭，一些非心脏因素（如低血容量、感染性休克等）可引起循环衰竭，而心脏功能正常。心力衰竭可以根据起病速度、发生部位及主要功能改变进行划分：

1）以起病速度可分为急性和慢性心力衰竭。

2）以心力衰竭发生的部位可分为左心衰竭、右心衰竭和全心衰竭。

3）以主要功能改变可分为收缩性心力衰竭和舒张性心力衰竭。

（二）急性心力衰竭

急性心力衰竭（acute heart failure）是临床上常见的心血管急症，以急性左心衰竭最为常见。发病迅速，以急性肺水肿、心源性休克、心脏骤停为主要临床表现，病情凶险，须立即抢救。右心衰竭较少单独出现，急性右心衰竭更为少见，常继发于急性大面积肺栓塞或急性右心室心肌梗死。本节主要讲述急性左心衰竭。

二、护理评估

（一）病因和诱因

通过询问病史了解病因和诱因，常见病因和诱因如下：

1. 急性心肌严重损害

如急性心肌梗死、急性心肌炎、心肌病等，当病情严重，病变广泛，大量心肌细胞发生水肿、变性、坏死，丧失正常的舒缩功能时，就会导致急性心力衰竭。

2. 后负荷过重

见于急进性恶性高血压，严重的心脏瓣膜狭窄，心房黏液瘤或血栓堵塞瓣膜口，导致心脏流出道梗阻，后负荷骤然增高。

3. 前负荷过重

输血、输液过多过快，心肌梗死引起的室间隔穿孔、腱索断裂、心内膜炎、心脏瓣膜病引起的瓣膜关闭不全，以及某些有分流的先天性心脏病，都可以导致左心容量负荷过重。

4. 心室充盈受限

如急性心脏压塞、限制性心肌病、缩窄性心包炎等都会使心室舒张功能障碍，影响心室充盈，使心排血量降低。

5. 恶性心律失常

如房颤伴快速心室率、室上性心动过速、室性心动过速、室颤等,使心脏丧失有效的射血功能。

由于以上原因导致心脏排血量骤然减少,左心室舒张末期压升高,肺毛细血管压力急性升高,超过血管内的胶体渗透压,使血管内液体渗透到肺间质和肺泡内,形成急性肺水肿。

(二)评估病情

1. 临床表现

主要为急性肺水肿和心排血量降低引起的临床表现。

(1)急性肺水肿

病人表现为突然出现的呼吸困难、端坐呼吸、频率增快、口唇发绀、大汗、频繁咳嗽、咳大量白色或粉红色泡沫样痰。双肺满布哮鸣音和湿啰音,心率增快,肺动脉瓣区第二心音亢进,心尖部第一心音低钝,可闻及收缩期杂音和舒张期奔马律。

(2)心排血量降低

早期因交感神经兴奋,血压可升高,随病情持续发展,病人出现血压降低、休克、周围末梢循环差、皮肤湿冷。因脑和肾等脏器缺血、缺氧,病人出现少尿,以及烦躁不安、意识模糊等神志的改变。

轻型急性左心衰竭表现为阵发性夜间呼吸困难,病人入睡后突然出现胸闷、气急,而被迫突然坐起,重者可出现哮鸣音,于端坐休息后缓解,称为"心源性哮喘",其发生与以下因素有关:①平卧使肺血流量增加;②腹腔脏器推动膈肌上抬,压迫心脏;③夜间迷走神经张力增加等。

2. 及时了解辅助检查结果

(1)胸片

如有基础疾病导致的心脏扩大,可见心胸比例增高。心力衰竭的早期可见肺间质淤血产生的克氏 A 线和克氏 B 线。病情进展至肺泡水肿,两肺出现广泛分布的斑片状阴影,常融合成片,聚集于以肺门为中心的肺野中心部分,呈"蝴蝶状或翼状",肺尖、肺底及肺野外围部分清晰。

(2)动脉血气分析

肺间质淤血、肺泡水肿使肺泡毛细血管膜增厚,影响气体弥散。因二氧化碳的弥散力是氧的 20 倍,故病情早期血气为低氧血症及微循环不良导致的代谢性酸中毒,二氧化碳分压因呼吸频率快、过度通气,反而降低;病情晚期,病人呼吸肌无力或发生神志改变时,才出现二氧化碳分压升高。

(3)血流动力学

如能应用漂浮导管在床边进行血流动力学监测,则有利于临床明确诊断、指导治疗。急性左心功能衰竭时,肺毛细血管楔压、心室舒张末期压升高,心排血量、心排血指数、射血分数降低。其中肺毛细血管楔压和左心室舒张末期压是监测左心功能的敏感指标。

(4)心电图

急性心力衰竭心电图无特征性改变,常表现为窦性心动过速以及急性心肌梗死、心律失常等原发病的表现。其价值在于提示急性心力衰竭的某些促发因素(如心律失常、心肌梗死等),提供基础心脏病的心电图线索。

(5)超声心动图

可以评价衰竭心室的收缩功能和舒张功能变化的程度;证实结构性改变,协助病因诊断;

评价治疗效果等。心力衰竭的病人往往出现左心房、左心室扩张,心室壁运动幅度减弱,左心室射血分数降低等。

3. 病情判断

根据既往心脏病史,上述典型的症状、体征、辅助检查,急性左心衰竭的诊断并不困难。但当病人心脏病史不明确,或同时合并哮喘、慢性支气管炎等肺部疾病时,急性左心衰竭的病情判断就比较困难了,需要与以下几种情况进行区别:

(1)支气管哮喘

病人年龄较轻,多有哮喘反复发作史或过敏史;咳嗽无痰或为白色黏痰,合并感染时为黄痰;双肺哮鸣音,一般无湿啰音;胸部X线肺野清晰,无肺淤血或肺水肿;心脏检查正常,而肺功能检查有呼吸道阻力升高。

(2)慢性支气管炎急性发作

多为老年病人,有慢性支气管炎病史;咳嗽、咳痰或伴喘息,痰为黏液脓性;发热;呼吸困难坐起不能缓解;查体有干、湿啰音;肺功能有不同程度的损害。

(3)急性肺栓塞

临床症状多样,典型的症状为呼吸困难、胸痛、咯血;胸片及动脉血气分析无特异性表现,心电图 I 导联 S 波变深,III 导联出现深的 Q 波和倒置的 T 波,还可有肺性 P 波、不完全性右束支传导阻滞、右心室高电压等改变。明确诊断可依靠 CT、磁共振、肺动脉造影等影像学资料。

(4)急性呼吸窘迫综合征

无心、肺疾病史,有发病的高危因素;急性起病,顽固性低氧血症,吸氧不能缓解;肺毛细血管楔压正常。

三、护理措施

急性肺水肿为急性左心衰竭的主要表现,是危及病人生命的心脏急症,必须分秒必争地进行抢救。救治原则是降低左心房压和(或)左心室充盈压,增加左心室心搏量,减少循环血量和减少肺泡内液体渗入,以保证气体交换。

(一)急救措施

1. 体位

采取坐位或半坐位,双腿下垂,以减少静脉血回流,必要时可轮流结扎四肢,进一步减少血液回流。

2. 纠正缺氧

增加心肌及其他脏器的供氧。首先应吸氧,4～6 L/min。为减少气道中水肿液产生的大量泡沫对通气和弥散的影响,可在湿化瓶中加入消泡剂(如30%酒精),以促使泡沫破裂。如高流量吸氧(8～10 L/min)仍不能使氧饱和度维持在90%以上,可考虑使用无创通气。若面罩无创通气的效果仍不好,则需气管插管使用正压通气。

3. 镇静药物

急性左心衰竭的病人,呼吸困难、精神紧张、烦躁不安既增加氧耗,又加重心脏负担,严重影响治疗,及时正确地使用镇静剂非常重要。吗啡是治疗急性肺水肿最有效的药物,皮下或肌内注射5～10 mg,紧急时可静脉注射3～5 mg,可以镇静、降低紧张情绪、减慢心率、减少心肌耗氧,同时还具有扩张周围容量血管,减少回心血量,使血液由肺部转移到周围循环中的作用。此外,吗啡还可以松弛支气管平滑肌,使通气功能改善。但要注意该药物对呼吸的抑制作用。

4. 利尿剂

呋塞米(速尿)20～40 mg 静脉注射,在 10 min 左右先出现血管扩张作用,至 15 min 时发挥利尿作用,可维持 2 h。血管扩张及利尿作用可迅速减少血容量,降低心脏前负荷,有利于肺水肿的缓解。

5. 氨茶碱

氨茶碱可缓解支气管痉挛,增强心肌收缩力,扩张外周血管。即使支气管哮喘与心源性哮喘无法鉴别时也可应用。常以氨茶碱 0.25 g 用 20 ml 液体稀释后缓慢静脉推注。

6. 血管扩张剂

血管扩张剂可以减少心脏的前、后负荷。临床首选硝酸甘油。硝酸酯类药物主要作用在较大静脉,可以增加血管床容积,减少回心血流。未建立静脉输液途径时可舌下含化硝酸甘油片 0.3～0.6 mg;静脉滴注时,自 10 μg/min 开始,逐渐增加剂量,每次增加 5～10 μg/min,维持收缩压在 100 mmHg 左右。原有高血压者,血压降低幅度以不超过 80 mmHg 为度。还可以使用酚妥拉明、硝普钠等药物,以扩张动脉,降低外周血管阻力,减轻心脏后负荷。

7. 强心剂

强心剂分为洋地黄类及非洋地黄类。常用洋地黄类速效制剂,毛花苷 C(西地兰)0.2～0.4 mg 静脉缓慢推注,起效时间为 10～30 min,峰效时间 1～2 h,2 h 后可酌情再给 0.2～0.4 mg。低钾情况下,容易发生过量中毒,需予以注意;心肌梗死急性期 24 h 内不宜用洋地黄类药物。非洋地黄类强心剂有多巴胺、多巴酚丁胺、米力农、氨力农等。

8. 糖皮质激素

糖皮质激素可降低毛细血管通透性,减少渗出,扩张外周血管,解除支气管痉挛,稳定细胞溶酶体和线粒体,减轻细胞和机体对刺激性损伤所致的病理反应,对急性肺水肿的治疗有一定价值。应在病程早期足量使用,常用地塞米松 5～10 mg/次或氢化可的松 100～200 mg/次,静脉给药,根据病情可重复使用。

9. 去除病因和诱发因素

在抢救急性心力衰竭的同时,应努力寻找并积极消除病因和诱发因素,如治疗肺部感染、控制高血压、消除心律失常等。

10. 辅助循环

1)主动脉内球囊反搏(intra-aortic balloon pump,IABP):在药物治疗无明显效果时可采用,其作用原理是:在左心室收缩时,主动脉球囊放气以降低心脏后负荷;心室舒张早期球囊下端的副囊先行膨胀,以阻止上部主球囊膨胀时该部位主动脉内血液向下半身流去;心室舒张中晚期球囊完全膨胀,使冠状动脉及主动脉弓分支的血流增多,从而增加心肌和脑部供血。

2)心脏起搏器:在窦性心动过缓、房室传导阻滞等情况时可考虑使用。

(二)护理要点

1. 监测

严密监测病人心率、心律、血压、脉搏、呼吸、神志。注意呼吸困难程度、咳嗽与咳痰情况以及肺内啰音变化。

2. 体位

协助病人取坐位,并提供依靠物,如高枕、高被、小桌等,以节省病人体力;注意保护,防止坠床。

3. 镇静

遵医嘱给予镇静剂,并陪伴安慰病人,告诉病人医护人员正积极采取措施。

4. 吸氧

注意保持鼻导管的通畅,做好鼻腔护理。

5. 药物护理

使用利尿剂时,应严格记录出入量,注意电解质问题;使用血管扩张剂要控制输液速度,并监测血压,防止低血压;使用硝普钠时应避光,并现用现配。

6. 心理护理

医护人员守候病人床边,增加其安全感。抢救时避免在病人面前谈论病情,减少病人误解和恐惧感。耐心向病人解释心电监护的必要性及其作用,消除病人的紧张和焦虑情绪,使其积极配合治疗。了解病人的需要,及时帮助解决。指导病人进行心理自我调整,如全身肌肉放松、分散注意力等。

(项 茹)

第二节 心 律 失 常

一、概述

(一)心律失常概念

心律失常(cardiac dygrhythmia)是指心脏激动起源、传导异常或起源和传导均异常,引起心脏电活动的速率、节律或激动顺序发生异常。

心律失常的病因极为复杂,正常人在劳累、吸烟、紧张等情况下也可发生,但多数心律失常是器质性心脏病所致,如冠状动脉硬化性心脏病、心肌疾病、心力衰竭等。另外,药物、电解质紊乱、感染、自主神经功能紊乱或直接刺激心肌也会引起心律失常。

(二)心律失常分类

心律失常有多种分类方法。根据心律失常发生原理,心律失常可分为激动起源异常和激动传导异常两类。

1. 激动起源异常

1)窦性心律失常:窦性心动过速、窦性心动过缓、窦性心律不齐、窦性停搏。

2)异位心律:①被动性,有逸搏与逸搏心律(房性、房室交界性、室性);②主动性,有期前收缩(房性、房室交界性、室性)、心动过速(房性、房室交界性、室性)、扑动与颤动(心房、心室)。

2. 激动传导异常

1)生理性传导障碍:干扰与脱节(包括心脏各个部位)。

2)病理性传导阻滞:窦房传导阻滞、房内传导阻滞、房室传导阻滞、室内阻滞(束支传导阻滞)、意外传导(超常传导、裂隙、维登斯基现象)。

3)传导途径异常:预激综合征。

二、护理评估

(一)病史要点

询问有无风湿性心脏病、冠状动脉硬化性心脏病、高血压心脏病、Adams-Stokes 综合征

(阿-斯综合征)及甲亢病史,有无饮酒、晕厥、偏瘫史及心绞痛,有无代谢紊乱、药物中毒。病人有无头晕、晕厥、心悸、乏力、焦虑及体循环障碍等症状。

（二）体检要点

体检内容要求包括神志、呼吸、血压、心界大小、心律、心音、心率、心脏杂音、脉搏等。

（三）观察内容

及时了解心电图、Holter 和心内电生理检查的结果,尤其能够通过心电图及时判断各种心律失常的发生。

1.窦性心律失常

（1）窦性心动过速（sinus tachycardia）

窦性心律,成人心率>100 次/分,婴儿心率>150 次/分,儿童心率>120 次/分。

（2）窦性心动过缓（sinus bradycardia）

窦性心律,心率<60 次/分（成人）、一般不低于 40 次/分,常与窦性心律不齐同时存在。

（3）窦性心律不齐（sinus arrhythmia）

窦性心律,P-R 间隔之差>0.12 s。常与呼吸周期有关,吸气时稍快,呼气时稍慢。

（4）窦性停搏（sinus arrest）

窦房结在一段时间内不能产生冲动,使心房或整个心脏暂停活动,心电图上在一段较正常 P-R 间隔显著延长的时间内无 P-QRS-T 波,停搏间歇时间一般>2 s,并与正常的 P-R 间距不成倍数关系,在长间歇后一般易出现交界性或室性逸搏。

（5）病态窦房结综合征（sick sinus syndrome,SSS）

1）在窦性心律时呈持续的、严重的窦性心动过缓,频率一般低于 50 次/分。常伴有窦性停搏、窦房传导阻滞,在此基础上常有逸搏、逸搏心律出现。

2）当出现异位心律时,常常是心房颤动,少数是心房扑动。未经治疗时,心率常较快速,如恢复窦性心律时,表现为显著的窦性心动过缓,又称为慢-快综合征。

2.被动型异位心律

在窦房结自律性减低或冲动传导障碍时,窦房结以下部位的节奏点发出的冲动使心脏搏动,称为被动性异位心律,亦称逸搏。3 次以上连续的逸搏称逸搏心律。这是一种保护性的生理现象,发生在窦性心动过缓或窦性停搏之后,其临床意义取决于引起逸搏的原心律失常。其心电图特点如下:

（1）房室交界区性逸搏及逸搏心律

延迟出现的 1～2 次 QRS 波,形态与正常窦性下传的 QRS 波群基本相同。如逸搏逆行上传激动心房则在 QRS 波前（P-R<0.12 s）或后（R-P<0.20 s）可见逆行 P 波（PⅡ、aVF 倒置、PaVR 直立）,亦可埋于 QRS 波中而看不见 P 波。连续出现三次以上的交界性逸搏则形成逸搏心律,心率多在 40～60 次/分。

（2）室性逸搏及室性自搏性心律

若房室交界区不能发生激动或激动不能下传使心室激动时,心室的节奏点可发出 1～2 次激动,称为室性逸搏。心电图特点为延迟出现的 QRS 波呈宽大畸形,时间大于 0.12 s,3 次以上的室性逸搏形成室性自搏性心律,心率慢而规则,多在 20～40 次/分。多见于严重房室传导阻滞。

3.期前收缩

窦房结以下的异位起搏点自律性增高,抢先发出冲动而激动心脏,称为期前收缩,又名过

早搏动(早搏)。按起源部位的不同可分为房性、交界性及室性,以室性最常见,房性次之。心电图特点如下:

(1)室性期前收缩(premature ventricular complex)

1)提前出现 QRS 波群及 T 波,其前无 P 波。

2)提前出现的 QRS 波群呈宽大畸形,时间>0.12 s,并有继发性 T 波改变(T 波方向与 QRS 波的主波方向相反)。

3)室性期前收缩后有一完全性的代偿间歇(即期前的 QRS 波群前后两个 R-R 间隔之和等于两个正常的 R-R 间隔)。

二联律是在每一个窦性搏动后出现 1 个室性期前收缩,连续发生 3 次者;三联律是在每一个窦性搏动后出现 2 个期前收缩,或每 2 个窦性搏动后出现 1 个期前收缩 。单源性期前收缩的偶联间期(期前收缩的 R 波与期前窦性搏动的 R 波时距)相等,多源性室性期前收缩表现为不相等且在同一导联上各个期前收缩的形态不同。

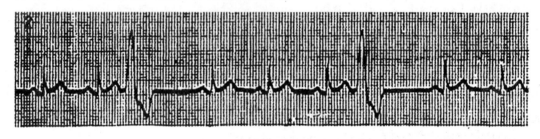

图 3-1　期前收缩

(2)房性期前收缩(premature atrial complex)

1)提前出现 P 波,其形态与窦性 P 波稍有差异。

2)P-R 间期≥0.12 s。

3)期前 P 波后的 QRS 波群通常正常(室上性型),如在 P 波后未继之出现 QRS 波群即为房性期前收缩未下传。

4)房性期前收缩后多有一不完全性代偿间歇(即提前 P 波的前后两个 P-P 间隔之和较两个正常的 P-P 间隔之和为短)。

房性期前收缩下传时,可能正遇房室交界区和(或)心室的相对不应期,则可引起 P-R 间期延长和(或)QRS 波群宽大畸形(称为房性期前收缩伴室内差异性传导)。

(3)交界区性期前收缩(premature junctional complex)

1)提前出现的 QRS-T 波群,其形状与窦性心律中的 QRS 波形基本相同。

2)提前的 QRS-T 波群前无直立 P 波,若有 P 波则为逆行,可在 QRS 波之前(P'-R<0.12 s)、可埋于 QRS 波之中(P'-R 间期为零)或在 QRS 波之后(R-P'<0.20 s)。

3)常具有完全性代偿间歇。这是因为大多数情况下,交界性兴奋不易逆传至窦房结,故窦房结节律大多不受交界性期前收缩影响。

4.阵发性心动过速

当异位起搏点的自律性增高或形成折返激动,连续发生快速的激动三次或三次以上,称为阵发性心动过速(paroxysmal tachycardia)。

根据冲动发生部位不同分为室上性(心房性、交界性)与室性。其心电图特点如下:

(1)阵发性室上性心动过速(paroxysmal supraventricular tachycardia)

1)快而规则的心率(R-R 间期规律一致),为 160～250 次/分,偶有快至 250 次/分以上者。

2)QRS 波群为室上性型(与窦性心律的 QRS 波形基本相同),QRS 波群时间＜0.11 s,若伴有室内差异性传导或原有束支传导阻滞,则 QRS 波形可增宽变形,需与室性心动过速鉴别。

3)突然发作,突然停止。

(2)阵发性室性心动过速(ventricular tachycardia)

1)连续出现 3 次或 3 次以上的快速室性期前收缩,心室率 140～200 次/分,心律大致规则,但不是绝对匀齐。

2)QRS 波群呈宽大畸形,时间＞0.12 s。伴继发性 ST 及 T 波改变(即 T 波方向与 QRS 波主波方向相反)。

3)如见 P 波,其频率比心室率慢,且与 QRS 波群无固定关系。

4)如 P 波(窦性冲动)传入心室,形成心室夺获(ventricular capture)或室性融合波(fusion)。

(3)非阵发性心动过速(nonparoxysmal tachycaria)

可发生在心房、房室交界区或心室,又称加速的房性、交界性或室性自主心律。此类心动过速发作多有渐起渐止的特点。心电图主要表现:频率比逸搏心律快,比阵发性心动过速慢,交界性心律频率多为 70～130 次/分,室性心律频率多为 60～100 次/分。由于心动过速频率与窦性心律频率相近,因此常发生竞争现象,当窦性心律加快时即夺获并控制心室,但如窦律减慢时心室又被加速的室性心律控制,故常见有室性融合波及心室被夺获现象。

(4)扭转型室性心动过速(torsade depointes,TDP)

心电图显示一系列增宽变形的 QRS 波群,以每 3～10 个心搏围绕基线不断扭转其主波的正负方向,每次发作持续数秒到数十秒而自行终止,但极易复发或转为心室颤动。临床上表现为反复发作心源性晕厥或称为阿-斯综合征。

5.扑动与颤动

当心房或心室起搏点发生的冲动,在心房或心室内形成折返激动,使心房或心室一部分心肌连续地进行除极及复极活动,便形成扑动或颤动。发生在心房者称为心房扑动(auricular flutter)或心房颤动(auricular fibrillation),发生于心室者称为心室扑动(ventricular flutter)或心室颤动(ventricular fibrillation)。心电图特点如下:

(1)心房扑动(atrial flutter,AFL)

1)P 波消失,代之一系列大小相同、形态如锯齿样的扑动波(F 波),频率 240～400 次/分,节律匀齐。

2)QRS 波群呈室上性型,与窦性心律的 QRS 波群基本相同。

3)房室传导可按不同比例下传,如 2∶1、3∶1、4∶1、5∶1 等传导,心室率匀齐。

(2)心房颤动(atrial fibrillation,AF)

1)P 波消失,代之以一系列大小不同、形态各样、间隔极不规则的颤动波(f 波),频率 350～600 次/分。

2)QRS 波群形态为室上性型,与窦性节律中的 QRS 波群基本相同。如引起室内差异性传导,可使 QRS 波群变异。

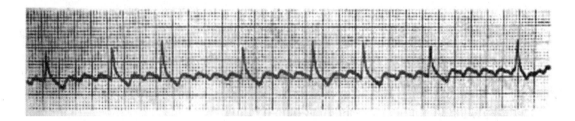

图 3-2 心房扑动

3)心室波群间隔很不规则,但合并完全性房室传导阻滞时,心室律变得慢而匀齐。

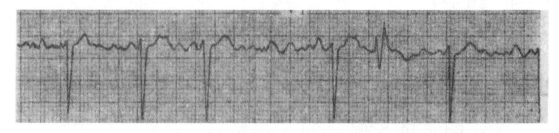

图 3-3 心房颤动

(3)心室扑动(ventricular flutter,VFL)

QRS 波群及 T 波不能辨认,代之为快速匀齐连续的大正弦波,频率在 250 次/分以上。

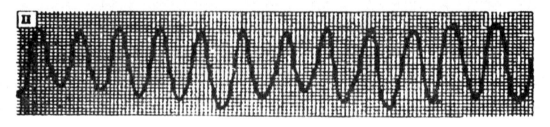

图 3-4 心室扑动

(4)心室颤动(ventricular fibrillation,VF)

QRS-T 波群完全消失而代之以形状不同、大小不一、极不均齐的低小波群,频率为 250~500 次/分。

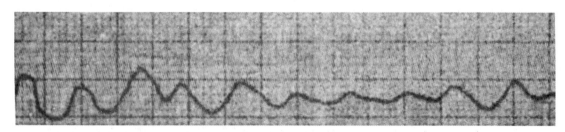

图 3-5 心室颤动

6.房室传导阻滞

房室传导阻滞(aurioventricular block,AVB)是指由于房室传导系统某个部位(有时两个以上部位)的不应期异常延长、激动自心房向心室传播的过程中发生传导速度延缓或部分甚至全部激动不能下传的现象。根据传导障碍的轻重程度可分为三度房室传导阻滞,其心电图特点如下:

(1)一度房室传导阻滞

房室传导时间延长,但每个来自心房的激动均可下传至心室。心电图表现为 P-R 间期≥0.21 s(14 岁以下儿童 P-R 间期≥0.18 s),每个 P 波之后有 QRS 波群。

(2)二度房室传导阻滞

一部分心房的激动不能下传心室。根据有无 Wenckebach 现象(文氏现象)分为两种类型:

Ⅰ型:亦称莫氏Ⅰ型(MobizⅠ),即文氏型阻滞。P-R 间期依次呈进行性延长,直至 P 波不能传入心室,发生心室漏搏一次,心室漏搏后,P-R 间期缩短,以后又依次逐渐延长,这种周而复始的 P-R 延长现象称为文氏现象。二度Ⅰ型房室传导阻滞按一定的房室传导比例下传,常见者为 4∶3 或 5∶4,即 4 个 P 波有 3 个下传至心室或 5 个 P 波有 4 个下传至心室。

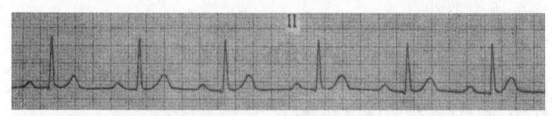

图 3-6　一度房室传导阻滞

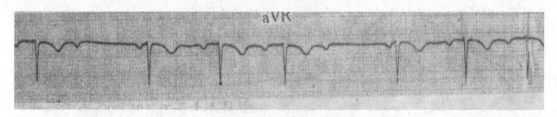

图 3-7　二度Ⅰ型房室传导阻滞

Ⅱ型:亦称莫氏Ⅱ型(MobizⅡ),即无文氏现象的二度房室阻滞。表现为 P 波规则出现,P-R 间期固定不变,发生周期性的 QRS 波群脱漏。

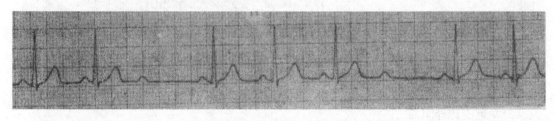

图 3-8　二度Ⅱ型房室传导阻滞

(3)三度房室传导阻滞

所有来自心房的激动都不能下传至心室而引起房室脱节,心房与心室的活动分别由各自的起搏点控制。

1)完全性房室脱节,心房率快于心室率,表现为 P 波频率较 QRS 波群高,两者之间无固定关系。

2)心室率慢而匀齐,心室起搏点如位于房室束分叉以上,则 QRS 波群形态正常,频率常在 40 次/分以上。若起搏点位于房室束分叉以下,则 QRS 波群呈宽大畸形,频率常在40 次/分以下。

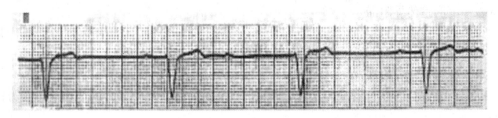

图 3-9 三度房室传导阻滞

7. 室内传导阻滞

发生在房室束以下的传导障碍统称为室内传导阻滞,包含右束支传导阻滞、左束支传导阻滞及左束支分支阻滞。

(1)右束支传导阻滞

右束支传导阻滞(right bundle branch block,RBBB)心电图表现如下:

1)QRS 波群时间超过 0.12 s。

2)QRS 波群形态改变:V_1、V_2 呈 rsR(M 形)形,R 波一般占时较长且电压较高,或仅出现宽有切迹的 R 波。V_5、V_6 呈 RS 波型或 QRS 波型,S 波宽而深。Ⅰ、Ⅱ 及 aVL 导联有宽而深的 S 波。Ⅲ、aVR 多为宽而有切迹的 R 波。

3)继发性 ST-T 变化:凡有 rsR 或宽大 R 波的导联(V_1、aVR 等),ST 段压低及 T 波倒置;具有宽而粗糙的 S 波的导联(V_5、Ⅰ、aVL 等),ST 段升高及 T 波直立。

4)不完全性右束支传导阻滞的图形与上述改变相似,但 QRS 波群时间短于 0.12 s。

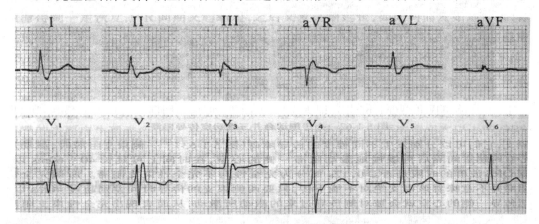

图 3-10 完全右束支传导阻滞

(2)左束支传导阻滞

左束支传导阻滞(left bunle branch block,LBBB)心电图特点如下:

1)QRS 波群时间超过 0.12 s。

2)QRS 波群形态改变:V_5、V_6 呈有宽阔的、平顶的或伴有切迹的 R 波,无 q 波。V_1、V_2 呈宽大而深的 QS 波或 rS 波型(其 r 波极小)。Ⅰ、aVL 导联常与 V_5、V_6 导联图形相似,Ⅲ、aVR、aVF 导联图形常与 V_1、V_2 导联图形相似。

3)QRS 波群电轴左偏。

4)ST-T 改变：V_1、V_2 导联的 ST 段抬高、T 波直立；V_5、V_6 导联的 ST 段降低、T 波倒置。

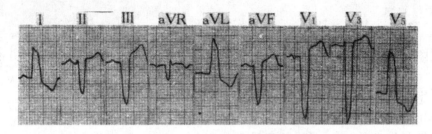

图 3-11　完全左束支传导阻滞

5)不完全性左束支传导阻滞心电图图形与上述相同,而 QRS 波群时间未超过 0.12 s。

(3)左束支分支阻滞

1)左前支阻滞(left anterior fascicular block,LAFB)心电图表现为：QRS 电轴偏左,在 $-30°\sim-90°$ 之间；I、aVL 导联 QRS 波群是 qR 型,q 波不超过 0.02 s。诊断时还必须排除引起电轴显著左偏的其他原因。

2)左后支阻滞(left posterior fascicular block,LPFB)心电图表现为：QRS 电轴偏右,在 $+110°$ 以上；I、aVL 导联 QRS 波群呈 rS 型,II、III、aVF 导联呈 qR 型,q 波时限<0.02 s；QRS 波群时间正常,一般不超过 0.11 s。

8.预激综合征

预激综合征(pre-excitation syndrome)：激动通过正常房室传导径路之外各副传导束预先激动了心肌的一部分,称为预激综合征。各类心电图表现如下：

1)WPW 综合征(Wolff-Parkinson-While syndrome)：又称经典预激综合征。预激综合征激动主要通过肯氏束形成。①Q-R 间期<0.12 s,P 波为窦性。②QRS 波群时间增宽,延长到 0.11~0.16 s。③QRS 波群起始部顿挫模糊,形成预激波(Delta 波或 δ 波),剩余的 QRS 图形正常。④P-J 时间正常。⑤ST 段及 T 波方向与 QRS 主波方向相反。根据胸前导联 QRS-T 波型不同分为：A 型,房室异常通道终止于左心室后底部,心室提早激动由后向前传导,因而 $V_1\sim V_5$ QRS 波主波向上；B 型,异常通道终止于房室沟右侧,心室提早激动由右至左,因而 V_1、V_2 QRS 主波向下,V_5、V_6 QRS 主波向上。

2)L-G-L 综合征：亦称短 P-R 间期综合征。激动通过杰姆氏束所形成。主要表现 P-R 间期<0.12 s,窦性 P 波,QRS 波群形态及时间正常。

3)Mahaim 型预激综合征：图形表现为 P-R 间期正常,QRS 波群时间延长,有预激波。

(四)了解心律失常的治疗原则

1)明确心律失常的机制和严重程度。

2)明确可能存在的基础心脏病。

3)祛除心律失常的诱因和可逆性病因。

4)明确抗心律失常治疗的目标。

5)选择抗心律失常的治疗方案。

在祛除病因或诱因后,药物治疗常常是首选的治疗方案。应尽量根据心律失常的发病机制和药物的作用机制进行选药。在所有药物都不能达到预计治疗目的或药物的不良反应使治疗不能进行时,可选择其他治疗方法如人工心脏起搏器、射频消融或手术治疗等。

三、护理措施

(一) 病情观察

1. 心律

当心电图或心电示波监护中发现以下任何一种心律失常,应及时与医师联系,并准备急救处理。

1)频发室性期前收缩(超过5次/分)或室性期前收缩呈二联律。

2)连续出现两个以上多源性室性期前收缩或反复发作的短阵室上性心动过速。

3)室性期前收缩落在前一搏动的T波之上。

4)心室颤动或不同程度房室传导阻滞。

2. 心率

当听心率、测脉搏1 min以上,发现心音、脉搏消失,心率<40次/分或心率>160次/分的情况时应及时报告医师并做出及时处理。

3. 血压

如病人血压低于10.6 kPa(80 mmHg),脉压差小于2.6 kPa(20 mmHg),面色苍白,脉搏细速,出冷汗,神志不清,四肢厥冷,尿量减少,应立即进行抗休克处理。

4. 阿-斯综合征

病人意识丧失,昏迷或抽搐,此时大动脉搏动消失,心音消失,血压测不到,呼吸停止或发绀,瞳孔放大。

5. 心脏骤停

心脏骤停表现为突然意识丧失、昏迷或抽搐,此时大动脉搏动消失,心音消失,血压为0,呼吸停止或发绀,瞳孔放大。

(二) 对症处理

1. 阿-斯综合征抢救配合

1)叩击心前区和进行胸外心脏挤压,通知医师,并备齐各种抢救药物及用品。

2)静脉推注异丙肾上腺素或阿托品。

3)心室颤动时积极配合医师作电击除颤,或安装人工心脏起搏器。

2. 心脏骤停抢救配合

1)同阿-斯综合征抢救配合。

2)保证给氧,保持呼吸道通畅,必要时配合医师行气管插管及应用辅助呼吸器,并做好护理。

3)建立静脉通道,准确、迅速、及时地遵医嘱给药。

4)脑缺氧时间较长者,头部可置冰袋或冰帽。

5)注意保暖,防止并发症。

6)监测记录24 h出入量,必要时留置导尿。

7)严密观察病情变化,及时填写特别护理记录单。

3. 相关治疗的护理

如电击复律、人工心脏起搏的护理。

4. 用抗心律失常药物时的护理

了解常见抗心律失常药物的作用、用法及不良反应,给予相应的护理。

(1)奎尼丁

奎尼丁属Ⅰa类,多用于转复房颤或房扑以及防止其复发,也可治疗其他快速性房性和室性心律失常。主要通过肝脏排泄,血浆半衰期为5~7 h。用法:口服给药,转复房颤,先给予0.1~0.2 g,如无变态反应,则每2 h一次,一天共5次,每次0.2 g;若无效则每隔1~2 d,增加0.1 g,但每天总量不得超过2.0 g。维持量每次0.2~0.3 g,每日3~4次。不良反应:头晕,耳鸣,腹泻,恶心,皮疹,发热,低血压,加重心衰,传导阻滞等。最严重的是Q-T延长引起尖端扭转型室速、室颤而导致"奎尼丁晕厥"。若QRS间期超过用药前25%或Q-T间期超过0.5 s应停药。

(2)普鲁卡因酰胺

普鲁卡因酰胺属Ⅰa类,对房性和室性快速性心律失常均有效。清除半衰期为3~5 h,50%以原型从肾脏排泄,其余在肝脏转化为N-乙酰普鲁卡因酰胺(N-NAPA)。NAPA具有Ⅲ类抗心律失常药物的作用,大约85%从肾脏排泄,半衰期为6~8 h。用法:控制室性心动过速或心室颤动时,静脉推注20 mg/min,共1.0~1.2 g,若有效继以1~5 mg/min静脉推注维持;口服,每次0.25~0.5 g,每日4次。不良反应:消化道反应、头昏、精神抑郁等,用量过大可引起QRS波群增宽、抑制心肌收缩、室内传导阻滞、低血压和休克,长期服药可产生粒细胞缺乏症,发生红斑狼疮样或类风湿样表现。

(3)丙比胺

丙比胺作用似奎尼丁而毒性较低。50%以原型从肾脏排泄,清除半衰期为6~9 h。口服每次100~200 mg,每日3~4次;静脉注射5~15 min内注射100 mg,继以20~30 mg/h滴注维持,24 h内不宜超过800 mg。不良反应:Q-T间期和QRS间期延长,传导阻滞,心肌收缩力降低和室性心律失常,另有胃肠道反应、口干和尿潴留。

(4)利多卡因

利多卡因属Ⅰb类,主要治疗严重的快速性室性心律失常,对房性心律失常无效。平均清除半衰期为1~2 h,几乎完全被肝脏清除。静脉注射50~100 mg,每5~10 min重复一次,共250~300 mg,用药45~90 s即可起效,有效后以1~3 mg/min维持。肌内注射100~300 mg可于15 min内起效,持续90 min。不良反应:小,可引起嗜睡,视物模糊,语言,吞咽障碍和抽搐等,严重者可导致左心室功能下降、传导阻滞和窦性静止。

(5)美西律

美西律作用似利多卡因,主要在肝脏代谢,半衰期为8~12 h。可以口服,常用剂量为每次0.1~0.2 g,每日3~4次;静脉注射为0.1~0.2 g,如有效继以1~2 mg/min维持。不良反应:有恶心、呕吐、震颤、共济失调和头晕等。

(6)妥卡胺

妥卡胺作用似利多卡因。通过肝脏和肾脏排泄,半衰期为15 h。口服每次0.2~0.6 g,每日2~3次;静脉滴注30~45 mg/min,15 min内注入完毕。不良反应:面部潮热、视物模糊、眩晕、复视及胃肠道症状。

(7)普罗帕酮

普罗帕酮属Ⅰc类,对室性与室上性心律失常均有效。基本在肝脏排泄,半衰期为4~6 h。口服每次100~200 mg,每日3次;静脉注射每次70 mg,3~5 min注完。不良反应:恶心、口干、腹泻、胃部不适、头痛、眩晕和嗜睡等,严重者可引起显著心动过缓、血压下降和传导阻滞,约 6% 的病人可加重心律失常。

(8)普萘洛尔

普萘洛尔属于Ⅱ类药,用于治疗室上性心动过速,减慢房扑、房颤的心室率;也用于室性心律失常,对交感神经兴奋所致者疗效较好。经肝脏排泄,半衰期为 4～6 h。用法:静脉注射 0.5～1 mg,5～10 min 注射完毕;口服每次 20 mg,每日 3 次。不良反应:心动过缓、传导阻滞、心力衰竭、体位性低血压及支气管痉挛等。

(9)胺碘酮

胺碘酮属Ⅲ类,同时也具有Ⅰ、Ⅱ和Ⅳ类药作用,对室性及室上性心律失常均有效,也适用于预激综合征伴发的各种快速性异位心律。胺碘酮起效较慢,一般数天后才起效,由肝脏通过胆汁排泄,半衰期为 40～55 d,停药后作用尚可维持数周。用法:口服每次 0.2～0.4 g,每日 3次,1～2 周后逐渐减至维持量 0.1～0.4 g/d;紧急时可缓慢静脉注射 150～450 mg,30 min 内缓慢注入。不良反应:显著窦缓,传导阻滞,偶发生扭转型室速或室颤;皮肤色素沉着;角膜微粒沉淀;甲状腺功能障碍;胃肠道反应;长期应用导致肺纤维化;静脉注射可引起体位性低血压。

(10)索他洛尔

索他洛尔属Ⅲ类药,但同时具有非选择性 β 受体阻滞作用,适应证同胺碘酮。75% 以原型从尿中排泄,半衰期为 10～15 h。用法:静脉推注 20～60 mg,10 min 内注射完毕;口服每次 80 mg,每日 2 次。不良反应:与普萘洛尔类似,如支气管痉挛、疲劳、头痛、减慢窦性心律;抑制房室传导、低血压和加重心衰,有时可引起多形性室速。

(11)维拉帕米

维拉帕米属Ⅳ类药,是终止阵发性室上性心动过速的首选药物,也用于控制房扑、房颤的心室率,对触发活动引起的室性心律失常也有效。半衰期为 3～12 h。静脉注射见效迅速,可在 5～10 min 内注入 5～10 mg;口服每次 40～80 mg,每日 3～4 次。不良反应:心动过缓、窦性停搏、传导阻滞,静脉注射可引起严重低血压;不能用于预激综合征引起的快速心律失常,会加快旁道传导,诱发室颤。

(12)三磷酸腺苷

三磷酸腺苷用于终止阵发性室上性心动过速。作用短暂,仅持续 10～20 s。5～10 mg 用生理盐水稀释,5 s 内快速静脉推注;如无效,间隔 2～3 min,增加剂量 5 mg,再次注射,直至见效或总剂量达 40 mg。不良反应:面部潮红、恶心、胸闷、头晕及头痛等,偶可诱发支气管哮喘、心绞痛发作、窦性停搏、房室传导阻滞及快速心律失常。

(13)异丙肾上腺素

异丙肾上腺素治疗缓慢性心律失常,如高度或完全性房室传导阻滞、病窦综合征、心脏骤停等。用法:1～2 mg 溶于 500 ml 液体中缓慢静脉滴注;10～15 mg 舌下含服,每 3～4 h 一次。不良反应:头痛、恶心,诱发心绞痛和快速心律失常。

(14)阿托品

阿托品适应证为窦缓、窦房和房室传导阻滞以及窦房结功能低下而出现的异位心律。用法:口服每次 0.3～0.6 mg,每日 3 次;静脉推注或皮下注射 0.5～1 mg。不良反应:口干、眩晕、皮肤潮红、尿潴留、快速心律失常及加重青光眼。

（三）健康指导

1）积极治疗各种器质性心脏病,调整自主神经功能失调。

2）避免情绪波动,戒烟、酒,不宜饮浓茶、咖啡。

3）坚持服药,不得随意增减或中断治疗。

4）加强锻炼,预防感染。

5）定期随访,检测心电图,随时调整治疗方案。

6）安装人工心脏起搏器病人应随身携带诊断卡和异丙肾上腺素或阿托品药物。

（项 茹）

第三节 急性心肌梗死

一、概述

急性心肌梗死（acute myocardial infarction,AMI）是心肌急性缺血性坏死,在冠状动脉病变的基础上,发生冠状动脉血供急剧减少或中断,使相应的心肌严重而持久地急性缺血导致心肌坏死。临床上表现为持久的胸骨后剧烈疼痛、发热、白细胞计数和血清心肌坏死标记物增高以及心电图进行性改变,可发生心律失常、休克或心力衰竭,属冠状动脉硬化性心脏病的严重类型。

二、护理评估

（一）病因

基本病因是冠状动脉粥样硬化（偶为冠状动脉栓塞、炎症、先天性畸形、痉挛和冠状动脉口阻塞所致）,造成一支或多支血管管腔狭窄和心肌血供不足,而侧支循环未充分建立。在此基础上,一旦血供急剧减少或中断,使心肌严重而持久地急性缺血达 1 h 以上,即可发生心肌梗死。大量研究表明,绝大多数心肌梗死是由于不稳定的粥样斑块破溃、出血和管腔内血栓形成,而使管腔闭塞。少数情况下粥样斑块内或其下发生出血或血管持续痉挛,也可使冠状动脉完全闭塞。

（二）诱因

促使斑块破裂出血及血栓形成的诱因有：

1）晨起 6 时～12 时交感神经活动增加,机体应激反应性增强,心肌收缩力、心率、血压增高,冠状动脉张力增高。

2）在饱餐特别是进食多量脂肪后,血脂增高,血黏滞度增高。

3）重体力活动、情绪过分激动、血压剧升或用力排便时,致左心室负荷明显加重。

4）休克、脱水、出血、外科手术或严重心律失常,致心排血量骤降,冠状动脉灌流量锐减。

（三）临床表现

AMI 的临床表现与梗死的大小、部位、侧支循环情况密切相关。

1. 梗死先兆

半数以上病人发病前数日有乏力、胸部不适,活动时心悸、气急、烦躁、心绞痛等前驱症状,其中以新发生心绞痛（初发型心绞痛）或原有心绞痛加重（恶化型心绞痛）为最突出。

心绞痛发作较以往频繁,性质较剧,持续较久,硝酸甘油疗效差,诱发因素不明显。同时,心电图示 ST 段一过性明显抬高(变异型心绞痛)或压低,T 波倒置或增高("假性正常化"),如及时住院处理,可使部分病人避免发生心肌梗死。

2.典型表现

(1)疼痛

疼痛是最早出现的症状,多发生于清晨。疼痛部位和性质与心绞痛相同,但诱因多不明显,且常发生于安静时,程度较重,持续时间较长,可达数小时或更长,休息和含用硝酸甘油片多不能缓解。病人常烦躁不安、出汗、恐惧,或有濒死感。少数病人无疼痛,一开始即表现为休克或急性心力衰竭。部分病人疼痛位于上腹部,易误诊为急腹症;疼痛可放射至下颌、颈部、背部上方,被误诊为骨关节痛。

(2)其他症状

全身可有发热、心动过速、白细胞增高和红细胞沉降率增快等。疼痛剧烈时常伴有胃肠道症状,表现为频繁的恶心、呕吐和上腹胀痛。心律失常多发生于起病 1~2 d,而以 24 h 内最多见,可伴乏力、头晕、晕厥等症状,各种心律失常中以室性心律失常最多见,尤其是室性期前收缩。室颤是急性心肌梗死早期,特别是入院前主要的死因。疼痛期中血压下降常见,未必是休克。约 1/5 的病人会在起病后数小时至 1 周内发生休克,主要是心源性的。急性心肌梗死病人的体检发现各异,而且没有特异性。

3.心电图改变

(1)特征性改变和动态性改变的特点

1)急性心肌梗死病人的心电图变化呈动态性改变。ST 段抬高性急性心肌梗死心电图的典型过程是:①起病数小时内,可尚无异常或出现异常高大两肢不对称的 T 波。②数小时后,ST 段明显抬高,弓背向上,与直立的 T 波连接,形成单相曲线。数小时至 2 d 内出现病理性 Q 波,同时 R 波减低,是为急性期改变,Q 波在 3~4 d 内稳定不变,以后 70%~80% 永久存在。③早期若不治疗干预,ST 段抬高持续数日至 2 周左右,逐渐回到基线水平,T 波则变为平坦或倒置,是为亚急性期改变。④数周至数月后,T 波呈"V"形倒置,两肢对称,波谷尖锐,是为慢性期改变。T 波倒置可永久存在,也可在数月至数年内逐渐恢复。

2)非 ST 段抬高性急性心肌梗死心电图的典型过程。类型 1:先是 ST 段普遍压低,继而 T 波倒置加深呈对称型,但始终不出现 Q 波。ST 段和 T 波的改变持续数日或数周后恢复。类型 2:T 波改变在 1~6 个月内恢复。

(2)ST 段抬高性急性心肌梗死的特征性心电图改变

1)ST 段抬高呈弓背向上型,在面向坏死区周围心肌损伤区的导联上出现。

2)宽而深的 Q 波(病理性 Q 波),在面向透壁心肌坏死区的导联上出现。

3)T 波倒置,在面向损伤区周围心肌缺血区的导联上出现。在背向心肌梗死区的导联上则出现相反的改变,即 R 波增高、ST 段压低和 T 波直立并增高。

(3)非 ST 段抬高性急性心肌梗死的心电图有两种类型:①无病理性 Q 波,有普遍性 ST 段压低 $\geqslant 0.1$ mV,但 aVR 导联(有时还有 V_1 联)ST 段抬高,或有对称性 T 波倒置,为心内膜下心肌梗死所致。②无病理性 Q 波,也无 ST 段变化,仅有 T 波倒置改变。

4.实验室检查

目前多用血心肌坏死标记物测定,包括:

1)肌红蛋白:起病后 2 h 内升高,12 h 内达高峰,24~48 h 内恢复正常。

2)肌钙蛋白(cTn):起病3～4 h后升高。cTn于11～24 h达高峰,7～10 d降至正常;cTn T于24～48 h达高峰,10～14 d降至正常。这些心肌结构蛋白含量的增高是诊断心肌梗死的敏感指标,尤其对非ST段抬高的急性心肌梗死,血清肌钙蛋白的诊断价值更大。

3)肌酸激酶同工酶(CK-MB)升高,起病后4 h内增高,16～24 h达高峰,3～4 d恢复正常。其增高的程度能较准确地反映梗死的范畴,其高峰出现时间是否提前有助于判断治疗效果。而以往沿用多年的心肌酶如肌酸激酶(CK)、门冬氨酸氨基转移酶(AST)和乳酸脱氢酶(LDH),其特异性和敏感性均不如上述心肌坏死标记物,但仍有一定参考价值。三者在急性心肌梗死发病后6～10 h开始升高,按顺序分别于12 h、24 h及2～3 d内达高峰,分别于3～4 d、3～6 d及1～2周降至正常。

5.并发症

(1)乳头肌功能失调或乳头肌断裂

乳头肌功能失调或断裂总发生率可达50%。左房室瓣(二尖瓣)乳头肌因缺血、坏死使收缩功能发生障碍,造成不同程度的左房室瓣脱垂并关闭不全。轻者可以恢复,重者发生乳头肌整体断裂,心力衰竭明显,可迅速发生肺水肿,在数日内死亡。

(2)心脏破裂

心脏破裂少见,常于起病1周内出现,多为心室游离壁破裂,造成心包积血引起急性心脏压塞而猝死。偶为心室间隔破裂穿孔,可引起心力衰竭和休克,在数日内死亡。亦可为亚急性,病人可存活数月。

(3)栓塞

栓塞发生率为1%～6%,见于起病后1～2周。如为左心室附壁血栓脱落所致,可引起脑、肾、脾或四肢等动脉栓死。由下肢静脉血栓形成部分脱落者,则导致肺动脉栓塞。

(4)心室壁瘤

心室壁瘤主要见于左心室,发生率为5%～20%。其预后与心肌受累范围及其体积有密切关系。瘤体小,左心室心肌受累范围局限,临床无症状或仅呈现轻度气急者,急性心肌梗死后仍可能生存10年以上。病变范围较大,以致左心室收缩期排血功能受到严重影响,临床上呈现充血性心力衰竭者,则5年生存率降至10%～20%。

(5)心肌梗死后综合征

心肌梗死后综合征发生率约为10%。于心肌梗死后数周至数月内出现,可反复发生,表现为心包炎、胸膜炎或肺炎,有发热、胸痛等症状,可能为机体对坏死物质的变态反应。

(四)病情判断

根据典型的临床表现,特征性的心电图改变和实验室检查发现,对急性心肌梗死判断并不困难。而对老年病人、突然发生严重心律失常、休克、心力衰竭而原因不明,或突然发生较重而持久的胸闷或胸痛者,都应考虑急性心肌梗死可能。宜先按本病处理,并短期内进行心电图、血心肌坏死标记物的动态观察以确定诊断。要注意与心绞痛、急性心包炎、急性肺动脉栓塞、急腹症、主动脉夹层等区别。

(五)救治要点

急性心肌梗死病人应立即送入CCU病房进行监护。救治原则是尽早恢复心肌有效的血液循环,挽救濒死的心肌,缩小梗死面积,及时处理并发症,改善左心室收缩功能。

1.减少心肌耗氧量

(1)使用β受体阻滞剂

此类药物如普萘洛尔、吗噻心安等,可降低心率和心肌收缩力,使心肌负荷减轻,需氧量减少。

(2)使用血管扩张剂

此类药物如硝普钠、哌唑嗪,不仅可降低周围血管阻力,降低左心室后负荷,增加心排血量,减少心肌耗氧,而且可使静脉回流减少,从而降低左心室前负荷,使左心室舒张末期压力及容积降低。

(3)钙通道阻滞剂

此类药物可阻断钙离子穿过心肌和血管平滑肌的细胞膜,防止心肌用力收缩。

(4)主动脉内球囊反搏(IABP)

IABP为一种循环辅助装置,利用血流动力学原理,当心脏收缩时,主动脉内球囊放气,降低周围阻力,增加心排血量,减少心肌耗氧量,即降低需氧量。当心脏舒张时,主动脉内球囊充气,使舒张期的主动脉压力升高,冠状动脉灌注压升高,增加冠状动脉的灌注,改善心肌氧气的供应。

2.增加心肌氧供

(1)冠状动脉扩张剂

硝酸甘油、硝酸异山梨醇酯可扩张冠状动脉的大血管,增加心肌血流量。双嘧达莫可扩张冠状动脉的小血管,大量使用时可抑制血小板的粘着、凝集,避免血栓的扩大,可用于预防血栓形成和再度发生急性心肌梗死。

(2)溶栓治疗(thrombolytic therapy)

急性心肌梗死发病后,应争分夺秒,缩短病人从住院到开始溶栓的时间,使梗死区域的血管重新开放,让血流再灌注缺血的心肌,增加氧供。

1)适应证:①持续胸痛30 min以上,含服硝酸甘油症状不缓解;②相邻两个或更多导联ST段肢体导联抬高>0.1 mV或胸导联抬高>0.2 mV;③发病≤6 h内者;④发病后6～12 h,心电图ST段抬高明显且仍有严重胸痛者;⑤年龄≤70岁,70岁以上者,应慎重。

2)禁忌证:①2周内有活动性出血、手术、活体组织检查、创伤性心肺复苏、不能实施压迫的血管穿刺及外伤史;②高血压治疗后血压仍高于160/100 mmHg者;③疑有主动脉夹层剥离者;④对扩容和升压药无反应的休克病人;⑤有脑出血或蛛网膜下腔出血史,半年内有缺血性脑卒中史;⑥有出血性视网膜病史;⑦各种血液病、出血性疾病,或有出血倾向者;⑧严重的肝肾功能障碍或恶性肿瘤病人。

3)溶栓药物:常用尿激酶(UK)、链激酶(SK)或重组链激酶(rSK)、重组组织型纤溶酶原激活剂(rt-PA)。

(3)经皮腔内冠状动脉成形术(percutaneous transluminal coronary angioplasty,PTCA)

此法不经手术即可达到通畅血管阻塞的目的,是非侵袭性的操作。能有效恢复心肌再灌注,保护心功能,解除心源性休克状态,极大地降低死亡率。

(4)急诊冠状动脉旁路移植术(coronary artery bypass graft,CABG)

适应证:①PTCA失败并伴持续胸痛或血流动力学不稳定者;②心源性休克伴冠状动脉解剖学不适合行PTCA者;③急性心肌梗死后出现乳头肌断裂、室间隔穿孔等并发症,导致严重肺淤血或低血压者;④持续性或反复出现心肌缺血的心电图表现,并且为顽固性耐药,不适合PTCA者。应争取6～8 h内施行此手术,以改善局部心肌缺血。

3.增加心肌能量供给,缩小梗死面积

(1)极化液疗法

极化液(GIK)为氯化钾 1.5 g、胰岛素 10 U 加入 10%葡萄糖 500 ml 中,静脉滴注,如每日 1~2 次,7~14 d 为一个疗程。其可促进心肌摄取和代谢葡萄糖,使钾离子进入细胞内,恢复细胞膜的极化状态,以利心脏的正常收缩。但注射极化液也有并发症,如血糖过高、高血钾、肺浸润、静脉炎和低血糖等,应注意监测。

(2)抗凝疗法

目前较少单独使用,多在溶栓治疗后使用。在梗死范围较大、复杂性梗死或有梗死先兆者可考虑应用。有出血、出血倾向或既往有出血史、严重的肝肾功能不全、活动性消化道溃疡、血压过高、新近手术而创口未愈者禁用。先用肝素或低分子量肝素,维持凝血时间在正常的 2 倍左右,继而口服氯吡格雷或阿司匹林。

4.其他并发症的治疗

(1)消除心律失常

急性心肌梗死可发生任何一种或多种心律失常,是早期最常见的死亡原因。注意避免使用心肌抑制作用较强的药物,如奎尼丁、双异丙吡胺、普罗帕酮等。药物治疗无效,且有血流动力学改变者,可行电复律。室颤、室扑者应立即给予电除颤,并按心脏骤停处理。缓慢性心律失常,可给阿托品、异丙肾上腺素,必要时给激素及人工心脏起搏治疗。

(2)治疗心力衰竭

主要针对急性左心衰竭,以盐酸吗啡(或盐酸哌替啶)和利尿剂为主,亦可选用血管扩张剂减轻左心室前负荷,或用多巴酚丁胺静脉滴注,亦可用短效血管紧张素转换酶抑制剂从小剂量开始治疗。注意急性心肌梗死发病 24 h 内不用洋地黄制剂,因其增加心肌耗氧量,以致心肌梗死范围扩大。右心室梗死者慎用利尿剂。

(3)控制休克

根据休克的不同类型分别处理。一般应补充血容量,给予升压药和血管扩张剂,纠正酸中毒,尽量使血压维持在正常范围内,避免脑缺血,保护肾功能。

(4)并发症的处理

并发栓塞时,可行溶栓和(或)抗凝治疗。心室壁瘤如影响心功能或引起严重心律失常,宜手术切除或同时行 CABG 手术。心脏破裂和乳头肌功能严重失调者可考虑手术治疗,但手术死亡率高。心肌梗死后综合征可用糖皮质激素或阿司匹林、吲哚美辛等治疗。

此外,对急性心肌梗死病人还应注意维持酸碱平衡、纠正水电解质紊乱,伴糖尿病者应将血糖控制在接近正常水平,高脂血症者应予降脂治疗,对老年病人应注意保护肾功能等。

三、护理要点

(一)紧急处理

1)立即平卧休息,经鼻导管或面罩给氧,2~5 L/min。

2)镇静止痛,哌盐酸替啶 50~100 mg 肌内注射或盐酸吗啡 5~10 mg 皮下注射,地西泮 10 mg 肌内注射。

3)硝酸甘油 0.5 mg 含化,可反复使用,或 10~20 mg 加入 250 ml 液体中静脉滴注。

4)利多卡因 500 mg 加入 500 ml 液体中静脉滴注,1~4 mg/min,或 50~100 mg 静脉注射,预防和消除心律失常。

5)心电监护,注意心律失常的出现,并及时处理。

6)有条件者立即行静脉溶栓治疗。

（二）严密观察病情

1.并发症的观察

生命体征监测非常重要,血压降低、脉搏增快提示可能发生休克;脉律改变,可能发生心律不齐;呼吸频率太慢,可能为吗啡中毒。如发现以下征象,应及时通知医生处理:①血压>170 mmHg 或<100 mmHg;②脉搏>110 次/分或<60 次/分;③出现心律不齐;④呼吸>24 次/分或<12 次/分;⑤体温>38.5℃;⑥心电图出现频发室性期前收缩。

2.溶栓治疗的监测

1)血压:溶栓期间每 15 min 测一次血压,以后每 30~60 min 测一次。

2)心电图:开始治疗后每 4 h 做 12 导联心电图一次,如有胸痛发作,随时加做,同时了解再灌注心律失常和 ST 段的改变。

3)出血并发症和神经系统体征:密切观察出血倾向,凝血时间延长 3 min 为异常,延长 5~15 min 即有出血可能。纤维蛋白原正常值为 2~4 g/L,当其浓度<1 g/L 时有出血危险。尽量避免不必要的动、静脉穿刺。

4)血清肌酸激酶(CK)及同工酶:开始治疗后第 1 天每 4 h 查一次。

5)药物不良反应:用链激酶时,应注意寒战、发热等变态反应。

6)判断溶栓疗效:可通过以下征象判断血管是否再通,即心电图上抬高的 ST 段于 2 h 内回降>50%、胸痛 2 h 内基本消失、2 h 内出现再灌注心律失常、血清 CK-MB 峰值提前出现。根据冠状动脉造影也可直接判断。

（三）减轻疼痛

1.使用药物

急性心肌梗死病人的主要症状是胸痛,因此护理的首要目标是止痛。根据医嘱及时使用止痛剂。

1)常用哌盐酸替啶 50~100 mg 肌内注射或盐酸吗啡 5~10 mg 皮下注射,必要时可重复给药。

2)疼痛较轻者可用可待因或罂粟碱 0.03~0.06 g 肌内注射或口服。

3)或再试用硝酸甘油 0.3 mg 或硝酸异山梨酯 5~10 mg 舌下含用或静脉滴注,要注意心率增快和血压降低。心肌再灌注疗法可极有效地解除疼痛。给予氧气吸入,使 PaO_2 升高,氧气更容易扩散到缺血的心肌层,同时有助于止痛。

2.使用吗啡的注意事项

1)防止呼吸抑制和血压降低。给药前、后应监测呼吸、脉搏和血压,若呼吸次数少于 12 次/分或血压太低,不应再给药。

2)防止迷走神经兴奋导致心动过缓或加重房室传导阻滞,在给药前可先注射阿托品 0.4 mg。

3)给药后应拉上床栏,预防病人跌落。

4)鼓励病人深呼吸,防止发生肺不张。

（四）休息和活动

急性期 12 h 内病人应绝对卧床休息,若无并发症,24 h 内可鼓励病人在床上行肢体活动;若无低血压,第 3 天就可在病房内走动;第 4~5 天,逐步增加活动直至每天 3 次步行 100~

150 m。保持病房安静,减少探视,防止不良刺激。

1. 注意事项

指导病人活动时的注意事项如下:

1)第1次活动时,应测量脉搏,询问有无不适。

2)避免闭气用力及做肌肉等长收缩,以减少心脏负荷。

3)必须包括5～10 min的暖身运动及整理活动。

4)运动最佳时间是饭后2 h,运动前避免食用刺激性食物。

5)感冒未愈或身心疲劳时不宜运动。

2. 监测

注意监测病人的活动量是否适当,若出现下列情况,应减少或停止活动。

1)胸痛或心绞痛。

2)气喘或呼吸困难。

3)头晕、恶心或呕吐、面色苍白、发绀或末梢循环不良。

4)身心疲劳或肌肉酸痛。

5)心率或血压的变化,如休息时心率＞100 次/分;发病后3周内活动时心率的变化＞20次/分或血压的变化＞20 mmHg;发病后6周内活动时心率的变化＞30 次/分或血压的变化＞30 mmHg。

（五）心理支持

急性期病人表现为虚弱、疲倦、依赖、焦虑、恐惧等心理,可向病人解释病情和治疗活动,与病人建立良好的护患关系,给予心理支持。使用镇静剂,可减少病人不安的情绪,并促进足够的睡眠。向病人介绍进入ICU后病情的任何变化,在医护人员的严密监护下都能得到及时的治疗,最终会转危为安,以缓解病人的恐惧心理。

（六）饮食护理

发病第1天进流食,以后改为半流质饮食。宜食清淡、易消化食物,少食多餐,可减少心脏的需氧量。限制盐的摄入,2 g/d,可减少水分潴留,从而减轻心脏负荷。禁止摄入过冷或过热的饮料,因其可刺激迷走神经,加重心律不齐。禁烟、酒,有高脂血症、糖尿病者需食低脂、低胆固醇、低糖饮食。

（七）排便护理

由于卧床休息,进食流质饮食,病人常发生便秘,而且病人常不习惯在床上使用便盆,因此需每天协助病人安全排便,可给予缓泻剂,避免排便时用力,使心率加快、心脏负荷加重。

（八）PTCA术后护理

1)卧床休息6 h,穿刺的腿部保持伸直,穿刺部位用砂袋压迫。

2)术后前4 h,每30 min观察一次生命体征,然后改为每天测4次。

3)每天记录心电图。

4)术后立即抽血查肌酸磷酸激酶(CPK)浓度,然后每8 h监测一次,共2次。

（九）健康教育

急性心肌梗死容易复发,应教育病人预防复发的措施:

1)饮食调节:①摄取低脂肪、低胆固醇、低热量、高纤维素食物;②要求饱和脂肪占总热量的7％以下,胆固醇＜200 mg/d。

2)保持理想体重。

3)戒烟。

4)保持大便通畅,预防便秘。

5)保持情绪稳定。

6)适度且规律的运动。

7)严寒、酷热天气避免外出旅游。

8)规律的性生活。

9)规律药物治疗。

10)若胸痛不缓解,及时就医。

(毕清泉)

第四节 高血压急症

一、概述

高血压急症(hypertensive emergency)是指血压明显升高伴靶器官损害(如高血压脑病、心肌梗死、不稳定心绞痛、肺水肿、心衰、脑卒中、致命性动脉出血、主动脉夹层),需住院和静脉药物治疗。除考虑血压升高的水平和速度外,靶器官受累的程度也很重要,当合并有急性肺水肿、心肌梗死、主动脉夹层动脉瘤及急性脑血管病变时,即使血压仅中度升高,也视为高血压急症。

(一)根据临床表现分类

1.高血压危象

在高血压病程中,全身小动脉发生暂时性强烈痉挛,周围血管阻力明显增加,血压急剧升高,出现一系列急诊临床症状,称为高血压危象(hypertensive crisis)。

2.高血压脑病

高血压病人在血压急剧升高的情况下,脑部小动脉先出现持续性痉挛,继而被动性或强制性扩张,出现急性脑循环障碍,导致脑水肿和颅内压升高及一系列临床表现,称为高血压脑病(hypertensive encephalopathy)。

3.急进型恶性高血压

急进型恶性高血压(acceleratd malignant hypertension)是由各种原因引起血压持续显著地升高(舒张压常超过 130 mmHg),病情迅速发展,出现严重的视网膜病变(K-W 眼底分级Ⅲ级以上)和肾功能障碍,如不及时恰当治疗,易导致尿毒症、急性左心衰竭,甚至死亡,预后不良。眼底改变为视网膜出血、渗出,为急进型高血压;若出现视神经乳头水肿,即为恶性高血压。本病为一种特殊类型的高血压,其典型的病理变化为小动脉纤维坏死和(或)增殖性硬化,以肾脏的改变最为明显。各型高血压均可发展为急进型恶性高血压,其中以肾脏疾病引起者最多见。

(二)根据紧迫程度分类

1.高血压急症

高血压急症是指高血压伴有急性进行性靶器官病变,常需在 1 h 内将血压降到安全水平,以阻止或减少靶器官损害,且需要静脉内用药。

2.高血压次(亚)急症

高血压次(亚)急症(hypertensive urgencies)也称为高血压紧迫状态,是指血压剧烈增高而尚无急性靶器官损害,允许在几小时内将血压降低,不一定需要静脉内用药,可口服用药。

1)需在1 h内将血压降至适当水平的高血压急症:高血压脑病;高血压并急性左心衰竭、不稳定型心绞痛和急性心肌梗死;高血压合并脑卒中;急性主动脉夹层分离;高血压合并肾功能不全;先兆子痫;嗜铬细胞瘤危象。这类病人常伴有急性靶器官损害。

2)需在24 h内将血压降至适当水平的高血压急症:急进型恶性高血压;妊娠高血压;围术期高血压等。

二、护理评估

90%以上的病人有高血压病史,通常由控制不佳的慢性高血压发展而来,少数出现在各种疾病的过程中。

(一)了解血压

主要了解病人以往血压情况及血压控制情况。

(二)查找有无诱因

如过度劳累、紧张和情绪激动、寒冷刺激、更年期内分泌改变等。

(三)高血压急症的临床特征

1.高血压危象

发病突然,历时短暂,但易复发。收缩压升高程度比舒张压显著(收缩压超过200 mm-Hg),心率明显增快(心率>110次/分)。

(1)自主神经功能失调的征象

如烦躁不安、口干、多汗、心悸、手足震颤、尿频及面色苍白等。

(2)靶器官急性损害的表现

1)冠状动脉痉挛时可出现心绞痛、心律失常或心力衰竭。

2)脑部小动脉痉挛时出现短暂性脑局部缺血征象,表现为一过性感觉障碍,如感觉过敏、半身发麻、瘫痪失语,严重时可出现短暂的精神障碍,但一般无明显的意识障碍。

3)肾小动脉强烈痉挛时可出现急性肾功能不全。

4)其他:当供应前庭和耳蜗内的小动脉痉挛时,可产生类似内耳眩晕的症状;视网膜小动脉痉挛时,可出现视力障碍;肠系膜动脉痉挛时,可出现阵发性腹部绞痛。

2.高血压脑病

舒张压升高为主,常超过120 mmHg,甚至达140~180 mmHg。出现脑水肿、颅内压增高和局限性脑实质性损害的征象。首发症状为弥漫性剧烈头痛,一般在12~48 h内逐渐加重,继而出现神经症状,多数表现为烦躁不安,如有昏迷,其程度不深。客观检查:视神经乳头水肿、渗出、出血,脑积液检查显示压力明显升高。约10%并发心、肾功能危象。经积极降压治疗,临床症状、体征消失后一般不遗留任何脑部损害后遗症。

3.急进型恶性高血压

多见于肾血管性高血压及大量吸烟病人,且年轻男性居多。收缩压、舒张压均持续升高,少有波动,舒张压常持续>130 mmHg。症状多而明显,进行性加重。并发症多而严重,常于1~2年内发生心、脑、肾损害和视网膜病变,出现脑卒中、心力衰竭、尿毒症和视力障碍。

（四）病情判断

1. 高血压危象

（1）以收缩压升高为主，可超过 200 mmHg，甚至可高达 250 mmHg。

（2）出现头痛、烦躁、心悸、多汗、手足发抖、恶心、面色苍白或潮红、视物模糊、黑蒙、短暂失明、一过性偏瘫、失语、感觉障碍等。

（3）生化检测显示血中游离肾上腺素和（或）去甲肾上腺素增高，血糖升高。

2. 高血压脑病

（1）血压以舒张压升高为主，舒张压>120 mmHg。

（2）出现脑水肿、颅内压增高的表现，临床表现有严重头痛、频繁呕吐和神志改变，轻者仅有烦躁、意识模糊等症状，严重者可发生抽搐、癫痫样发作、昏迷、暂时性偏瘫、失语等。

（3）脑脊液压力增高，蛋白含量增高，头部 CT 显示脑水肿改变。

3. 恶性高血压

（1）起病较缓慢，病情进展急，舒张压持续显著增高，舒张压>130 mmHg。

（2）常见严重心脑肾损害、眼底出血渗出和视神经乳头水肿。

（3）持续性蛋白尿、血尿、低血钾、血肾素活性增加。

三、护理措施

（一）体位

高血压危象发作病人应立即进入抢救室（或收入 ICU），绝对卧床休息，抬高床头，避免过多搬动，室内保持安静，光线暗淡。

（二）呼吸

保持呼吸道通畅，病情需要时吸氧，密切注意神志改变。

（三）生命体征的监测与合理降压

1. 监测

定时测量血压、心率和呼吸，必要时进行动脉内测压。注意降压治疗过程降压的速度和病人的反应，若血压下降太快，可以引起心肌或脑供血不足，因此降压速度必须个体化。对于容易出现低血压的高危病人，如老年人、严重自主神经失调者。后者包括自主神经功能不全，或脑血管、颈动脉混合性硬化病人。另外，血压缓慢升高的病人经常不能忍受血压快速降低，对于这些病人血压降低幅度应小于血压急剧升高的病人。

2. 降压

降压目标是静脉输注降压药，24 h 内使平均动脉血压迅速下降但不超过 25%，在以后48 h 内血压不低于 160/100 mmHg。血压过度降低可引起肾、脑或冠状脉缺血。如果这样的血压水平可耐受和临床情况稳定，逐步降低血压达到正常水平。下列情况应除外：急性缺血性卒中，没有明确临床试验证据要求立即抗高血压治疗；主动脉夹层，应将收缩压迅速降至100 mmHg 左右（如能耐受）。

（四）药物治疗

立即开放静脉通道，根据医嘱使用药物，并了解治疗原则、常用药物的的特点和常用剂量，观察药物不良反应

1. 治疗原则

（1）迅速降压

使用硝普钠,以 20～200 μg/min 速度静脉滴注,逐渐加量,根据血压调整。还可以用硝酸甘油、酚妥拉明(由嗜铬细胞瘤所致者首选)、佩尔地平。降压要求:收缩压降至 160～170 mmHg,舒张压降至 100～110 mmHg 或稍低即可。

(2)控制抽搐。

(3)降低颅内压。

(4)治疗心、脑、肾并发症。

2.常用药物的特点、常用剂量和注意事项

(1)硝普钠(nitroprusside sodium)

1)特点:硝普钠对动、静脉有直接扩张作用,其特点是起效快、作用强、持续时间短。由于扩张血管作用明显,能降低前后负荷和改善左心功能。适用于高血压脑病、主动脉夹层动脉瘤和恶性高血压,高血压危象合并左心衰竭尤为适宜。避光使用。

2)用法、用量:将本药 25～50 mg 溶于 5%～10%葡萄糖溶液 250～500 ml 内静脉滴注,20～30 μg/min。静脉滴注时密切监测血压,防止血压下降幅度过大,血压一般控制在 150～160/90～100 mmHg 为宜。在无条件监测硝普钠的代谢产物硫酸氰盐的血浓度时,应用硝普钠不宜超过 1 周,一般在血压稳定后应改口服降压药。

3)不良反应:硫酸氰盐可引起神经系统中毒反应。

(2)硝酸甘油(nitroglycerin)

1)特点:本药静脉滴注发挥作用快,停止静脉滴注作用亦消失,小剂量时以降低心脏前负荷为主,当剂量增大同时降低后负荷。该药有扩张冠状动脉作用,故对高血压合并冠心病、心绞痛或心功能不全时尤为适宜。

2)用法、用量:一般剂量为 5～10 mg 加入 5%～10%葡萄糖溶液 250～500 ml 中以 20～50 μg/min 的速度静脉滴注。其血流动力学监测较硝普钠简单。

3)不良反应:少,主要为部分病人感头部胀痛。

(3)乌拉地尔(urapidil,压宁定)

1)特点:该药具有外周和中枢双重的作用机制,在外周的舒张血管作用主要为阻断突触后 α₁ 受体,使外周阻力显著下降,扩张血管。同时也有中等的 α₂ 受体阻断作用,阻断儿茶酚胺收缩血管的作用。中枢作用主要通过激活 5-羟色胺 1A 受体,降低延髓内血管中枢的交感反馈调节而起降压作用,起效迅速,使用方便,适用于嗜铬细胞瘤危象、高血压脑病以及高血压性急性左心衰竭。

2)用法、用量:乌拉地尔 25 mg～50 mg 加入 10%葡萄糖溶液 250～500 ml 中静脉滴注,每小时滴注 150 mg,维持降压作用。亦可用 25 mg 加入 10%葡萄糖溶液 20～40 ml 中缓慢静脉推注。待病情稳定后改口服胶囊维持。

3)不良反应:少,但应监测血压,避免血压过度降低。

(4)酚妥拉明(phentolamine)

1)特点:本药为 α 受体阻滞剂,最适用于循环儿茶酚胺增高的高血压危象者,特别是嗜铬细胞瘤病人。

2)用法、用量:5～10 mg 加入 10%葡萄糖溶液 20 ml 内缓慢静脉注射,1～2 min 即产生降压效果。待血压下降后,改用 10～20 mg 酚妥拉明加入 10%葡萄糖溶液 250 ml 内以 20～30 滴/分速度滴注,维持降压效果。

3)不良反应:由于本药引起心动过速,故有冠心病者慎用。

(5)硝苯吡啶(nifedipine)和尼群地平(nitrendipine)

1)特点:两药为钙离子拮抗剂中强效的血管扩张剂,降压效果明显。

2)用法、用量:舌下含服 10 mg,5 min 后产生降压效果,以后每次 10 mg,每日 3 次维持。

3)不良反应:轻度头痛,尼群地平偶可引起心动过速等。

(6)硫酸镁(magnesium sulfat)

适用于重症妊娠高血压治疗。20%硫酸镁 10～20 ml 溶于 10%葡萄糖溶液中缓慢静脉注射。

(7)镇静剂

镇静剂对高血压急症病人可能起到稳定情绪,使降压药物发挥更好的疗效。常用地西泮(diazepam,安定)10 mg 静脉注射或苯巴比妥 100 mg 肌内注射,也可用 10%水合氯醛(chloral hydrate)15～20 ml 加水 50 ml 稀释后保留灌肠,对有抽搐的病人效果较好。

(8)脱水剂

高血压急症有脑水肿者,用甘露醇(mannital)120～250 ml 静脉注射,6～8 h 一次,有心、肾功能不全者应慎用。高血压伴急性左心衰竭时,强心剂及利尿剂的应用详见有关章节。

(项 茹)

第五节 急性呼吸衰竭

一、概述

正常的呼吸功能保证机体摄入足够的氧,排出二氧化碳以保持机体血液气体分压在正常范围内。如果肺泡内气体和肺毛细血管内血液之间的氧与二氧化碳的交换发生障碍,表现为严重的低氧血症或伴有高碳酸血症时,即被称为呼吸衰竭(respiratory failure)。呼吸衰竭是因某些疾病所致呼吸功能异常而引起的一种病理生理学异常改变的过程,临床血液气体分析是诊断的基础。其临床分型主要是:

(一)根据血液气体分析的呼吸衰竭分型

1. Ⅰ型

仅有动脉血氧分压(PaO_2)下降,$PaO_2 < 6.7$ kPa(50 mmHg),即低氧血症型呼吸衰竭。吸氧状况下的低氧血症也是呼吸衰竭。

2. Ⅱ型

$PaO_2 < 6.7$ kPa(50 mmHg),同时伴有动脉二氧化碳分压($PaCO_2$)增高,$PaCO_2 > 7.3$ kPa(55 mmHg),即高碳酸血症型呼吸衰竭。但这一标准在代谢性酸中毒中有例外。代谢性酸中毒病人通常是 $PaCO_2$ 降低以代偿低的 pH 值。在代谢性酸中毒的时候,如果发生 $PaCO_2$ 不正常地增高,尽管低于 55 mmHg,仍被认为是高碳酸血症型呼吸衰竭。

(二)根据发病急缓的呼吸衰竭分型

1. 急性呼吸衰竭

急性呼吸衰竭是指病人原肺功能正常,由于突发意外的打击,如创伤、电击、溺水、中毒等,引起急性呼吸功能异常。病人起病急骤、病情发展迅速,死亡率较高。

2.慢性呼吸衰竭

慢性呼吸衰竭多继发于原有的慢性肺部疾患,如慢性支气管炎、阻塞性肺气肿、尘肺等。起病缓慢,机体有一定的适应代偿能力,只有当发生呼吸道感染或其他意外肺功能损害时,才出现严重的缺氧和二氧化碳潴留,称为慢性呼吸功能衰竭失代偿期。

ICU病室主要收治急性呼吸功能衰竭病人,运用严密的呼吸功能监护手段和机械通气支持技术,对呼吸衰竭进行加强治疗,以降低病死率。

二、护理评估

(一)病因

1.创伤和休克

严重创伤、大手术及各种原因所致休克是现代ICU病人发生呼吸功能衰竭的主要病因。大量胸腔积液、气胸、胸膜粘连增厚导致胸廓运动受限、通气或换气障碍也是原因之一。

2.肺及呼吸道器质性疾病

肺血管栓塞、肺毛细血管瘤、阻塞性血管炎等,使无效腔通气量增加,导致通气/血流比例失调,而产生气体交换障碍。支气管哮喘或炎症、气道异物、肿瘤等增加通气阻力和呼吸肌的负担。

3.中枢及周围神经系统疾病

如脑栓塞、肺出血、严重颅脑外伤等直接或间接抑制呼吸中枢,影响呼吸功能。脊髓灰质炎、多发性神经炎、重症肌无力、抗胆碱酯酶药物中毒等使胸廓运动受限而影响正常通气。

(二)临床表现

低氧血症和高碳酸血症引起的症状和体征是呼吸功能衰竭的主要临床表现,但由于引起呼吸衰竭的病因不同,其表现也各有差异,主要共性表现如下:

1.呼吸困难

呼吸困难往往是临床最早出现的症状,随着呼吸功能减退而加重。主要表现为呼吸频率、节律的改变和辅助呼吸肌群参与动作。

2.发绀

发绀为缺氧的典型表现,与局部血循环情况直接相关。血流淤积、毛细血管与静脉血氧饱和度偏低,容易出现发绀。主要观察部位为口唇、指(趾)端、甲床、鼻尖、耳垂。应注意贫血时血红蛋白低于80 g/L,不易出现发绀。

3.精神神经症状

症状的轻重与缺氧和二氧化碳潴留的程度、机体的适应及代偿能力有关。急性严重缺氧,病人迅速出现烦躁不安、抽搐、昏迷症状。慢性缺氧时病人多有智力及定向力障碍。"肺性脑病"是二氧化碳潴留的典型表现,病人表现为神志淡漠、肌肉震颤、抽搐、嗜睡、昏迷等。二氧化碳潴留时,神经系统检查可出现腱反射减弱或消失、锥体束征阳性等体征。

4.心血管系统症状

缺氧、二氧化碳潴留时,心率增快,心每搏量增加,血压上升,肺血管收缩,产生肺动脉高压。心肌缺氧,轻者可见心电图上ST段和T波的改变,重者可见心律失常、心室颤动甚至停搏。严重或长期缺氧,心肌收缩力减弱,血压下降,最终导致循环衰竭。长期肺动脉高压可诱发右心衰竭,出现颈静脉充盈、肝脏肿大、下肢水肿等。二氧化碳潴留,可有皮肤温暖、红润、潮湿多汗、脉搏洪大有力。脑血管扩张,可使病人感到搏动性头痛。

5．消化和泌尿系统症状

由于缺氧，肝细胞变性坏死，或肝脏淤血、血清丙氨酸氨基转移酶升高。严重缺氧和二氧化碳潴留，可有消化道出血，可能是由于胃肠黏膜充血、水肿、糜烂、渗血所致。肾功能损害表现在血非蛋白氮升高、蛋白尿、尿中出现红细胞或管型。

（三）病情判断

急性呼吸功能衰竭，根据其存在的原发病，如创伤、严重肺部感染、败血症等，以及密切观察其呼吸、循环、中枢神经系统表现，常可及时作出诊断。但对一些早期低氧血症或二氧化碳潴留尚未十分严重的病例，单靠临床表现诊断则有困难。动脉血气分析，能直接反映动脉血氧和二氧化碳的水平，可作为诊断的直接依据。

（四）治疗要点

在 ICU，因呼吸功能衰竭所致病死率为其他疾病的首位。治疗的主要目的是迅速纠正缺氧和二氧化碳潴留，并积极治疗原发病和诱因。

1．氧疗

在确保呼吸道通畅的情况下，应用各种吸氧方式确保氧疗效果。严重缺氧可使组织产生难以修复的损伤，因此要尽快纠正。

（1）保持呼吸道通畅

通畅的呼吸道是一切氧疗应用的基础。

（2）恢复有效肺泡通气与换气

纠正低氧血症是治疗急性呼吸衰竭的主要目的，一旦气道通畅，应立即给予通气氧疗。短时间的人工通气可采用各种简易面罩装置或麻醉回路，有可能应尽早应用机械通气。

（3）改善气体的输送条件

积极治疗低血红蛋白血症，纠正低血容量、低心排血量，保障良好的组织灌注。

（4）减少机体耗氧量

选择适当的抗生素并大量使用，以控制呼吸道或其他部位的感染。对高热病人积极降温，可应用降温机使体温控制在 37℃ 以下。避免强烈的呼吸动作，从各种途径减少氧耗。

2．纠正水电解质、酸碱平衡失调

治疗呼吸衰竭时，控制液体量，保持适当的液体平衡十分重要。

3．病因治疗

积极处理各种诱因及病因，治疗原发病，尽可能解除致病因素。

三、护理措施

（一）观察病情变化

观察的病情包括：

1）呼吸频率、节律、深浅度，有无病理样呼吸。

2）体温、脉搏、血压。

3）神志。

4）皮肤与黏膜颜色，有无发绀、水肿。

（二）对症护理

1．建立通畅气道，改善通气功能

对于不同原因所造成的气道阻塞解决方法也不同。舌根后坠者，一般只需要采用仰头抬颏的手法或放置口咽通气道就可解决。但对危重、昏迷病人应做气管插管或气管切开置管。舌后坠、牙关紧闭无法托下颌者,可用镇静或肌松剂后行插管术。因喉头水肿阻塞气管难以行插管术者,可行环甲膜切开术后置管,以缓解呼吸困难。对于因分泌物排出困难而阻塞呼吸道者,可经鼻或口插管,以刺激咳嗽、吸痰、吸氧、给药、湿化等。

1)湿化痰液,适当补液,清除气道分泌物。对咳嗽无力者定时翻身拍背,对痰液黏稠者给予雾化吸入,对无力咳嗽或昏迷者用吸痰管吸痰。

2)应用支气管扩张药物:常用的有茶碱类、β_2受体兴奋剂类和肾上腺皮质激素类,减小呼吸道阻力。

3)应用呼吸兴奋剂,可供选择的有尼可刹米(可拉明)、洛贝林、二甲弗林(回苏灵)、多沙普仑等,使用时注意病人病情变化。

4)必要时建立人工气道,可以选择插入口咽导管建立口咽气道、气管插管或气管切开。

2.氧疗

氧疗要根据低氧原因及缺氧程度,严格掌握适应证,发挥其积极作用,防止不良反应发生。

1)Ⅰ型呼吸衰竭

原则是按需给氧,氧浓度低于50%。

2)Ⅱ型呼吸衰竭

应采用控制性氧疗,持续性低流量吸氧,一般为1～3 L/min,浓度为25%～33%。

3)给氧方法

根据需要选择鼻导管、面罩、氧帐或呼吸器给氧。

3.控制感染、纠正酸碱和电解质失衡

根据血、痰、分泌物细菌培养结果以及血气、生化检查情况选择药物进行治疗。注意科学合理地使用抗生素,严格各项操作,减少院内感染的发生。

病人出现的高二氧化碳或碳酸血症,一般经细心地调节机械呼吸器,并有血气分析追踪检查,多可使其恢复正常。设法增加无效腔量60～120 ml,可防止二氧化碳过量排出。酸中毒或碱中毒时常常伴血钾失衡,对此应采取治疗方法给予积极纠正。体内液体过量可因肺充血或肺内水潴留而使肺功能余气量及肺顺应性明显下降,使弥散功能受到严重损伤。对有胸腔积液或积气的病人应避免减压过快,以免诱发肺水肿。

(三)呼吸机使用的护理

呼吸机的主要功能是维持有效的通气量,在使用中护士应严密监视机器的工作状况,各部件衔接情况,监听运转声音,并根据病人的病情变化,及时判断和排除故障。要密切注意病人的自主呼吸频率、节律与通气机是否同步;机械通气后通气量是否恰当;潮气量应视病人的病情、年龄、体重而定。还要观察实际吸入气量,有效潮气量等于潮气量减去无效腔量(面罩250 ml,鼻罩130 ml);同时观察漏气量、吸气压力水平、压力上升时间等指标。如病人安静,表明自主呼吸与机械同步;如出现烦躁则自主呼吸与机器不同步,或是由于通气不足或痰堵,应及时清除痰液或调整通气量。总之,护士除了必需具备扎实的基础护理技术和丰富的临床经验外,还需要熟练掌握各型通气机的治疗参数及调节,变被动护理为主动全程护理。

(四)药物护理

1.输液管理

1)准确记录出入液体量。ARDS时肺间质与肺泡水肿,液体入量应适当控制,前3 d入量宜少于出量,保持 500~1 000 ml/d 的体液负平衡。在血流动力学状态稳定的情况下,可适当使用利尿剂。

2)准确记录每小时的出入液体量,以防止液体的大进大出,加重肺水肿。

3)早期输液以晶体为主。在毛细血管内皮损伤逐渐恢复后,可适当使用胶体液,以提高血浆胶体渗透压,提高间质及肺泡内液体回吸收。

2. 糖皮质激素应用的观察

早期大量应用地塞米松可保护肺毛细血管内皮细胞,减少毛细血管渗出,减轻炎症反应,缓解支气管痉挛。但严重创伤后病人易并发消化道大出血,而使用糖皮质激素后更易导致上消化道大出血,除常规使用 H_2 受体阻滞剂或质子泵抑制剂等预防上消化道大出血外,应严密观察胃液、大便的颜色、性状、量,并做常规检查。

3. 应用血管活性药物的观察

ARDS 时适当使用血管扩张剂,可减轻心脏前、后负荷,同时也可扩张肺血管,解除肺小血管痉挛,改善肺循环。在应用血管扩张剂时,应注意:①严密监测血流动力学状态的变化,为及时调整其用量提供准确的依据;②最好由输液泵经中心静脉通道输注血管扩张剂,以防止药物对小血管的刺激。

(谢伦芳)

第六节 大 咯 血

一、概述

声门以下呼吸道或肺组织出血,经口排出者称为咯血(hemoptysis)。咯血是呼吸系统的常见症状,是危及生命的常见急症之一。临床上常根据病人咯血量的多少将其分为少量咯血、中等量咯血和大咯血,其中大咯血所占比例为 5%,但病死率却高达 7%~32%。大咯血是指一次咯血量>100 ml,或 24 h 内咯血量>600 ml 者。急性致死性大咯血是指急剧从口鼻喷射出大量鲜血达 2 000 ml 以上。临床上可表现为咳嗽、心悸、头晕、烦躁、面色苍白、呼吸困难甚至窒息、失血性休克。

二、护理评估

(一)病史

根据病史可初步判断大咯血的可能病因。

大咯血的常见病因有四大类:①气管、支气管疾患;②肺部疾患;③心血管疾患;④全身性疾患。

在上述常见病中,引起大咯血的常见疾病依次为:①支气管扩张(约占 30%);②肺癌(约占 20%);③肺结核(占 15%~36%)。除此之外,左房室瓣狭窄、肺水肿(左心衰竭、ARDS)、肺梗死、血液病(如血小板减少性紫癜、白血病、血友病等)、自身免疫性疾病合并肺损伤(如贝赫切特综合征等)、急性传染病(如流行性出血热等)、遗传性毛细血管扩张症等均可引起不同程度的咯血。了解病人年龄、居地、结核病接触史、心肺病史、血液病史,注意咯血的诱因、出血量、过去咯血史、全身情况、烟酒不良嗜好,对分析判断大咯血的可能原因都是非常重要的。

（二）体格检查

经过体检可以初步判断咯血病因及出血部位。

1）有贫血貌，皮肤、黏膜广泛散在出血点，伴淋巴结肿大、胸骨叩痛、骨盆挤压痛等应考虑血液病的可能。

2）心脏听诊闻及心尖部舒张期隆隆样杂音伴随呼吸困难者，应考虑风湿性心脏病左房室瓣狭窄并充血性心力衰竭。

3）若咯血后出现一侧肺部呼吸音减弱、粗糙或出现湿性啰音、管状呼吸音，而对侧呼吸音良好，常提示阳性体征一侧为出血部位。

（三）临床表现

除有原发病的临床表现外，尚有大咯血引起的临床症状和体征。

1. 先兆症状

大咯血发生前数分钟至 24 h，许多病人可先有出血侧胸内"发烫感"、喉痒、胸部或喉部鸣咕之声、心悸、头晕等。

2. 呼吸困难

大咯血可并发急性大叶或全肺不张，引起不同程度的呼吸困难，原有肺功能差者和发生速度快者，呼吸困难较重。一旦血块阻塞气管，则引起窒息。

3. 发热

咯出血液的吸收热多为短期低度发热，咯血造成原发病恶化或合并感染可引起持续中度以上发热。

4. 贫血

短期大量咯血，可引起不同程度的失血性贫血。

5. 休克

急性大咯血时，病人恐惧、紧张、窒息时缺氧等均可促使休克发生，但此时的休克常被危及生命的窒息所掩盖，在诊治过程中应注意观察。

6. 窒息

可有以下几种临床表现：

1）病人在咯血时突感胸闷难受，出现烦躁不安、端坐呼吸、气促、发绀，血液咳出不畅，或见暗红血块。

2）突然呼吸困难伴明显痰鸣音（"咕噜音"），神情呆滞，血液咯出不畅，或在大咯血过程中咯血突然停止，口唇、指甲发绀。

3）咯血突然中止，呼吸增速，吸气时锁骨上窝、肋间隙和上腹部凹陷，或仅从鼻腔、口腔流出少量暗红血液，旋即张口瞪目，面色灰白转绛紫，胸壁塌陷，呼吸音减弱或消失。

（四）辅助检查

1. 一般检查

一般检查如血常规、血小板计数、出血时间、凝血时间、凝血酶原时间、血纤维蛋白原测定、痰细菌培养、痰找抗酸杆菌、痰找癌细胞等，可以根据病情相应选择检查。

2. 影像学检查

常规胸部 X 线正侧位片，了解有无原发病灶。必要时进行体层摄影、支气管造影、CT 扫描、肺部核磁共振扫描，可进一步发现隐蔽的微小病灶。

3. 纤维支气管镜检查

CT 扫描对病变发现有重要价值,但对病变定性有困难,对支气管内微小病灶不易发现,而纤维支气管镜可通过直视、刷检、活检明确病变性质,确定病灶及出血部位。

咯血病人纤维支气管镜检查的时机:一般少量出血可随时进行,不必等出血停止;中等量及大量咯血宜在咯血量减少或停止后 1 周内进行,时间太长不利于确定出血部位,若用纤维支气管镜紧急止血则属例外。咯血者纤维支气管镜检查还应注意:①麻醉充分,以减少或避免咳嗽;②备好供氧、止血剂和其他抢救物品;③操作熟练轻巧,避免损伤支气管壁而引起或加重出血,不利于寻找病灶和原发出血部位。

4. 其他检查

心电图、超声心动图、心脏彩超检查,有助于诊断心血管疾病引起咯血的病因。痰找抗酸杆菌,应用聚合酶链反应(PCR)检测支气管肺泡灌洗液结核杆菌 DNA 为肺结核早期诊断的有效方法。酶联免疫吸附试验(ELISA)检测血清中特异性抗体,亦有助于结核病的诊断。

(五)治疗要点

积极止血,妥善处理并发症及原发病治疗。

1. 一般处理

保持呼吸道通畅,预防咯血加重和肺部并发症。

2. 常用治疗药物

垂体后叶素、奥曲肽(善得定)和血管扩张剂以及起辅助作用的止血药物。

3. 超声雾化治疗

(1)凝血酶雾化吸入

常用凝血酶 2 000～4 000 U 加生理盐水 3～5 ml 溶解,置喷射式雾化器用高压氧驱动雾化吸入,根据咯血量每日进行 2～3 次,疗效较好。大咯血者可加用酚妥拉明 20 mg,稀释在葡萄糖液 500 ml 中静脉滴注,可以提高疗效。

(2)巴曲酶(立止血)雾化吸入

巴曲酶是从巴西蝮蛇的毒液中经过分离和提纯的凝血酶素,具有凝血和止血作用。作用机制为直接作用于内外源凝血系统,发挥凝血活酶样作用,且能增加出血部位血小板黏附力和凝聚力,具有促进凝血和止血作用,达到局部止血目的。常用巴曲酶 4～6 KU 加入生理盐水 30 ml 中雾化吸入,每日 2～3 次,疗程为 48 h,有效率为 93.7%。

4. 纤维支气管镜止血治疗

经纤维支气管镜下止血疗效好,但咯血期尤其是大咯血者行纤维支气管镜检查有可能加重咯血和发生危险。近几年的实践表明,此法是一种较安全有效的方法。

5. 支气管动脉栓塞治疗大咯血

本疗法止血有效率为 68%～93.5%,主要用于常规疗法无效的大咯血。

6. 人工气腹

适用于顽固性咯血,经常规治疗无效,尤以咯血病灶在中下肺部者疗效较好,但对肺功能不全、肺纤维硬变者疗效差,不宜采用。

7. 手术治疗

对出血部位明确而无手术禁忌的大咯血病人做急诊外科手术治疗,有时可挽救生命。

8. 处理并发症

咯血的并发症主要有窒息、休克和肺不张。

9. 原发病的治疗

肺结核病人需积极抗结核治疗；支气管扩张、肺部感染、肺出血型钩端螺旋体病者，可选择不同的抗生素。肺出血型钩端螺旋体病，青霉素的用量从小剂量开始，其他的肺部、支气管的感染要选择敏感、强而有效的抗生素治疗。支气管扩张、左房室瓣狭窄者，必要时手术治疗。

三、护理措施

（一）一般护理

1）大咯血期间应绝对卧床休息，取患侧卧位，翻身时注意动作轻柔，不做大幅度运动，以免加重出血。

2）鼓励病人轻轻将血咯出，避免屏气、下咽等动作，及时清除血污，倾倒血液，以免对病人造成恶性刺激。

3）加强口腔护理，每次咯血后用生理盐水或冷开水漱口，也可用 5％碳酸氢钠液漱口，防止真菌生长，减少并发感染。

4）给予氧气持续中流量吸入，3～5 L/min。

5）指导病人排便时避免屏气用力，便秘者可给予缓泻剂。

6）指导病人有效咳嗽以促进排痰，辅助拍背，以防止血痰阻塞细小支气管，避免发生肺不张等并发症。

7）根据调查分析，咯血的高发时间为病人晨起、入睡阶段，这种变化可能与人体的内分泌变化有关，应在晨、晚间加强观察。

8）饮食护理：咯血时暂禁食，咯血停止后给予温凉的流质饮食为宜，每次适宜量为 150～200 ml。避免浓茶、咖啡等刺激性饮料，避免引起肺血管扩张的各种因素如饭菜过热、饮酒。恢复期给予高热量、高维生素、高蛋白质、高铁质饮食，以补充机体消耗，纠正贫血。

（二）药物护理

1. 垂体后叶素

垂体后叶素所含加压素（抗利尿素）为多肽类物质，口服易破坏，必须静脉给药。加压素可使内脏小动脉、毛细血管收缩。由于肺小动脉收缩，减少肺内血流量，降低肺静脉压力，有利于肺血管破裂处血栓形成而止血。非紧急状态用 10 U 加入 5％葡萄糖溶液 500 ml 缓慢静脉滴注。对正在大咯血者，首先用 5～10 U 加入 25％葡萄糖溶液 40 ml，缓慢静脉注射，注射持续时间不短于 15 min；继而用 10 U 加入 5％葡萄糖溶液 500 ml 静脉滴注，作用时间持续 10 h 左右，必要时 6 h 可重复 1 次。日总量 20～30 U。由于它有使内脏血管收缩包括心脏冠状动脉收缩的作用，还可引起子宫、肠管平滑肌收缩，故高血压、冠心病、心力衰竭者及孕妇均忌用。注射过快可引起恶心、腹痛、便意、心慌、面色苍白等不良反应。本药有快速耐受性，连续应用时疗效降低。

2. 奥曲肽

奥曲肽是一种人工合成的八肽生长抑素衍生物。据实验和临床研究显示，生长抑素可使内脏血管收缩，减少内脏血流量，从而降低门静脉压力，用于上消化道出血。因它同样可使肺小动脉收缩，减少肺内血流量，从而降低肺静脉压力，故可用于大咯血。用法：首先用奥曲肽 0.1 mg 直接静脉推注,然后以 0.3～0.4 μg/min 维持,直至出血停止 48～72 h 停药。对老年或原有心血管疾病者,应用常规止血药无效或对垂体后叶素过敏者以选用奥曲肽为宜。本药的缺点是价格昂贵,半衰期短(1～2 h),因此需每 2 h 静脉注射 1 次,也可持续静脉滴注。

3. 血管扩张剂

血管扩张剂通过扩张肺血管,降低肺动脉压及肺楔压,同时体循环血管阻力下降,回心血量减少,肺内血液分流到四肢及内脏循环当中,起到"内放血"的作用,造成肺动脉和支气管动脉压力降低,达到止血目的。还可以保护生物膜、溶酶体膜,减少毛细血管内皮细胞损伤,有利于出血部位的修复。对于禁忌使用垂体后叶素的高血压、冠心病等病人以及一些顽固性咯血病人尤为适用。常用的有酚妥拉明(α受体阻滞剂),一般用量为 10～20 mg 加入 5%葡萄糖溶液中静脉滴注,每日 1 次,连用 5～7 d。国内外均有报道,采用此方法治疗大咯血,有效率在 80%左右。用药期间应注意卧床休息,监测血压变化,防止体位性低血压及血压下降的发生;对血容量不足的病人,应在补足血容量的基础上再用此药。此外,普鲁卡因、阿托品、山莨菪碱(654-2)对大咯血病人亦有较好的止血效果。

4. 一般止血药物

一般止血药物主要通过改善凝血机制,加强毛细血管及血小板功能而起作用。如 6 氨基己酸及氨甲苯酸(止血芳酸,PAMBA)、酚磺乙胺(止血敏)、巴曲酶(立止血)等。此外,尚有减少毛细血管渗漏的卡巴克洛(安络血),参与凝血酶原合成的维生素 K,对抗肝素的鱼精蛋白以及云南白药等,这些药物可作为大咯血的辅助治疗药物。护士在用药过程中应熟悉各种止血药物的作用机制、适应证及禁忌证,观察止血效果及药物不良反应。

5. 镇静剂

为消除紧张情绪,必要时可用小量镇静剂。频繁剧咳可能加重出血,可适当应用镇咳、祛痰药物,禁用哌替啶、咖啡因等。

(三)咯血并发症的护理

1. 咯血窒息的抢救

因咯血而致死者大多数为咯血窒息的结果,其先兆表现为咯血过程中,咯血突然减少或咯血中止,伴呼吸急促、喉鸣、发绀、大汗、极度烦躁、表情恐怖、两手乱抓,如不及时处理,随后呼吸停止,进入昏迷,大小便失禁,继而心跳停止。一旦发现窒息前兆即应迅速抢救。抢救成功的关键是及时发现窒息和迅速通畅气道。

(1)体位引流

情况紧急可迅速将病人下肢提起呈倒立位,或上半身移至床边弯腰,头和上半身下垂,与床边呈 60°,另一人托头向后仰,较轻拍击背部,使气道、口腔积血流出,同时身体向出血侧倾斜以免血液流入健侧肺内。

(2)清除血块

用开口器或铁勺撬开紧闭的牙齿,迅速掏出咽部血块和积血,同时用舌钳拉舌,用吸引器或大注射器吸引清除咽喉积血。

(3)气管插管及纤维支气管镜下吸引:若有气道梗阻应立即行气管内插管,用粗鼻导管吸引清理气道或在纤维支气管镜直视下边吸引边进镜,注意寻找出血部位及出血原因,同时采用局部止血疗法止血。

（4）供氧

抢救过程中应持续大流量给氧，并酌情应用呼吸兴奋剂。

（5）人工通气

对呼吸浅慢或呼吸停止者应予辅助呼吸，包括人工呼吸、呼吸囊和自动呼吸机，以维持有效呼吸。

2.休克

主要是失血性休克，应予输血、扩容，维持酸碱及水电解质平衡。

3.肺不张

主要因血块或积血堵塞某叶、段支气管所致，一般疗法为翻身叩背，鼓励病人咳嗽和体位引流；给予祛痰和支气管解痉剂，亦可超声雾化吸人；适当应用抗菌药物，防止继发感染。如仍无复张，及时行纤维支气管镜检查和吸取血块及其他异物是最有效的方法。

4.吸入性肺炎

祛痰解痉，引流和应用有效的抗生素。

（四）心理护理

咯血病人多伴有恐惧、紧张等不良情绪，护理人员应及时安慰病人，进行放松疗法，分散病人注意力，让病人意识到大咯血时保持镇静是关键，否则会加重出血。耐心讲解咯血的病因及诱因。在做纤维支气管镜及动脉栓塞治疗前详细介绍操作步骤、配合方法及注意事项，使病人安心接受治疗。向其介绍一些治疗咯血成功的实例，说明咯血与疾病的严重程度不成正相关，帮助病人树立战胜疾病的信心。

（五）健康教育

1）通过宣教使病人具备一些防止咯血窒息的相关知识和自护能力，向病人介绍咯血窒息的早期征象；一旦发生窒息，家属可在其背后两手沿着肋弓下缘环抱上腹部，呈冲击式压迫上腹部，使膈肌上升，增加腹内压，同时令病人咳嗽将气管内血凝块咳出。

2）避免过重体力劳动及剧烈运动。

3）提高病人的自我保护意识，特别是在秋冬季节，积极预防上呼吸道感染，及时添加衣被防止着凉，房间定时开窗通风，每日 2 次，保持室内空气新鲜。

4）痰、血及时做焚烧处理，避免发生交叉感染。

5）加强锻炼，以增加机体抗病能力。

6）保持大便通畅，鼓励多食新鲜水果和蔬菜。有便秘者可使用开塞露，忌用力排便而发生再次出血。

7）积极治疗原发病。

（谢伦芳）

第七节　重症支气管哮喘

一、概述

重症支气管哮喘（severe acuteintractable asthma）是指哮喘急性发作经常规治疗无效或呈暴发性发作，发作开始后短时间内进入危急状态者。

二、护理评估

(一)重症哮喘的病因或诱因

1. 药物作用

许多病人长期使用支气管扩张剂,未正规进行抗炎治疗或使用抗炎药物不当,使气道变应性炎症未能有效控制,致哮喘日益加重,如长期用 β 受体兴奋剂,致 β 受体数量减少和(或)功能降低,气道高反应性加重。

2. 感染

特别是呼吸道感染加重,支气管黏膜充血、水肿及分泌物增加造成痰栓,阻塞气道;细菌及其代谢产物刺激气道胆碱能神经纤维引起迷走神经介导的支气管痉挛;病毒感染尤其是鼻病毒和呼吸道合胞病毒感染可使气道反应性增加。

3. 抗原持续存在

生活环境中有螨虫、花粉、刺激性气体持续存在。反复食用能引起哮喘的食物如牛奶、鱼、虾等。

4. 失水

哮喘发作时,病人多张口呼吸、多汗和饮水过少,加上茶碱类药物的利尿作用等引起失水,致呼吸道黏膜干燥,痰液黏稠不易咳出,形成痰栓堵塞小气道。

5. 酸中毒

哮喘重度发作导致通气功能障碍,出现呼吸性酸中毒;缺氧、进食少可合并代谢性酸中毒。酸中毒使平滑肌对支气管扩张剂的敏感性降低。

6. 糖皮质激素使用不当

某些病人由于缺乏用药知识而长期不规则使用激素,不仅不良反应大而且使机体产生依赖性。

7. 精神因素

忧郁、紧张、恐惧等精神因素导致迷走神经张力增加,使哮喘加重。

8. 并发症

如并发气胸、纵隔气肿、肺不张等。

(二)临床表现

病人呈严重的呼气性呼吸困难,呼气延长,端坐呼吸;双肩高耸,身体前倾,大汗淋漓,有意识障碍甚至昏迷;面色苍白,脱水,口唇发绀,四肢湿冷,脉搏细速,呼吸频率常在 30 次/分以上;肺气肿征,双肺满布哮鸣音,有时呼吸音减弱甚至消失;心律不齐,低血压等。

(三)辅助检查

1. 肺功能测定

判断哮喘严重性的最常用指标是第 1 秒用力呼气量(FEV_1)和最大呼气流量(PEFR),当 $FEV_1 < 1L$、$FEV_1\% < 25\%$ 预计值、$PEFR < 60\ L/min$ 时提示病情严重。

2. 动脉血气分析

早期表现为低氧血症,过度通气导致 $PaCO_2$ 降低出现呼吸性碱中毒,pH 值 >7.45。随着病情发展,低氧血症逐渐加重,$PaCO_2$ 在减低的基础上逐渐上升到正常范围;病情进一步发展,气道阻塞加重,呼吸肌疲劳导致通气降低、$PaCO_2$ 升高,出现呼吸性酸中毒。行血气分析时须同时测定血$[K^+]$、血$[Na^+]$、血$[Cl^-]$,以判断有无其他类型酸碱失衡。

3. 胸部 X 线检查

胸部 X 线可见肺纹理紊乱,肺内高度充气,双隔低平、活动度低,肺下界下移。感染时肺内可见相应 X 线表现。X 线检查的目的重要的是可发现有无气胸、纵隔气肿、肺不张、肺感染等并发症存在。

4. 心电图

心电图可表现为窦性心动过速、肺型 P 波、电轴右偏、顺钟向转位、低电压,危重者出现节律异常、ST-T 改变及右束支阻滞。

（四）治疗要点

1. 治疗概述

由于过去对支气管哮喘的病因和病理生理变化缺乏确切的认识,解除支气管平滑肌痉挛的 β 受体激动剂和氨茶碱一直是哮喘治疗的首选药物。多年来临床观察表明,哮喘的发病率和死亡率的增加与支气管扩张剂的销售量成正比。因此许多学者对支气管扩张剂为主的治疗原则提出了质疑。近年来,随细胞免疫学、分子生物学和支气管肺泡灌洗术在哮喘研究中的深入,进一步确定了气道炎症是哮喘发生的主要原因,因此提出了抗炎治疗应成为哮喘缓解期治疗的首要原则,而支气管扩张剂应做为哮喘急性发作期的对症药物。

2. 重症哮喘的治疗原则

1）尽快找出和去除诱发因素,并进行治疗。

2）纠正低氧血症和高碳酸血症。

3）应用支气管扩张剂解除支气管痉挛。

4）抗炎治疗。

5）促进化痰及排痰,保持呼吸道通畅。

6）纠正水电解质紊乱和酸碱失衡。

7）进行机械辅助通气。对于常规治疗无效的重症哮喘病人,机械通气是十分有效的治疗手段,可大大降低哮喘病人死亡率。近年开展的双水平气道内正压通气（BiPAP）面罩通气方式,适用于神志清醒、自主呼吸稳定的病人,可减轻呼吸肌负荷,增加 CO_2 排出,但存在痰液引流不畅、湿化不理想、吸氧浓度不易调节等缺点。

8）对并发症的治疗。

9）症状缓解后,行中西医结合治疗巩固疗效,防止复发。

三、护理措施

（一）病室的安排

1. 保持空气新鲜、流通,无刺激性气味

哮喘病人由于气道炎症导致气道高反应性,对正常人"无明显影响"的各种刺激物均可导致哮喘病人气道阻塞。所以病室内应保持空气新鲜、流通,没有刺激性气味。

2. 尽量减少病室内过敏原的种类和数量

1）病室内物品应简单,不铺地毯、不放花草。

2）避免使用陈旧的被褥。

3）不用羽绒、丝制品。

4）湿式扫除,最好使用吸尘器,以免扫地和整理床铺时尘土飞扬。

5）空气流通、降低湿度,可抑制室内病原微生物的生长。

3. 保持室内温暖、干燥

因哮喘病人对冷空气刺激较敏感,易导致气道收缩、哮喘发作。

4. 必备物品

床边备有β受体激动剂类气雾剂,如特布他林(喘康速)或甲氯那明(喘乐宁);备有配套使用的雾化吸入装置;病室内备有氧气瓶,有条件者最好有高压氧或压缩空气为动力的雾化吸入装置,以便哮喘发作时应急使用。峰速仪及其记录表也是哮喘病人必备物品。

5. 隔离

同一病室不宜同时居住多个哮喘病人,因为哮喘的发作常与精神因素有一定关系。由于哮喘病常常在夜间发作,为避免妨碍其他病人,不宜将病情较重、发作较频繁的哮喘病人安排在大房间内。当然,也有例外情况,例如为了让一些与医务人员配合较好、病情控制较成功的哮喘病人现身说法,教育那些病情尚未控制、缺乏信心的哮喘病人,也可有意识地把他们安排在同一病室。

(二) 饮食护理

大约20%的成年人和50%的哮喘患儿可因不适当的饮食而激发或加重哮喘。这类食物种类很多,因人而异,其中以牛奶、蛋类、花生、芝麻及鱼类等为常见。如病人确实对其中某种食物过敏,则应劝其忌食,但不必过分强调"忌口",以免造成营养不良、免疫力低下。因此,护理人员应指导这类病人找出与哮喘发作的有关食物,有选择地"忌口"。

哮喘病人的饮食要清淡、易于消化。饮食过饱、太甜、太咸、过于油腻等都不利于哮喘病情的控制。应避免晚饭进食过多,晚餐不宜过迟,进食后至少3 h方可休息。哮喘病人不宜进食具有刺激性的食物如辣椒、大蒜、洋葱、薄荷等,不宜饮用具有刺激性的饮料,如浓茶、酒、咖啡、可乐等。值得注意的是许多食物添加剂,如亚硝酸盐及加入到橘子汁和汽水内的酒石黄等,可能诱发部分病人的哮喘发作。

(三) 对症护理

1. 吸氧

吸入氧气浓度根据有无CO_2潴留而定,无CO_2潴留者氧浓度可达30%~50%,但高浓度吸氧时间不宜过长,以防氧中毒。当$PaCO_2 > 50$ mmHg时宜用低流量(1~2.5 L/min)吸氧,此时如氧浓度过高,缺氧很快纠正,呼吸中枢反射活动受抑制,易加重CO_2潴留。以上方法给氧不能缓解缺氧,可用Venturi面罩供氧,其原理是利用氧射流产生负压,吸入空气以稀释氧,调节空气进量可控制氧浓度在25%~50%范围内。面罩内氧浓度稳定,不受呼吸频率和潮气量的影响,缺点是咳痰、进食不便。

2. 解除支气管痉挛

解除支气管痉挛可降低气道阻力,改善通气功能,在治疗的过程中可应用β_2受体激动剂、茶碱类药物、抗胆碱能药物、糖皮质激素等。而糖皮质激素是危重型哮喘抢救中不可缺少的药物。一旦确诊为危重型哮喘,就应在应用支气管解痉剂的同时及时足量地从静脉快速给予糖皮质激素,在给予危重型哮喘的第1瓶液体中往往同时加入支气管解痉剂和糖皮质激素。在应用激素时应注意早期、足量、短程静脉给药,并注意防止激素的不良反应。

3. 控制感染

重症哮喘往往由于感染诱发,即使不因感染所致,但严重气道阻塞引流不畅、体力耗竭、大量用激素等也易诱发呼吸道感染,因而对重症哮喘者都应给予抗生素治疗。抗生素的选择应参考痰培养及药敏试验结果,在无痰培养结果之前可做痰涂片或咽拭涂片,根据革兰染色镜检的结果初步选择用药,对革兰阳性球菌选用青霉素 640 万～800 万 U 静脉滴注,对耐青霉素的金黄色葡萄球菌选用苯唑西林素(新青霉素Ⅱ),或用大环内酯类抗生素如红霉素等。对革兰阴性杆菌感染选用氨基糖苷类抗生素,如阿米卡墨(丁胺卡那霉素)、妥布霉素、庆大霉素等,或选用头孢类。对有厌氧菌感染者,可选用林可霉素、甲硝唑或替硝唑。对有真菌感染者,可选用酮康唑(里素劳)、咪康唑、氟康唑和两性霉素 B。长期应用抗生素和激素者须注意二重感染的发生。

4.促进排痰

痰液阻塞气道是哮喘恶化的主要原因,因此,排痰保持呼吸道通畅尤为重要,补液是必要的措施。其他方法有:

(1)呼吸道湿化

湿化呼吸道稀释痰液,以利于排痰,可选用生理盐水(或蒸馏水,或 2%～4%碳酸氢钠液)加 α 糜蛋白酶 5 mg、溴己新(必嗽平)4 mg 等雾化吸入,雾化液中还可加入解痉剂和抗生素。

(2)祛痰剂

溴己新 8～16 mg,每日 3 次,口服,不能口服者用其针剂 16 mg 加入 100 ml 液体中静脉滴注,每日 1 次。有不少中成药祛痰剂也可选用。

(3)机械性排痰

定时变换体位,鼓励病人咳痰,或轻叩背部,促进痰液引流。行气管插管或气管切开者,通过气管导管直接吸痰。还可用纤维支气管镜灌洗抽吸痰液,但对重症哮喘者有较大风险。

5.纠正水、电解质及酸碱平衡失调

(1)补液

重症哮喘因摄入不足,呼吸道失水增多,感染、发热及氨茶碱等药物的利尿作用,一般均有失水。如脱水不能及时纠正,将使支气管分泌物黏稠,引流不畅,加重气道阻塞。补液量应为 2 000～3 000 ml/d,使尿量达到 1 000 ml/d 左右。有心力衰竭者,补液量应限制,补盐水尤应慎重。

(2)纠正酸碱失衡和电解质紊乱

严重酸中毒时影响心肌收缩力,出现神志改变,降低 β 肾上腺素能受体对儿茶酚胺的反应性,减弱支气管扩张剂的效果。呼吸性酸中毒时,应及时用人工通气纠正缺氧和 CO_2 潴留;以代谢性酸中毒为主者,应使用碳酸氢钠,用量可根据体重和碱剩余(BE)进行计算,公式如下:

5%碳酸氢钠(ml)=[正常 BE(mmol/L)－实测 BE(mmol/L)]×体重(kg)×0.4

当 pH 值<7.2 时,应立即静脉注射 5%碳酸氢钠 100 ml,随后快速静脉滴注 5%碳酸氢钠 250 ml,并监测动脉血气。严重酸中毒时,K^+ 从细胞内移出,血[K^+]升高,但应用 β 受体激动剂和激素后,K^+ 排出增多,加上进食减少,补 K^+ 不足等因素,可无高血钾,甚至出现低血钾。重症哮喘因大量出汗,进食少,可伴低[Na^+]、低[Cl^-],所以要监测电解质变化,并及时纠正。

(四)哮喘病人的病情观察

1)密切观察发作的先兆症状,如咽痒、流泪、流涕、喷嚏、胸部闷胀、干咳等。若出现上述症状,应立即通知医生并协助处理,以终止哮喘发作。

2)密切观察病人血压、脉搏、呼吸、神志等变化,及时采血做动脉血气分析,以掌握病情进展情况。

3)密切观察有无自发性气胸、脱水、酸中毒、肺不张、呼吸衰竭等并发症。重症哮喘者极易并发脑水肿、颅内高压、消化道出血、休克、心律失常、肺水肿、心力衰竭、肾功能不全等严重并发症,应密切观察,及时防治。

4)观察药物不良反应。应用氨茶碱药物时,注意观察有无恶心、呕吐、心律失常等反应。应用β激动剂时注意心律、心率的变化。

(五)心理护理

1.心理因素与哮喘

目前认为支气管哮喘属于心身性疾病范畴,即精神因素在本病的发生、演变过程中起着重要的作用。医学心理学研究的结果提示:哮喘病人性格特征是以自我为中心,依赖性较大,希望别人同情,过分要求别人爱护、照顾和注意;表现出幼稚、情绪不稳定、过于敏感、欲望过高、性格内向、郁闷、自卑、暗示性高。

2.心理护理

由于心理因素在哮喘的发作中具有重要作用,因此对支气管哮喘的治疗和护理不仅应当进行躯体治疗和生活护理,还应当针对其精神因素、情绪异常进行心理护理。培养良好的情绪和战胜疾病的信心是哮喘心理护理工作的重要内容。具体来说有以下几方面:

1)在哮喘的诊断和护理过程中除了了解其躯体症状的发生、发展过程外,还应耐心、细致了解病人的工作学习情况、家庭生活情况、经济状况等。对病人高度同情,力争取得病人信任,并为病人保守秘密。

2)训练哮喘病人使其逐渐学会放松疗法,去掉不良的精神刺激。

3)通过暗示、说服、示范、解释,让病人学会转移自己的注意力。

4)高度同情、体谅病人的痛苦,尤其是对于那些经长期治疗效果不佳的慢性哮喘病人应关心和体谅。并向其家属、同事进行宣传,让大家一起来关心、同情病人,帮助病人努力适应社会环境,改善人际关系。

(六)健康教育

1.哮喘病人教育的重要性

1)支气管哮喘是一种需要长期治疗的慢性气道炎性疾病。单纯依靠医院和医生难以有效控制病情,任何一种治疗措施都需要取得病人的配合。值得注意的是,由于受到过去传统治疗原则的影响,目前许多病人对治疗哮喘仍抱着"临时抱佛脚"的态度,仅在哮喘发作时才想起治疗,而在哮喘缓解期不用任何药物。这样做的后果是,病情反复发作,久而久之发展成肺气肿、肺心病、呼吸衰竭,或是由于忽视了缓解期治疗或未认识到病情的严重性而导致严重发作,甚至死亡。由于缓解期的长期用药主要是在医生的指导下依靠病人自觉地、主动地使用,因此除应向病人讲明缓解期治疗的重要性外,还应让病人掌握用药的时间、频率、用药技术等问题。

2)应让病人了解哮喘急性发作的先兆、用药时机、何时求医等情况。有调查表明,病人死于哮喘的原因主要有以下几个方面:①临床医生对哮喘发作的严重性估计不足或缺乏认识;②病人对自己病情估计和认识不足导致治疗不及时;③病人滥用药物导致剂量过大;④病人不能正确掌握用药技术。其中后3项是完全可以通过对哮喘病人的教育而解决的。因此尽快地对哮喘病人进行哮喘病基本知识和预防技术的教育,使病人尽快地建立起一套完整的自我管理体系(包括自我评价、自我预防、自我治疗)是非常重要的。

2.教会病人自我评价病情

哮喘有间歇的、轻度、中度及重度之分,哮喘发作可能是轻、中或重度,病人可以通过症状和临床体征的评估确定哮喘的严重程度。

3.教会病人使用峰速仪

峰速仪(PEF)就是吸气到肺总量后用力呼气时的最快速率。PEF 与 FEV 高度相关。口峰速仪体积很小,便于携带,使用方便,且价格便宜,它不仅可以用于医院和门诊,也可用于家庭和医务室,帮助诊断哮喘,评估严重度和评价疗效。峰速仪更可用于作为一个早期警报系统,因为病人的 PEF 变化可能在病人出现症状前几小时已出现,使我们能有足够的时间采取行动预防发作。

4.教会病人使用定量雾化器

吸入用药治疗哮喘因其优越的效果而被推崇,但是有些病人可能发现使用吸入装置有困难,因此有必要示范正确的吸药技术,并让病人反复练习,直至病人自己能正确使用吸入器。

5.出院指导

(1)增强体质,积极防治感染

平时注意增加营养,根据病情做适量体力活动,如散步、做简易操、打太极拳等,以提高机体免疫力。当感染发生时应及时就诊。

(2)注意防寒避暑

寒冷可引起支气管痉挛,分泌物增加,同时感冒易导致支气管及肺部感染。因此,冬季应适当提高居室温度,秋季进行耐寒锻炼防治感冒,夏季避免大量出汗,防止痰液过稠而不易咳出。

(3)尽量避免接触过敏原

病人应戒烟,尽量避免到人员众多、空气污浊的公共场所。保持居室空气清新,室内可安装空气净化器。

(4)防止呼吸肌疲劳

坚持进行呼吸锻炼。

(5)稳定情绪

一旦哮喘发作,应控制情绪、保持镇静,及时吸入支气管扩张气雾剂。

(6)家庭氧疗

家庭氧疗又称缓解期氧疗,对于病人的病情控制、存活期的延长和生活质量的提高有着重要意义。家庭氧疗时应注意氧流量的调节,严禁烟火,防止火灾。

(7)缓解期处理

哮喘缓解期的防治非常重要,对于防止哮喘发作及恶化、维持正常肺功能、提高生活质量、保持正常活动量等均具有重要意义。哮喘缓解期病人应坚持吸入糖皮质激素,可有效控制哮喘发作。吸入色甘酸钠和口服酮替酚亦有一定的预防哮喘发作的作用。

(谢伦芳)

第八节 上消化道大出血

一、概述

上消化道大出血(massive upper gastrointestinal bleeding)是指 Treitz 韧带以上的消化道,包括食管、胃、十二指肠以及胰胆管的大量出血,胃-肠吻合术后的空肠病变大出血亦属此范围。所谓大量出血一般指在数小时内失血量超出 1 000 ml 或循环血容量的 20%,其临床主要表现为呕血和(或)黑便,往往伴有血容量减少引起的急性周围循环衰竭。

二、护理评估

（一）病因

引起上消化道大出血的病因很多,常见的有消化性溃疡、急性胃黏膜损害、食管胃底静脉曲张和胃癌,但也不应忽视一些少见或罕见的病因,如胆道出血、Dieulafay 病、结缔组织病等。根据病史、症状和体征,大部分病人可以作出病因的初步诊断。

1)有肝炎、黄疸、血吸虫病史及饮酒史者,突然发生大呕血,有助于门静脉高压所致的食管或胃底静脉曲张破裂出血的诊断。

2)有慢性、周期性、节律性上腹痛病史,出血后疼痛缓解,发生在冬、春季节,应想到消化性溃疡。

3)消化道出血前,有酗酒史,有服肾上腺皮质激素、非类固醇类抗炎药等损害胃黏膜药物史或有应激状态者,可能为急性胃黏膜损害。

4)伴有吞咽困难或胸骨后疼痛的呕血有助于食管癌和食管溃疡的诊断。

5)对中年以上,出血之后疼痛不缓解,伴有食欲不振、消瘦,应警惕胃癌的可能性。

进一步明确尚需依靠特殊的检查方法,可以查清大部分病人的出血原因及部位。

（二）临床表现

1. 呕血与黑便

一般来说幽门以下出血易致黑便,而幽门以上出血易致呕血,但也有例外。有黑便病例可无呕血,但有呕血的病人均有黑便。呕出的血液可呈暗红色血块甚至为鲜血,也可呈咖啡样或黑褐色,视出血病变部位、失血量与失血速度而定。粪便一般为黑色,但如突然大量出血,肠蠕动亢进,病人可排出暗红色液状粪便甚至相当新鲜的血液,酷似下消化道出血。粪便的颜色主要取决于血液在肠道内停留时间的长短,必须根据全面资料综合分析才能作出正确判断。

呕血有时须与大量咯血鉴别(表 3-1)。而黑便需和口腔、鼻腔、咽部的出血咽下,进食禽畜血液,口服骨炭、铁或铋剂以及某些中药后所至黑便相鉴别,根据病史和大便隐血试验不难区分。

2. 失血性周围循环衰竭

失血性周围循环衰竭可表现为头昏、心悸、出汗、恶心、口渴、黑朦或晕厥等。随出血量增多,病人出现脉搏细速,血压下降,收缩压在 80 mmHg 以下,呈休克状,但在出血性休克早期,血压可以正常,甚至一时偏高,应注意血压波动,但脉压较窄,如不及时抢救,血压迅速下降甚至测不出;皮肤血管收缩和血液灌注不足而成灰白、湿冷;按压甲床后呈现苍白,且经久不见恢复;静脉充盈差,体表静脉往往瘪陷;病人感到疲乏无力,进一步可出现精神萎靡、烦躁不安,甚至反应迟钝、意识模糊。早期出现的急性周围循环衰竭的征象应与各种病因所致的休克鉴别。

表 3-1 呕血与咯血的鉴别

鉴别点	呕 血	咯 血
病史	有胃病或肝硬化病史	呼吸道疾病或心脏病史
出血前常有症状	恶心、上腹部不适	咽喉发痒或咳嗽
出血方式	呕出	咳出
血液颜色	暗红或棕褐色	鲜红
血液内混合物	常混有食物残渣	常混有泡沫及痰
酸碱反应	酸性	碱性
黑便	常有黑便、呈柏油样便	除非咯血咽下,否则不会有黑便
出血后痰的情况	无血痰	咯血后继续有痰中带血

3. 发热

大量出血后,多数病人在 24 h 内出现低热,一般不超过 38.5℃,可持续 3~5 d。但需与其他因素所致发热鉴别,例如有无并发肺炎等。

4. 氮质血症

氮质血症可分为肠源性、肾性和肾前性三种。肠源性氮质血症主要是由于大量血液进入肠道,其蛋白质消化产物被吸收入血所引起,大多不超出 14.3 mmol/L。由于失血性周围循环衰竭造成肾排泄功能降低,以致氮质贮留,此乃肾前性氮质血症,在纠正低血压、休克后,血中尿素氮可迅速降至正常。由于严重而持久的休克造成急性肾功能衰竭,可出现肾性氮质血症,其在出血停止的情况下,氮质血症往往持续 4 d 以上,经过补足血容量、纠正休克而血尿素氮不能降至正常。

（三）辅助检查

1. 常规检查

动态检测血常规、血细胞比容有助于判断出血情况,肝功能试验结果异常有助于肝硬化的诊断。出血后短期内发现血清胆红素增高,应考虑胆道出血、肝硬化或壶腹部肿瘤等诊断。急性大量失血后,均有失血性贫血,但在出血早期(一般在 10 h 内),由于血管及脾窦代偿性收缩,血细胞比容与血红蛋白可无明显变化,且因失血后的应激性反应,白细胞在短期内可迅速增至$(10~20) \times 10^9$/L,血止后 2~3 d 才恢复正常。

2. 特殊检查

（1）纤维内镜检查

纤维内镜检查是上消化道出血病因确诊率最高的检查手段。而急诊内镜(出血后 12~48 h 内检查)在近 10 年来已被列为急性上消化道出血的首选诊断方法,其诊断正确率高达 80%~94%。由于采用了急诊镜检,尽管消化性溃疡检出率仍居首位,但过去较少诊断的急性胃黏膜病变的发现率亦显著提高。某些上消化道大出血的病人,经内科积极保守治疗无效,需剖腹探查,而术前由于各种原因不能行内镜检查,则可通过术中内镜检查以明确诊断。可经口腔插镜,也可经胃肠切口置镜。

（2）吞线试验

吞入一根细长的棉线,一端固定在病人的颊部,另一端系有小金属球,借其重量可经胃和幽门进入肠道。一般留置 6～8 h 后取出,检查有无血迹,用以估计活动性出血的部位,但不能判断出血病因。本法简单,适用于不能耐受 X 线、内镜或动脉造影检查的病人。

(3)X 线钡餐检查

由于 X 线检查的局限性和在活动性出血时过早进行检查有加重出血的危险,使急诊 X 线钡餐的实用价值受到限制,一般主张最好在出血已停止,病情稳定数日(一般 3 d)后进行。其对于某些部位的改变,如胃黏膜脱垂、食管裂孔疝的诊断优于一般胃镜检查。

(4)放射性核素显像

自 1997 年 Alavi 首次报道用 ^{99m}Tc 类胶体静脉注入诊断消化道出血以来,目前已有很多报告用 ^{99m}Tc 标记红细胞扫描法来确定消化道出血部位。此法简易、安全、灵敏度很高,可显示 0.1 ml/min 以上出血的部位。Nicholson 等报道其敏感性和特异性分别为 97％和 85％。缺点是显示出血部位不确切。目前多主张将此检查作为选择性腹腔动脉造影的初筛方法,为选择性造影提供依据。

(5)选择性腹腔脏器动脉造影

Rafeal 认为在内镜检查消化道出血仍有 15.9％未能发现出血灶。Spence 认为即使行腹部探查也有 6％～9％病例找不出出血灶。而选择性腹腔脏器动脉造影可提高对原因不明出血的诊断率,其指征包括:①急诊内镜未发现病变或新鲜及近期出血灶者;②临床考虑内镜不能到达病变部位者;③内镜发现有出血,但难以作出定性和定位诊断;④因各种原因不能接受急诊镜检,而又需明确诊断者。

选择性动脉造影是发现血管病变的惟一方法,除血管畸形、动脉瘤或一些多血管性肿瘤所致消化道出血外,必须在活动性出血时进行动脉造影,且动脉出血量>0.5 ml/min 者才能显示造影剂自血管溢出,从而确定出血部位。超选择性动脉造影可使检查阳性率明显提高,同时也减少了造影剂的用量。本法不受胃肠道积血的影响,且可同时行止血疗法。

(四)出血量的估计

粪便隐血试验阳性者提示出血量>5 ml/d。黑便的出现一般说明每日出血量>50～70 ml/d。胃内储积血量达 250～300 ml 可引起呕吐。如出血量≤400 ml,由于轻度的血容量减少可很快被组织间液与脾脏贮血所补充,一般无症状;当出血量>500 ml,失血又较快时,病人可有头昏、乏力、心悸、心动过速和血压偏低等表现,随出血量增加,症状更趋明显,甚至发生休克。

(五)出血持续的判断

一次出血后黑便可持续几天,因此不可单凭黑便来估计出血是否已停止,必须观察大便性状及检查血压、脉搏及血红蛋白、血尿素氮等的动态变化。

如遇下列情况表示出血未止:

1)反复呕血或持续黑便,特别是黑便次数增加,呈暗红色糊便,伴肠鸣音亢进。

2)周围循环衰竭症状经足量的血容量补充未见明显缓解者,或虽一度好转后又见恶化者。

3)虽经快速补液与输血,中心静脉压仍波动不稳,或停止输血后,已稳定正常的中心静脉压又见下降。

4)红细胞、血红蛋白与血细胞比容继续下降。

5)在补液量和排尿量足够的情况下,原无肾脏疾病的病人血尿素氮持续上升超过 17.9 mmol/L,如超过 35.7 mmol/L 者常表示病情凶险。

（六）治疗要点

上消化道大出血的急症处理原则是：①迅速恢复有效循环血量，补充失血量；②适当有效的止血措施；③去除病因以防再出血。

1. 一般急救措施

保持休克卧位，保持呼吸道通畅，必要时吸氧；要避免呕血时引起窒息。

2. 积极补充血容量

建立多个静脉通道补血和补液。

3. 非手术方法止血

部分病人的上消化道出血可自行停止或被非外科治疗手段控制。一般情况下，非手术治疗是首选治疗方法。

（1）药物治疗

常用的药物治疗手段包括：用抑制和中和胃酸的药物，冰盐水洗胃和药物胃内灌注，静脉用垂体加压素和生长抑素。

（2）内镜下介入治疗

内镜检查是上消化道出血病因确诊率最高的检查手段，还可根据病人具体情况同时进行喷洒止血剂、注射硬化剂、电凝、激光和微波等方法介入治疗。硬化剂注射主要适用于食管静脉曲张破裂出血尤其是肝脏代偿能力差、不适合进行手术的病人。常用的硬化剂有无水乙醇、鱼肝油酸钠、乙氧硬化醇和油酸乙醇胺等，也可用利多卡因、高渗盐水和肾上腺素混合液进行治疗。

（3）血管栓塞止血治疗

胃动脉血管栓塞止血疗法是经股动脉插管至胃动脉，造影栓塞进行止血的方法。

（4）三腔二囊管压迫止血

门静脉高压症病人出现食管、胃底静脉曲张破裂出血时，及时采用三腔二囊管进行食管、胃底气囊填塞术，压迫胃底部黏膜下静脉，使其血液不流向破裂的食管静脉而达到止血目的。对肝硬化门静脉高压引起的上消化道出血，使用三腔二囊管是一项及时、有效的抢救措施。

4. 手术方法止血

急性上消化道出血中，有20％～35％的病人对非手术治疗无效而最终需行手术治疗。

5. 肝性脑病（肝昏迷）的监测及处理

见本章第十节。

三、护理措施

（一）一般护理

1. 饮食护理

目前多数学者认为对无呕血的上消化道出血病人可尽早给予少渣饮食（忌烫），因为饮食可中和胃酸，容易保持水和电解质平衡，保证营养。而且进食可促进肠蠕动，使胃内积血与饮食往下通行，反而能减少恶心、呕吐。对有呕血病人，出血期或恶心、呕吐时应禁食，以避免因进食而刺激胃肠蠕动，使出血加重或再次出血，但禁食时间不宜过长，因饥饿性胃肠蠕动也能引起再次出血，一般禁食24～48 h。如无继续出血，可给少量流质易消化饮食，应少量多餐，进食时保持良好的情绪，细嚼慢咽，忌用生、冷、硬、辛辣等刺激性食物，禁用烟酒、浓茶、咖啡及过甜、过酸的饮料，上述食物可促使胃酸分泌，不利于溃疡的愈合。出血后前几天不宜吃饱，以免血痂过早脱落引起再次出血。门静脉高压食管静脉曲张破裂出血的病人,禁食时间应适当延长,一般在出血停止后 2~3 d 给半量流质,逐步改为全量流质、半流质,用无渣易消化食物,按肝硬化膳食进行宣教。有腹水时,予以低钠饮食;肝昏迷时,予以低蛋白饮食。

2. 体位护理

病人出血期间,应安排在安静的病室,绝对卧床休息。呕血及休克早期采取休克卧位,即躯干和下肢各抬高 30°,该卧位有利于呼吸和静脉回流。严重休克、昏迷病人采取平卧位,头偏向一侧,下肢抬高 30°,可增加脑血流循环量,减轻脑缺氧,同时可减少因呕血而导致窒息的现象。

3. 保暖

如要保温可加盖被褥,忌用热水袋等热敷。因为此时热敷会使外周血管扩张,导致血液流向外周达 500 ml 以上,从而进一步减少了内脏供血,加重休克。再者热敷亦可由于休克时皮肤感觉不良而易于发生烫伤。

4. 口腔护理

除每次呕血后必须给予漱口外,随时保持病人口腔的清洁,按常规做好口腔护理,以减少病人口腔中的血腥味,增加病人的舒适感,防止口腔感染。

5. 皮肤护理

上消化道出血的病人由于留置胃管、三腔管,翻身活动受限,预防压疮十分重要。应使用气垫床,注意保持床褥平整、干燥,呕血或便血后应及时清理,勤更换床单衣物,定时协助病人翻身,经常按摩骨隆突和受压处。

(二)病情观察

病人在出血的 48 h 内病情最不稳定,易再次发生出血,需密切观察其病情演变:①呕血与黑便情况;②神志变化;③脉搏、血压与呼吸情况;④肢体是否温暖,皮肤与甲床色泽;⑤周围静脉特别是颈静脉充盈情况;⑥每小时尿量;⑦定期复查红细胞计数、血红蛋白、血细胞比容与血尿素氮;⑧必要时进行中心静脉压测定,老年病人常需心率与心电图监护。

(三)补液的护理

1. 输血

应立即配血,尽快用大号针进行静脉输液,必要时可 2~3 条通道予以补液、给药及输血。如能观察中心静脉压,则会给抢救重症病人带来很大的益处。已出现低血容量性休克时,最好输全血。

2. 补液

在查血型和配血过程中,可先输生理盐水、林格液、右旋糖酐或其他血浆代用品。开始输液速度宜快,以尽快补充血容量。补液量根据估计失血量而定,但右旋糖酐 24 h 内不宜超过 1 000 ml。晶体溶液对补充血容量只能起短暂作用,只限于满足每天水分的需要,故不宜过多,以免发生组织水肿。

3. 输血注意事项

1)快速输血有引起急性肺水肿的危险,应该注意。一般应将血细胞比容提到 30% 以上,血红蛋白维持高于 70 g/L。

2)血库的血应先加温,至接近体温时再予输入,否则输入大量冷血有引起心跳骤停的危险。

3)短期内大量输血,应注意避免枸橼酸血症所造成的医源性出血不止的危险,解决方法是凡短期内需大量输血病人,一般输 500 ml 血给 10％氯化钙或葡萄糖酸钙 3~5 ml 即可解决。一般而言,若输血量不大,例如 2 h 内输入 500 ml 血,不添加钙离子是安全的。

4)因库血含氨量较多,对肝硬化病人可诱发肝性脑病。所以宜用新鲜血液,新鲜血液中含有凝血物质有助于止血。

4. 测中心静脉压

中心静脉压能反映血容量和右心功能,当中心静脉压＜0.49 kPa(5 cmH$_2$O)时可加速输液,到达 0.98 kPa(10 cmH$_2$O)时输液应小心,超过 1.47 kPa(15 cmH$_2$O)说明输液量过多或右心功能不全,此时可静脉注射强心剂来鉴别,如用强心剂后中心静脉压下降,而血压回升说明是右心功能不全所致。

(四)药物护理

目前常用的局部止血药物有冰生理盐水加去甲肾上腺素、凝血酶、云南白药等。使用时应先灌注(或口服)冰生理盐水加去甲肾上腺素,使局部血管收缩,减缓血液流出,10~15 min 后再使用凝血酶、云南白药等,使形成的凝血块容易凝结在血管破裂口,尽快达到止血的目的。垂体加压素的滴注速度不可过快,以免引起心律失常。滴注过程中应严密观察病人的心率、心律,观察其是否有腹痛。老年人、高血压和冠心病病人禁用。

(五)三腔二囊管护理

1. 用物准备

三腔二囊管 1 根、20 ml 注射器 2 个、套有橡皮的止血钳 2 把、冰盐水 500 ml、清洁石蜡油 50 ml、胶布若干、压力计 1 个、18 号硅胶胃管 1 根。三腔二囊管全长 120 cm,头端有两个气囊,另一端有 3 个腔(图3-6),中间一腔最大,做胃肠减压用,其余两腔分别通至食管气囊和胃气囊。食管气囊一般可充气 150~200 ml,胃囊可充气 250~300 ml。

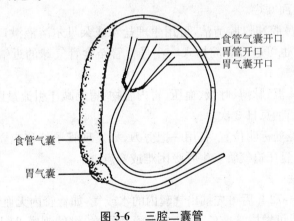

图 3-6 三腔二囊管

2. 使用前检查内容

3 个管腔是否通畅,2 个气囊是否有漏气,必须分别充气实验。实验方法是在盛水的药碗内注气观察水面是否有气泡,漏气者绝对不可再用,分别做好食管囊、胃囊的标志。检查气囊的牢固程度,如果橡皮囊已粗糙变薄也不可再用,以防使用过程中发生气囊破裂。将各气囊内的空气抽尽,管腔近端(包括各个气囊)石蜡油润滑备用。操作前告诉病人插三腔管的必要性和配合方法,如病人不能很好地配合可适当应用镇静药物,减少插管痛苦。

3.操作方法

将备好的三腔管从鼻孔插入徐徐下送,当插入 30 cm 左右时,嘱病人做下咽动作,三腔管可因食管的蠕动下行,插入 55 cm 左右时抽吸胃液,证实已插入胃内后将胃囊充气至 250 ml 后夹紧尾端,轻轻外拉至遇到阻力说明胃囊已压迫胃底,将食管囊充气至 150 ml 左右,压力保持在 3.3～4.7 kPa(25～35 mmHg),夹紧其尾端(图 3-7);以 0.5 kg 的重物系于三腔管尾端做牵引,牵引方向与鼻孔平行,不可使鼻翼的任何部位受压;更换体位时尤其应注意调整方向,使牵引方向处于正常的位置。

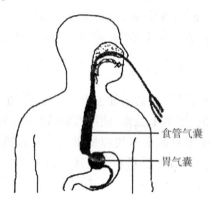

食管气囊

胃气囊

图 3-7　插管完毕,气囊充气后的三腔二囊管

4.置管后护理

1)气囊压迫期间应 24～48 h 放气 1 次,同时将三腔管向胃内送入少许,使胃底部减压,放气时间一般为 20～30 min,在放气期间应注意观察病人胃肠减压管内的引流情况。

2)三腔管通常压迫 3～5 d,若继续出血可适当延长时间,但不得超过 10 d,因使用过久可使胃、食管黏膜因缺血而糜烂。

3)插管期间保持鼻腔和口腔清洁,可用生理盐水或朵贝尔溶液漱口,禁食、禁水,注意吸痰,以防吸入性肺炎。也可通过鼻腔插入一小号胃管至食管气球的近端(咽下部),及时吸引口、鼻腔分泌物。

4)严密观察病人体温、脉搏、呼吸、血压、胃内容物、胃肠减压引流量以及大便颜色、次数和量等。鼻腔内滴入石蜡油每日 3 次。

5)在三腔管出鼻腔处标明位置,备用一把剪刀,如发现管子外移应立即放松牵引,放出气囊内的水或气,防止气囊压迫气管发生呼吸困难或窒息。

5.拔管准备与方法

1)三腔管放置 48～72 h 后可先抽出气囊内的水或气,如胃管内无血性内容物抽出或大便颜色变黄,观察 24 h 后可做拔管准备,放开食管囊和胃囊,继续观察 24 h,确定无继续出血后方可拔管。

2)拔管前 20～30 min 给病人口服石蜡油 30 ml,使食管、胃壁与气囊润滑分离易于拔除。拔管时应注意不可用力过猛,以防撕脱黏膜引起再次出血。

(六)血管栓塞术的护理

血管栓塞术后 24 h 内每 15～30 min 观察病人生命体征 1 次,注意是否有上消化道再出血表现。穿刺处加压包扎,1 kg 沙袋压迫 6 h,避免过度翻身和下肢过多活动;定时观察足背动脉搏动情况和穿刺侧肢体皮肤颜色、温度和感觉;注意病人是否有呼吸困难、心慌、气促、胸闷等症状。

（七）心理护理

上消化道出血病人因大量呕血、便血而感到恐惧、精神紧张、焦虑、悲观失望。护理人员必须在认真、细致、及时做好抢救工作的同时,加强心理护理,耐心向病人说明精神因素与病情发生、发展、治疗有密切关系,减少对病人的不良刺激,安定病人情绪,消除紧张恐惧感,使病人积极配合治疗,树立战胜疾病的信心。

（八）健康宣教

健康宣教是上消化道出血病人整体护理中不可缺少的部分。通过健康教育可使病人获得有关该方面的医学常识,预防出血的再次发生,提高其自我保健的能力,从而促进病人健康。尤其是患有溃疡病、门静脉高压和急性胃黏膜损害等易发生上消化道大出血常见疾病的病人,要加强健康宣教。病因不同的病人健康教育内容的重点不同,要帮助他们建立良好的生活习惯,形成规律的作息时间,提高预防疾病的知识。

1. 溃疡病出血病人的健康宣教

1)嘱其避免精神紧张,向病人和家属宣传溃疡病复发与精神心理刺激的密切关系,合理安排生活与工作,保持心情愉快,创造良好的家庭氛围,避免复发引起出血。

2)坚持良好的饮食习惯,禁止吸烟、饮酒,避免食用刺激性的食物和饮料。

3)按时正确服药,按医嘱用足药量,不可随便停药,以防复发。

4)出院后要定期复查,有症状时及时就诊,避免溃疡复发再次出血。

2. 食管静脉曲张破裂出血病人的健康宣教

食管静脉曲张病人大多存在着不同程度的肝硬化和门静脉高压,该类病人出血的复发率相当高,应注意做好以下几点:

1)注意多卧床休息,避免剧烈的运动。保持心情愉快,形成良好的生活习惯。

2)饮食上给予高蛋白、高热量、高维生素、低脂肪的食物,积极补充病人出血后所需的营养,发生过肝性脑病的病人饮食上应注意补充适量的优质蛋白和盐;同时注意避免辛辣、刺激性食物,如姜、葱、蒜、辣椒等。亦不宜食用油腻煎炸食物,因其不易消化并可能损伤曲张静脉;忌生硬、带刺或带骨的鱼肉类以及粗纤维的蔬菜类食物,以免再次诱发食管静脉曲张破裂出血。

3)指导病人学会辨认腹痛、腹肌紧张等腹部体征变化,以及时发现出血的发生,及早治疗。

4)使病人家属掌握促进病人身体恢复的要点,帮助其解除精神紧张,在营养、休息和活动方面进行控制,争取早日择期手术,以免再次发生上消化道大出血。

3. 急性胃黏膜损害病人的健康指导

1)帮助病人认清引起胃黏膜损害的药物,如非类固醇类药物乙酰水杨酸、保太松、吲哚美辛等,尽量避免服用。

2)必须服用药物的病人应指导其服药方法,对胃黏膜有损害的药物,一定要饭后服,忌空腹服用,以免引起急性胃黏膜损害,造成再次大出血。

3)对于酗酒的病人,一定要向其解释大量饮酒对身体的不良影响,尤其对肝脏和胃的损伤。一定要改正酗酒的恶习,建立良好的生活习惯,避免出血的再次发生。

（谢伦芳）

第九节　重症急性胰腺炎

一、概述

（一）急性胰腺炎

急性胰腺炎(acute pancreatitis，AP)系指各种原因引起的胰腺消化酶在胰腺内被激活而导致的胰腺自身消化所引起的急性化学性炎症。

（二）重症急性胰腺炎

重症急性胰腺炎(severe acute pancreatitis，SAP)是急性胰腺炎中的一种危重临床类型。本病确切病因至今尚未完全阐明,常与胆道疾病、酗酒、暴饮、暴食、胰管阻塞、感染、外伤和手术、药物、内分泌及代谢紊乱以及血管性疾病等诸因素有关。这些原因可以导致胰腺腺泡细胞受损,消化酶如胰蛋白酶、弹力蛋白酶、磷脂酶 A、脂肪酶、血管活性胰激酶等被激活,并大量外溢至腺体组织中,引起胰腺自身、进而累及周围组织产生自我消化作用。另胰酶通过血行或淋巴途径进入全身,引起心血管、肺、肾、肝、脑等重要脏器的损害。临床上,SAP 常可引发多脏器功能障碍综合征。

本病特点是临床发病急,病情凶险,并发症多,病死率高达 40%～70%。

二、护理评估

（一）病史

一般有胆道系统疾病,包括胆石症、胆系感染或胆道蛔虫症等,或有暴饮、暴食、腹部手术及外伤史、酗酒史。少数病人可能服用某些对胰腺有损害的药物,或有血管、代谢、内分泌等疾病史。

（二）临床表现

1.症状

（1）腹痛

突发剧烈的、持续的上腹部剧痛,可呈绞痛、钻痛或刀割痛等。束带状向左侧或两侧腰背部放射,弯腰或坐起前倾略可减轻,用解痉剂不缓解。

（2）发热

因并发腹膜炎、胰腺蜂窝织炎、胰腺脓肿及败血症等,可引起持续发热,体温在 39℃以上。

（3）恶心、呕吐

有明显腹胀或持久性恶心、呕吐。呕吐物多为胃内容物及胆汁。呕吐后上腹痛不缓解。

（4）黄疸

除胰头部水肿压迫胆总管引起黄疸外,亦可因胰酶经胆道逆流入胆囊与肝脏,引起胰源性胆囊坏死及肝坏死。

2.体征

SAP 病人中,左上腹部或全腹可出现肌紧张、压痛、反跳痛等急性腹膜炎体征。伴有麻痹性肠梗阻时,肠鸣音减弱或消失。腹壁常呈弹性紧张如橡皮腹,有时触诊可触及假性囊肿或炎性包块,叩诊有移动性浊音。少数病人腰部两侧可出现蓝-绿-棕色皮肤斑(Grey-Turner 征)或脐周皮肤蓝-棕色斑(Cullen 征)。偶见皮下脂肪组织、骨髓、关节、纵隔、胸膜及神经系统脂肪坏死及远处皮肤结节红斑。

3. 多脏器损害的表现

SAP 如出现多脏器功能障碍综合征或侵及其他系统,则可出现休克、呼吸衰竭、肾功能衰竭、弥散性血管内凝血(DIC)、胰性脑病、消化道出血、肝脏损害、内分泌代谢紊乱,以及水、电解质和酸碱平衡失调等表现。

(三)辅助检查

1. 白细胞计数及血细胞比容

中性粒细胞显著增多,达 $20\times10^9/L$ 以上,伴有核左移。血细胞比容减少超过 10%。

2. 尿常规

蛋白尿、血尿、管型尿,尿比重固定在 $1.010\sim1.014$。

3. 淀粉酶测定

1)血清淀粉酶起病后 $6\sim12$ h 开始升高,48 h 后下降,持续 $3\sim5$ d。Somogyi 法测定超过 500 U 可以确诊,然而 SAP 时此酶可以正常或低于正常。

2)尿淀粉酶在发病 $12\sim24$ h 开始增高,持续 $1\sim2$ 周,较正常值可高出两三倍以上。Somogyi 法正常值为 $80\sim130$ U/L, Wishow 法正常值为 $32\sim256$U。

3)SAP 时诊断性腹穿抽出深紫红色腹水有助于本病的诊断。胸腔积液、腹水淀粉酶值显著高于血中值,其值>1500 U/L 时有诊断意义。

4. 血液其他检查

1)血清正铁血白蛋白(methemalbumin, MHA)阳性,提示 SAP 有腹腔内出血。

2)血 $Ca^{2+}<2$ mmol/L,提示病变严重,预后差。

3)空腹血糖>10 mmol/L,出现三酰高甘油血症。

4)血清胰蛋白酶用放免法测定,胰蛋白酶>4000 μg/L,提示 SAP,其价值与测定淀粉酶相似。

5)血清脂肪酶于起病后 $48\sim72$ h 开始上升,血清脂肪酶>1.5 U/L 有诊断意义。

6)血清胆红素、乳酸脱氢酶、转氨酶、尿素氮、肌酐、钾、钠、氯、镁等均可有异常改变。

7)血小板$\leqslant100\times10^9/L$、纤维蛋白原<1.0 g/L、纤维蛋白降解产物>80 mg/L,提示 SAP 产生凝血机制异常,已发生 DIC。

8)动脉血气分析有明显低氧血症($PaO_2<8.0$ kPa)及代谢性酸中毒。

5. 心电图

心电图上可见 T 波低平、倒置,ST 段下降,传导阻滞,期外收缩,心房或心室纤颤,甚至出现后壁心肌梗死。

6. 影像学检查

(1)X 线检查

腹部平片可以见到"哨兵襻"(sentinel loop)、"结肠切割征"(colon cutoff sign),这此是胰腺炎的间接指征。弥漫性模糊影,腰大肌边缘不清,胰腺区影增大。钡餐检查见胃肠移位、假性囊肿。胸部平片可见肺炎、双侧横膈抬高或胸腔积液、盘状肺不张及肺间质绒毛状浸润性肺水肿等。

(2)B 型超声波检查

B 超检查可动态观察到胰腺弥漫性肿大、胰管扩张、胰周病变。

（3）CT 检查

CT 检查可见胰腺周围及 Gerota 筋膜水肿,胰腺明显肿大,肠系膜水肿,肾周脂肪组织水肿,肠胀气,腹腔、胸腔渗出液。

（4）血管造影

血管造影可发现血管粗细不匀,并有血管造影漏至血管外的征象。

（5）腹部核磁共振（MRI）

MRI 仅适用于肾功能衰竭及对静脉造影过敏的病人。

（四）穿刺检查

1. 腹腔诊断性穿刺或灌洗

腹腔穿刺是一种最为简便、实用的诊断方法,可选择不同穿刺点反复施行,但腹腔积液少的情况下阳性率不高。此时可采用腹腔灌洗,先自腹腔穿刺针注入生理盐水或平衡液1 000 ml,适当转动病人体位,待 3～5 min 后再抽液。上述两法若能从腹腔抽出 10 ml 以上棕褐色或杨梅汁样的血性腹水即可确定 SAP 的诊断。腹穿液还可进行淀粉酶测定,若高于1 500 苏氏单位,即可判断为急性胰腺炎。

2. 胰周间隙穿刺

急性胰腺炎的渗液首先积聚于胰周,早期穿刺亦可获得满意的结果。此法还可与其他急腹症如溃疡穿孔、胆囊炎、胆石症、绞窄性肠梗阻及急性肠系膜血栓形成等疾病相鉴别。

（五）治疗要点

治疗原则为减轻和控制胰腺本身炎症,加强全身支持治疗,防治并发症,以及手术治疗。

1. 非手术治疗

（1）禁食和胃肠减压

禁食和胃肠减压可使胰液的分泌减少,降低消化酶对胰腺的"自溶"作用。

（2）抑制胰腺分泌

主要应用抗胆碱能药物、抑酸类药物和胰酶抑制剂来抑制胰腺的分泌。

（3）改善胰血供的治疗

SAP 常有胰腺微循环障碍,改善胰腺微循环具有减轻胰腺内部淤血及疏通微循环,维护胰腺良好血流的作用。可选用低分子右旋糖酐、山莨菪碱等药物改善胰血供。

（4）对症和支持治疗

1）止痛。迅速镇痛,消除病人不安,切断循环障碍的恶性循环。

2）营养支持。

3）维持水、电解质平衡,保持血容量。

4）严密监测重要脏器的功能,及时处理并发症。

（5）控制和预防感染

SAP 病人常有胰腺及其周围组织的坏死液化,易导致细菌感染,或合并胆道感染,宜早期给予足够有效的抗生素治疗。

（6）糖皮质激素的应用

对中毒症状严重伴有毒血症、急性肺功能衰竭、心肌严重受损、急性肾上腺皮质功能衰竭,或拟进行手术治疗者,可短期大剂量应用糖皮质激素。

（7）腹腔灌洗

腹腔灌洗去除因胰腺及其邻近组织遭受严重破坏后所释放的有毒物质,从而通过非手术途径挽救病人生命。

(8)氧自由基清除剂的应用

近年来,一些学者重视氧自由基对胰腺的损伤作用。丹参或山莨菪碱具有细胞保护作用,改善微循环,同时丹参还阻止白细胞过度游出聚集,防止溶酶体酶氧化代谢产物的过多释放,减轻组织释放自由基。使用这两种药物在 SAP 导致机体的损伤中有一定保护作用。

2. 手术治疗

手术目的是清除胰腺内外坏死和感染病灶及有害的酶性液体,防止和减少并发症的发生。手术方式众多,常用的有灌洗引流、坏死组织清除及规则性胰切除术等 3 种。

三、护理措施

(一)一般护理

1. 营养支持与护理

1)不同病情阶段营养支持的途径不同。营养支持的途径有全肠外营养、肠外营养联合肠内营养和肠内营养 3 种。

2)SAP 病人一般禁食 2 周,可以防止食物和酸性胃液进入十二指肠,减少对胰腺分泌的刺激。病人机体消耗大,处于高分解代谢、负氮平衡、低蛋白血症状态,加之长期禁食,能量及营养物质得不到补充。因此,给病人进行全胃肠外营养(TPN)是十分必要的,目前多主张深静脉高能营养。最好利用中心静脉全胃肠外营养(TPN),一般每天给予葡萄糖 350～650 g,复方氨基酸 750 ml,并间以清蛋白或血浆,10％氯化钾 40 ml。如血压不降低,可以加 25％硫酸镁 8～10 ml,胰岛素按血糖高低适当给予。由于脂肪乳剂能刺激胰腺分泌,故主张慎用。

3)营养液是细菌良好的培养基,为避免感染,配制时应严格无菌操作,配制完毕及时用于病人。根据病情调整营养液输入速度。配制后的营养液必须 24 h 内用完,超过 24 h 应废弃并重新配制。输注营养应使用单独的静脉通道,不宜与其他药物共用静脉通道,以免增加污染的可能。

4)肠内营养的途径:①鼻空肠管:放置鼻空肠管,并证实其头端达到理想位置,给予要素饮食。②空肠造瘘:手术病人在术中放置空肠造瘘管,也可在病情允许的情况下行空肠造瘘术。

5)选择合适的肠内营养液,滴入营养液前后要用温水冲洗营养管,以保持管道通畅。营养液温度适宜,开始速度要慢,逐渐加快。细菌污染营养液后可以迅速大量生长繁殖,因此营养管开口要用无菌纱布包裹,以防污染。

6)当肠道功能完全恢复后,机体营养支持可完全依靠肠内营养,则可停止肠外营养。SAP病人进行肠内营养尤其是经口进食时,应密切观察病人进食后腹部症状体征有无加重,血淀粉酶有无增高。

2. 体位与活动

根据病情给予合适的体位并经常变动。斜坡卧位可以使腹腔内渗出液流向盆腔,有利于局限和引流,减少毒素吸收,减轻中毒症状,另一方面可以增加胸腔容积,改善呼吸困难。侧卧位膝关节屈曲可以减轻腹部肌肉的张力,减少疼痛。出现 ARDS 时可取俯卧位,以改善氧合。鼓励病人早期自主活动,尤其是下肢的自主运动,加强肌肉收缩,促进下肢静脉血液回流,减少深静脉血栓的发生。

（二）药物护理

1. 抗胆碱能药物

抗胆碱能药物能减少通过迷走神经传递的胃液和胰液的分泌，减轻壶腹痉挛，并能改善微循环。以山莨菪碱为代表，一般 20 mg 加入 10％葡萄糖液 500 ml 中静脉滴注，每日 1～2 次，共用 5～7 d。肠麻痹者及老年人慎用。

2. 抑酸类药物

包括抗酸剂及 H_2 受体阻断剂。如奥美拉唑 40 mg 静脉注射，每日 2 次；西咪替丁 300 mg 静脉注射，每日 2～3 次；雷尼替丁 200 mg 加入 5％葡萄糖液 250 ml 静脉滴注，每日 2 次，用 3～5 d。可减少胰腺外分泌，对预防上消化道出血及胃酸高的胰腺炎有效。

3. 胰酶抑制剂

本类药物使逸脱的胰酶失去活性，宜早期应用，如果已有严重病灶形成，药物并不能使其逆转。主要药物有抑肽酶、福埃针剂等。

4. 其他药物

生长抑素八肽类似物善得定，每天 0.6 mg，分次静脉滴注，具有良好的止痛作用，又能有效抑制促胰液素（胰泌素）、缩胆囊素（胆囊收缩素）的分泌。碳酸酐酶抑制剂乙酰唑胺 0.25 g，口服，每天 2 次，有减少胰液分泌作用。胰高血糖素 1 mg/h，稀释后静脉滴注，持续 24 h，能减少胰腺分泌，抑制脂肪坏死。如血糖＞10.2 mmol/L 或伴酮症时，可应用胰岛素。

（三）病情观察

重症胰腺炎极易导致其他器官功能障碍，应密切监测各器官灌注情况，及时发现病情变化，早期给予干预，可有效预防器官功能障碍的发生。

1. 意识状态

意识状态反映脑组织的灌注情况。意识状态的改变是脑组织灌注不足的表现，也是胰性脑病的早期预警指标，应予以高度重视。

2. 肢体温度和色泽

肢体温度和色泽反映末稍灌注情况。病人四肢温暖，皮肤干燥，轻压指甲或口唇红润，表明组织灌注好；四肢皮肤常苍白、湿冷，提示组织灌注不良，应该给予补液、保暖。

3. 血压

监测血压，尤其是血压的变化趋势。血压逐渐下降，脉压差减小，病人可能已出现休克，应积极予以抗休克治疗；血压回升，脉压增加，则表明休克有好转。

4. 心率或脉率

心率加快或脉率细速常常出现在血压下降之前，是有效血容量不足的表现，应高度重视。

5. 呼吸

呼吸频率增快常常出现在低氧血症之前。当呼吸频率＞20 次/分，呼吸节律发生改变时，应给予有效的氧疗和（或）机械通气。

6. 尿量

尿量是反映肾脏灌注情况的指标，可间接反映其他器官的血流灌注情况。重症胰腺炎病人应常规放置导尿管，观察每小时尿量和尿比重。重症胰腺炎病人一旦发生尿量减少，特别是尿量＜30 ml/h 时，在充分维持循环稳定的同时，应积极应用利尿剂，如呋塞米（速尿）等，以保证尿量＞30 ml/h。若连续 3 h 尿量＜30 ml/h，给予常规剂量呋塞米干预无效，可给予呋塞米

200 mg 静脉注射,每小时 1 次,连续注射 3 次。如仍无效,可用呋塞米 0.1~3 mg/min 持续静脉泵输入,并密切观察尿量的变化,必要时可采用持续性肾脏替代治疗。

7. 肺功能的监测

除观察呼吸情况及肺部啰音、发绀等体征外,可借助血气分析来监测肺功能。当 $PaO_2 <$ 70 mmHg 时应予吸氧,若 PaO_2 继续下降应做气管切开,并进行人工辅助呼吸。

(四) 对症护理

1. 疼痛

疼痛是 SAP 的主要症状,应积极使用非手术措施减轻疼痛,包括禁食、药物止痛和保持合理舒适的体位。有效的镇痛和镇静,可使病人处于较为舒适的安静状态。发病早期给予止痛药盐酸哌替啶 50~100 mg,每 4~6 h 肌内注射 1 次。同时给解痉药山莨菪碱。禁用吗啡,以免引起 Oddi 括约肌痉挛,影响胆、胰液的引流。

2. 发热

病人发热时应及时给予降温。可采用解热镇痛药物和物理降温。给解热镇痛药后,应注意观察肾功能。物理降温时,要防止病人出现寒战,以免增加机体氧需。

3. 呼吸困难

一旦重症胰腺炎病人出现呼吸急促,即使 PaO_2 并无明显降低,也应积极给予氧疗。方法有鼻塞吸氧、鼻导管吸氧和面罩吸氧。普通面罩吸氧常使病人感到空气不足和憋气,应采用 Ventri 面罩,以提供较高的气体流量和较准确的 FiO_2。当病人 SaO_2 难以维持在 90%~94% 以上时,可适当提高氧流量,或改用面罩法无创通气,直至气管插管实施机械通气,以确保氧供,减少氧耗。

4. 抑酸及保持胃肠减压

保持胃肠减压通畅,早期禁食、禁水是 SAP 重要的治疗和护理措施之一。为了减少胰酶分泌,在急性期应禁食、禁水。保持胃肠减压通畅,可以减少胃内容物进入肠道,减少胰腺的分泌,同时防止呕吐和误吸。怀疑胃管不通畅时应及时处理,可以用少量生理盐水冲洗胃管,并将生理盐水全部抽出。如无法抽出,可能是胃管不通畅,应调整胃管位置或更换胃肠减压管。

监测胃液 pH 值,调整 H_2 受体阻滞剂(如西米替丁)或质子泵抑制剂(如奥美拉唑)的用量和间歇时间。提高胃液的 pH 值,可减少酸性胃液对胰腺的刺激作用。

5. 保持肠道通畅,保护肠道屏障

1) 早期积极灌肠,刺激肠蠕动恢复,清除肠道毒素。可采用生大黄 10~15 g 煎汤 100~200 ml,灌肠每天 3~4 次。也可用开塞露 200~300 ml 或 "1-2-3" 灌肠液 200~300 ml 灌肠,每天 3~4 次。灌肠后,注意观察大便的性状及量,听诊肠鸣音的强弱,观察灌肠的效果。鼓励病人活动,促进肠蠕动的恢复。

2) 空肠喂养可以维护肠道黏膜机械屏障。食物尤其是谷类食物中的谷氨酰胺,可以营养肠道黏膜。同时,食物刺激本身可以增加肠道黏膜血供。如肠道不能耐受食物,可补充谷氨酰胺颗粒。补充谷氨酰胺颗粒时,应用 60℃ 左右温水溶解,水温过高易破坏谷氨酰胺活性,过低则无法将颗粒溶解。为了尽早恢复肠道正常菌群,常使用细菌制剂。细菌制剂应用冷开水送服,以免送药水温过高,使活菌失去活性。

（五）并发症的预防与护理

1. 预防感染

1）各项操作严格按照无菌技术要求，并加强呼吸道管理，保持皮肤、黏膜的完整，预防肺部及皮肤的感染。

2）合理使用抗生素。在选用抗生素时宜联合应用抗需氧菌药物（如第 3 代头孢菌素或第 3 代喹诺酮类抗生素）、抗厌氧菌药（如甲硝唑）及抗真菌药（如两性霉素 B）。重要的是应根据药敏试验选用敏感抗生素。抗生素的使用以及机体免疫力减低，病人易发生真菌感染，予以 2.5% 碳酸氢钠漱口、口腔护理及膀胱冲洗，可预防真菌感染。

3）保持肠道的屏障功能，防止肠道细菌移位。

2. 休克的防治与护理

重症胰腺炎可因大量的有效循环血量丢失、感染等原因导致休克，应密切观察各项生命体征。如发生休克时除应快速补充晶体溶液外，还应积极输入胶体液，如血浆、清蛋白或血浆代用品，必要时输全血；同时注意纠正电解质紊乱和酸碱失衡。若低钾难以纠正，要考虑合并低镁血症，给予 25% 硫酸镁 10～20 ml/d，连续静脉滴注 2～5 d。若血[Ca^{2+}]<1.7 mmol/L，应持续静脉滴注 10% 葡萄糖酸钙 10～30 ml/d，连续用 1 周。

（六）术后各种管道的护理

胰腺坏死合并感染、胰腺脓肿和胰腺假性囊肿是 SAP 严重威胁生命的并发症。有手术指征者需手术治疗。手术后可能放置双套管、腹腔引流管及腹腔造瘘管，应妥善固定各引流管，定时挤捏，保持通畅。观察引流液的性状、色泽、量，定期进行细菌培养，检查引流液中淀粉酶。保持引流管局部干燥，不污染。

（七）心理护理

病人一般多急性起病，开始对疾病不够了解，不能做到高度重视；治疗过程中较长时间的胃肠减压，尤其是经鼻腔置入的胃肠减压管使病人产生不适的感觉，所以应充分与病人交流沟通，使其了解胃肠减压的重要性，以配合治疗。由于重症胰腺炎病程长，后期病人会产生悲观急躁情绪，应多鼓励病人。以已治愈的病人为例，帮助病人树立战胜疾病的信心，确保各项治疗措施有效实施，促进康复。

（八）健康教育

急性期严格禁食、禁水，症状缓解后应在医师指导下逐渐恢复饮食，并密切注意腹部症状，复查血淀粉酶、血糖，定期随访。

（谢伦芳）

第十节　急性肝衰竭

一、概述

急性肝衰竭（acute liver failure，ALF）是指原来无肝脏疾病，或肝细胞病变的个体，由多种病因导致肝细胞大量坏死或功能障碍而发生的一种综合征，临床表现为黄疸、凝血功能障碍和肝性脑病，包括暴发性肝衰竭（fulminant hepatic failure，FHF）和亚暴发性肝衰竭（subfulminant hepatic failure，SHF）。ALF 的死亡率很高，可达 80% 以上；近年随肝移植、人工肝等技术的发展,其存活率可达到近60%。

关于ALF的定义和命名,至今未获统一,存在争议,如:

1)是否存在肝病病史:传统的ALF定义规定既往无肝病史为其必备条件之一,但现在有学者主张也可以有慢性肝损害的基础,特别是长期无症状的慢性肝损害(包括慢性无症状肝炎病毒携带者)。

2)区分FHF和SHF的时间界限:有人主张以10 d或2周为界,发病2周内因急性肝功能失代偿而出现凝血功能障碍和肝性脑病者为FHF,2周以后为SHF;有人则主张以8周为界。

3)分型:除上述可分为FHF和SHF外,还有学者分为超急性、急性、亚急性3型。

4)肝衰竭的标志:传统认为肝性脑病是ALF的必备特点,但也有人持反对意见,认为意识障碍不一定都由肝衰竭直接引起,而且有些病人是以重度黄疸、腹水、出血倾向为特点,无肝性脑病。

二、护理评估

(一)病因

1.病毒性肝炎

在我国为最重要的原因,以乙型肝类最常见,其他还有甲、丙、丁、戊、庚型肝炎病毒,EB病毒,巨细胞病毒,柯萨奇病毒等。

2.代谢失常

代谢失常的疾病有Reye综合征、Wilson病、妊娠急性脂肪肝等。

3.药物中毒

利福平、异烟肼、对乙酰氨基酚、四环素等均可损伤肝细胞。

4.工业毒物

四氯化碳、磷、锑、铅、三氯乙烯、氯仿、氟烷、硝基苯等均可引起肝损害。

不同病因所致ALF的发病机制不同,甚至同一病因所致ALF的不同发展阶段,其发病机制也有主次、轻重之分,可以是由于肝细胞的缺血、缺氧(如休克、肝血管阻塞)、对肝细胞的毒性作用(如药物中毒)、免疫反应(如病毒性肝炎)以及有关的细胞因子和炎性介质(如肿瘤坏死因子、白细胞介素)等,造成肝细胞坏死和肝功能障碍,引发一系列代谢紊乱。

(二)临床表现

1.发病

起病急,进展快,全身无力,食欲减退。

2.黄疸

黄疸进行性加深,进展速度快。

3.肝性脑病

有人认为肝性脑病是ALF的必备表现,可分为4期(表3-2),早期为神经、精神改变,烦躁、谵妄、定向力障碍,易被误诊为精神病,晚期出现昏迷。

4.脑水肿

有50%~80%的病人可出现脑水肿,与肝昏迷极难鉴别,漏诊率高,表现为昏迷程度迅速加深、频繁抽搐、呼吸不规则、瞳孔异常变化、血压持续升高、视神经乳头水肿。

表 3-2　肝性脑病临床分期

分期	意识水平	性格智力	神经系统体征	脑电图异常
亚临床期	正常	正常	心理测量异常	无
一期	昼睡夜醒，失眠	健忘，兴奋，易怒	扑翼样震颤	三相波(5 Hz)
二期	淡漠，反应迟钝	意识障碍，行为失常	共济失调，腱反射增强	三相波(5 Hz)
三期	嗜睡	定向力障碍，幻觉	肌张力增加，巴氏征(＋)	三相波(5 Hz)
四期	昏迷	无	浅昏迷同三期，深昏迷无反射	α波/慢波

5. 凝血功能障碍

凝血功能障碍与肝脏合成凝血因子减少、DIC、血小板减少等因素有关，表现为皮肤、黏膜、内脏广泛出血，严重时可危及生命。

6. 肝肾综合征

肝肾综合征是由 ALF 引起的急性肾衰竭，病人出现少尿或无尿、氮质血症、酸中毒、高钾血症等表现，大多数为功能性。当 ALF 经治疗改善后，肾衰竭可逆转。

7. 其他

如腹水、呼吸衰竭、低血压、心律失常、继发感染等。

(三)辅助检查

1. 肝炎病毒学检查

大部分病人可检测到乙型肝炎病毒。

2. 肝功能

1)转氨酶和胆红素均迅速、明显升高，数日内胆红素升至 171 μmol/L 或每日上升 171 μmol/L，当出现"酶胆分离"现象，即胆红素继续上升，转氨酶反而下降时，提示预后不良。

2)白球蛋白比例倒置。

3)血氨升高。

3. 血生化

(1)电解质紊乱

电解质紊乱可有低$[K^+]$、低$[Na^+]$、低$[Ca^+]$、低$[Mg^{2+}]$等改变。

(2)低血糖

急性肝衰竭时，低血糖与胰岛素灭活减少、肝糖原分解和糖异生减少等因素有关，空腹血糖＜2.22 moml/L。

(3)血胆固醇降低

由于肝细胞脂肪代谢障碍，不能正常合成胆固醇，血清胆固醇含量可减至较低。

4. 血气分析

早期因通气过度呈呼吸性碱中毒，低钾可致代谢性碱中毒，肝肾综合征时出现代谢性酸中毒。

5. 凝血指标

凝血酶原时间延长，凝血酶原活动度降低，血纤维蛋白原减少。ALF 合并 DIC 时的实验室诊断标准与一般 DIC 不同，要求凝血酶原时间＞15 s，纤维蛋白原＜1.25 g/L，血小板＜50×10^9/L。

（四）病情判断

1. 诊断

1）病史中有肝炎病史、毒物接触史、药物服用史等。

2）一般症状及消化道症状逐渐加重。

3）黄疸迅速加深，肝功能异常。

4）性格、行为改变。

5）体检中肝脏缩小，有出血倾向。

2. 鉴别诊断

1）检测血清中各型肝炎病毒抗原标志物，可帮助确诊为病毒性肝炎引起的 ALF。

2）病史的采集有助于中毒性 ALF 的诊断。

3）儿童发病、家族史、角膜边缘的铜盐沉着环（K-F 环）、血清铜蓝蛋白降低，支持 Wilson 病（肝豆状核变性）。

4）急性脑病，肝功能异常，但胆红素升高不明显，是 Reye 综合征的特点。

（五）救治原则

ALF 的治疗原则是加强支持治疗，预防和及时处理并发症，维持各脏器功能，为肝细胞再生赢得时间和条件。必要时行人工肝或肝脏移植治疗。

三、护理措施

1. 一般护理

合理休息，充足睡眠，可以减少体能消耗，降低肝脏负荷，增加肝脏血流量，防止肝功能进一步受损，促进肝细胞恢复。

2. 正确饮食

饮食营养是改善肝功能的基本措施之一。正确的进食和合理的营养，能促进肝细胞再生，反之则会加重病情。给予低脂、低蛋白、高糖饮食，保证供给足够的热量（25～35 kcal/kg·d）和维生素，每日或隔日输新鲜血浆、清蛋白，以提高胶体渗透压、补充凝血因子、携带转运胆红素。禁酒，避免进食粗糙、坚硬或刺激性食物，不进食增加肝脏解毒负荷的食物和药物。

3. 保肝治疗

（1）细胞活性药物

细胞活性药物有药物有 ATP、CoA、肌苷、1,6 二磷酸果糖等。

（2）胰岛素-胰高血糖素疗法

胰高血糖素 1 mg，普通胰岛素 10 U，加入 10% 葡萄糖溶液 250～500 ml 静脉滴注，每天 1～2 次。

（3）促肝细胞生长素

促肝细胞生长素可促使肝细胞再生，使用剂量为 100～120 mg/d。

（4）前列腺素 E

前列腺素 E 具有改善肝脏微循环，稳定肝细胞膜等作用，可用前列地尔注射液（凯时），5～10 μg/d。

4. 对症处理

（1）肝性脑病

1）减少肠道毒物的产生和吸收：生理盐水清洁灌肠，白醋 30～50 ml 保留灌肠，不宜用肥皂水灌肠。

2)导泻剂:如33%硫酸镁30～60 ml/d或甘露醇25～50 g。

3)乳果糖:每次5 g,每天3～4次,或以解软便每天2～3次为宜。

4)抗生素:口服以消除肠道菌群,可用新霉素0.5 g,每天4次,或甲硝唑0.2 g,每天4次。

5)促进毒物代谢:常用谷氨酸钠、谷氨酸钾、精氨酸。谷氨酸钠60～80 ml/d,谷氨酸钾20 ml/d,具体用量根据血[Na^+]、[K^+]情况调节,并同时补充ATP和镁离子。

6)纠正氨基酸谱紊乱,予支链氨基酸500 ml/d静脉滴注。

(2)维持水电解质平衡

每日液体入量为前一日出量加不显性失水500～800 ml,一般补充氯化钠6～8 g/d、氯化钾3～6 g/d以及葡萄糖酸钙和硫酸镁,并根据血液生化指标调整。

(3)脑水肿

脑水肿者给予甘露醇18 g/kg,每6 h一次快速静脉滴注,或与呋塞米(速尿)20～40 mg交替。

(4)肝肾综合征

出现肝肾综合征时按急性肾功能衰竭处理。

(5)出血

1)预防应激性溃疡:使用H_2受体拮抗剂甲氰咪呱1.2～1.6 g/d,质子泵抑制剂奥美拉唑(洛赛克)40～80 mg/d。

2)补充维生素K_1、新鲜血浆、纤维蛋白原、凝血酶原复合物等。

3)合并DIC时,早期开始肝素治疗,50～100 mg/d,监测PT、APTT以调整肝素用量,使之延长1.5～2倍为宜,继发纤溶亢进时加用抗纤溶药物。

(6)预防感染

全身使用有效抗生素以预防肠道、腹腔、肺部感染。

5.密切观察病情

每日记录血压、出入量、意识状态及体温;观察有无感染,及时发现自发急性腹膜炎等并发症;密切观察皮肤有无出血点、瘀斑,以便及时采取止血治疗;对突发性格异常及其他神经体征的病人,要谨防肝性脑病的发生;慎用各种易诱发肝性脑病的药物。

6.皮肤护理

有腹水或水肿的病人,应注意保持皮肤清洁卫生,水肿部位的皮肤防止受压和破损,可用海绵垫或棉垫垫起受压部位,并改善血液循环。皮肤瘙痒者应及时给予止痒处理,不得用手搔抓,以免感染。

7.腹水病人的护理

1)对大量腹水的病人,采取半卧位,使横膈下降,增加肺活量,有利于呼吸。

2)定期测量腹围,密切观察腹水消长情况。

3)记录液体出入量和体重。

4)腹水病人应低钠或无钠饮食,严重者限制每日的入水量。

5)使用利尿剂者注意监测血生化指标,避免电解质紊乱。

6)如大量腹水引起腹内压力增高,病人不能耐受时,酌情放腹水,一次放液量以不超过3 000～5 000 ml为宜,同时补充清蛋白。

(谢伦芳)

第十一节 急性肾衰竭

一、概述

急性肾衰竭(acute renal failure)是由各种原因引起的肾功能在短时间(几小时至几天)内突然下降而出现的临床综合征。肾功能下降可发生在原来无肾功能不全的病人,也可发生在原已稳定的慢性肾病(chronic kidney disease,CKD)者突然有急性恶化。急性肾衰竭主要表现为氮质废物血肌酐(Cr)和尿素氮(BUN)升高,水、电解质和酸碱平衡紊乱,及全身各系统并发症。常伴有少尿(尿量<400 ml/d),但也可以无少尿表现。急性肾衰竭大多是可逆性,如能早期诊断和治疗,多数病人可以完全恢复。近年来,由于现代肾功能监护技术及肾脏替代疗法的进展,其死亡率已明显下降。

二、护理评估

(一)病因

急性肾衰竭病因较多,但综合来看,主要有以下3种:①是肾脏疾病急剧发展的结果;②为外界因素影响已受损害的肾脏而诱发;③为药物、毒物等直接对肾脏的损害所致。

1.各种原因所致肾脏缺血、缺氧

1)感染性疾病:细菌、病毒、螺旋体、真菌、原虫等所致感染。

2)大面积创伤:挤压综合征、肌红蛋白尿性肾病、大面积烧伤、大手术治疗后。

3)严重水、电解质平衡紊乱。

4)各种类型休克。

5)急性血管内溶血、凝血发生:如血型不合的输血、机械性溶血(人工心肺机、人工肾等)、大量输入陈旧血液、溶血性贫血等。另外,宫外孕破裂、前置胎盘、胎盘早剥、急性白血病、恶性肿瘤所致弥散性血管内凝血等都可造成急性肾功能不全。

上述原因造成急性循环衰竭,使有效循环血量急剧减少,肾血流量明显下降致肾小管上皮急性缺血性损害而发生坏死、基底膜破裂。这也是ICU病人中发生急性肾衰的主要原因。

2.各种原因所致肾中毒

1)重金属类化合物中毒:如汞、铅、砷、铋等。

2)有机化合物中毒:有机磷农药中毒等。

3)生物毒素中毒:蛇毒、毒蕈类及细菌毒素的作用。

4)肾毒性药物:如抗生素中以氨基糖苷类为主,包括新霉素、庆大霉素、卡那霉素、先锋霉素、多粘菌素B等,以及化学药品如四氯化碳、巴比妥类、磺胺类等。

(二)分类

急性肾衰竭有广义和狭义之分,广义的急性肾衰竭可分为肾前性、肾性和肾后性3类。狭义的急性肾衰竭是指急性肾小管坏死(acute tubular necrosis,ATN)。肾前性急性肾衰竭的常见病因包括血容量减少(如各种原因的液体丢失和出血),有动脉血容量减少和肾内血流动力学改变(包括肾前小动脉收缩或肾后小动脉扩张)等。肾后性急性肾衰竭的特征是急性尿路梗阻,梗阻可发生在尿路中从肾盂到尿道的任一水平。肾性急性肾衰竭有肾实质损伤,最常见的是肾缺血或肾毒性物质(包括药物性或色素性肾病如血管内溶血及横纹肌溶解)损伤肾小管上皮细胞。

（三）发病机制

不同病因、不同病理损害类型的急性肾小管坏死可以有不同的始动机制和持续发展因素。中毒引起的急性肾小管坏死,也大多发生在多种因素综合基础之上,如年龄、有无糖尿病等。由毒物所致的肾损害,大多也有缺血因素参与。肾前性急性肾衰竭是肾灌注减少导致血流动力学介导的肾小球滤过率(GFR)降低,但不存在肾实质损伤。如果能及时纠正肾灌注量减少,则能逆转血流动力学损害,会使肾功能迅速恢复。若低灌注持续存在,可发生细胞明显损伤,从肾前性转向肾性。

目前对于缺血所致急性肾小管坏死的发病机制,主要有以下解释:

1. 肾血流动力学异常

肾血液流动力学异常主要为肾血浆流量下降,肾内血流重新分布。表现为肾皮质血流减少,肾髓质充血等。造成上述血流动力学障碍的原因众多,主要有:

1)交感神经过度兴奋。

2)肾内肾素-血管紧张素系统兴奋。

3)肾内舒张血管性前列腺素(主要为 PGI_2、PGE_2)合成减少,缩血管性前列腺素(血栓素 A_2)产生过多。

4)由于血管缺血,导致血管内皮损伤,引起血管收缩因子(内皮素)产生过多,舒张因子(一氧化氮)产生相对过少。目前认为本机制可能为最主要机制。

5)管-球反馈过强,造成肾血流及肾小球滤过率进一步下降。

2. 肾小管上皮细胞代谢障碍

肾小管上皮细胞代谢障碍主要为缺氧所致,表现为:

1)ATP 含量明显下降,Na^+-K^+-ATP 酶活力下降,使细胞内[Na^+]、[Cl^-]浓度上升,[K^+]浓度下降,细胞肿胀。

2)Ca^{2+}-ATP 酶活力下降,使胞质中[Ca^{2+}]浓度明显上升,线粒体肿胀,能量代谢失常。

3)细胞膜上磷脂酶因能量代谢障碍而大量释放,进一步促使线粒体及细胞膜功能失常。

4)细胞内酸中毒等。

3. 肾小管上皮脱落,管腔中管型形成

肾小管管腔堵塞造成压力过高,一方面妨碍了肾小球滤过,另一方面积累于被堵塞管腔中的液体沿受损的细胞间隙进入组织间隙,加剧了已有的组织水肿,进一步降低了肾小球滤过及加重了肾小管间质缺血性障碍。

（四）病理

由于病因及病变的严重程度不同,急性肾衰竭的病理改变可有显著差异。肉眼见肾增大而质软,剖面可见髓质呈暗红色,皮质肿胀,因缺血而呈苍白色。典型的缺血性急性肾衰竭,光镜检查见肾小管上皮细胞片状和灶性坏死,从基底膜上脱落,肾小管管腔管型堵塞。管型由未受损或变性的上皮细胞、细胞碎片、Tamm-Horsfall 粘蛋白和色素组成。肾缺血者,基底膜常遭破坏。如基底膜完整性存在,则肾小管上皮细胞可迅速地再生,否则上皮细胞不能再生。

肾毒性急性肾衰竭形态学变化最明显的部位在近端肾小管的曲部和直部。肾小管上皮细胞坏死不如缺血性急性肾衰竭明显。

（五）临床表现

急性肾小管坏死是肾性急性肾衰竭最常见的类型,通常按其病因分为缺血性和肾毒性。但临床上常常是多因素,如发生在危重疾病时它综合包括了脓毒病、肾脏低灌注和肾毒性药物等因素。

临床典型病程可分为3期:

1. 起始期

此期病人常遭受一些已知引起急性肾小管坏死的病因,例如低血压、缺血、脓毒病和肾毒素等,但尚未发生明显的肾实质损伤。在此阶段急性肾衰竭是可预防的。但随着肾小管上皮发生明显损伤,肾小球滤过率突然下降,临床上急性肾衰竭综合征的表现变得明显,则进入维持期。

2. 维持期

维持期又称少尿期。典型的为7～14 d,但也可短至几天,长至4～6周。肾小球滤过率保持在低水平。许多病人可出现少尿(尿量<400 ml/d)。但也有些病人可没有少尿,尿量>400 ml/d,称为非少尿型急性肾衰竭,其病情大多较轻,预后较好。然而,不论尿量是否减少,随着肾功能减退,临床上均可出现一系列尿毒症表现。

（1）急性肾衰竭的全身症状

1）消化系统症状:食欲减退、恶心、呕吐、腹胀、腹泻等,严重者可发生消化道出血。

2）呼吸系统症状:除感染的并发症外,因过度容量负荷,尚可出现呼吸困难、咳嗽、憋气、胸痛等症状。

3）循环系统症状:多因尿少和未控制饮水,以致体液过多,出现高血压及心力衰竭、肺水肿表现;因毒素滞留、电解质紊乱、贫血及酸中毒引起各种心律失常及心肌病变。

4）神经系统症状:出现意识障碍、躁动、谵妄、抽搐、昏迷等尿毒症脑病症状。

5）血液系统症状:可有出血倾向及轻度贫血现象。

感染是急性肾衰竭另一常见而严重的并发症。在急性肾衰竭同时或在疾病发展过程中还可合并多个脏器衰竭,病人病死率可高达70%。

（2）水、电解质和酸碱平衡紊乱

1）代谢性酸中毒:主要因为肾排酸能力减低同时又因急性肾衰竭常合并高分解代谢状态,使酸性产物明显增多。

2）高钾血症:除肾排泄 K^+ 减少外,酸中毒、组织分解过快也是主要原因。在严重创伤、烧伤等所致横纹肌溶解引起的急性肾衰竭,有时每日血[K^+]可上升 1.0～2.0 mmol/L 以上。

3）低钠血症:主要由水潴留过多引起。此外,还可有低钙、高磷血症,但远不如慢性肾衰竭时明显。

3. 恢复期

肾小管细胞再生、修复,肾小管完整性恢复。肾小球滤过率逐渐回复正常或接近正常范围。少尿型病人开始出现利尿,可有多尿表现,尿量可达 3 000～5 000 ml/d,或更多。通常持续 1～3周,继而再恢复正常。与肾小球滤过率相比,肾小管上皮细胞功能(溶质和水的重吸收)的恢复相对延迟,常需数月后才能恢复。少数病人可最终遗留不同程度的肾脏结构和功能上的缺陷。

（六）实验室检查

1. 血液检查

1）有轻、中度贫血。

2）血肌酐和尿素氮进行性上升，血肌酐每日平均增加≥44.2 μmol/L，高分解代谢者上升速度更快，每日平均增加≥176.8 μmol/L。

3）血清[K^+]升高，常大于5.5 mmol/L。

4）血 pH 值常低于7.35。

5）[HCO_3^-]多低于20 mmol/L，血清[Na^+]正常或偏低。血[Ca^{2+}]降低，血[P^{3+}]升高。

2.尿液检查

1）尿常规检查尿蛋白多为（＋～＋＋），常以中、小分子蛋白为主。

2）尿沉渣检查可见肾小管上皮细胞、上皮细胞管型、颗粒管型以及少许红、白细胞等。

3）尿比重降低且较固定，多在1.015以下。因肾小管重吸收功能损害，尿液不能浓缩所致。

4）尿渗透压浓度低于350 mmol/L。

5）尿[Na^+]含量增高，多为20～60 mmol/L。

6）肾衰指数常大于1。

7）滤过钠排泄分数常大于1。

应注意尿液指标检查须在输液、使用利尿药、高渗药物前进行，否则会影响结果。尿液诊断指标检查见表3-3。

表 3-3　肾前性及缺血性肾性肾衰竭的尿液诊断指标

诊断指标	肾前性肾衰竭	缺血性肾性肾衰竭
尿比重	>1.018	<1.015
尿渗透压(mmol/L)	>500	< 350
尿[Na^+](mmol/L)	<20	>20
血尿素氮/血肌酐	>20	<20
肾衰指数*	<1	>1
滤过钠分数**	<1	>1
尿沉渣	透明管型	棕色颗粒管型

注　*：肾衰指数＝$\dfrac{尿钠}{尿肌酐/血肌酐}$；**：滤过钠分数＝$\dfrac{尿钠/血钠}{尿肌酐/血肌酐}$

3.影像学检查

尿路超声检查对排除尿路梗阻和慢性肾功能不全很有帮助。必要时 CT 等检查显示是否存在着与压力相关的扩张，如有足够的理由怀疑由梗阻所致，可做逆行性或下行性肾盂造影。X 线或放射性核素检查对了解血管有无阻塞有帮助，但要明确诊断仍需行肾血管造影。

4.肾活检

肾活检是重要的诊断手段。在排除了肾前性及肾后性原因后，没有明确致病原因（肾缺血或肾毒素）的肾性急性肾衰竭都有肾活检指征。

（七）治疗要点

1.纠正可逆的病因，预防额外的损伤

急性肾衰竭首先要纠正可逆的病因。对于各种严重外伤、心力衰竭、急性失血等都应进行治疗，包括输血、等渗盐水扩容，处理血容量不足、休克和感染等。应停用影响肾灌注或肾毒性的药物。

应用小剂量多巴胺可扩张肾血管,增加肾血浆流量以增加尿量。应用利尿药可能会增加尿量,从而有助于清除体内过多的液体。

2.维持体液平衡

每日补液量应为显性失液量加上非显性失液量减去内生水量。由于非显性失液量和内生水量估计常有困难,每日大致的进液量可按前一日尿量加 500 ml 计算。发热病人只要体重不增加可增加进液量。

3.饮食和营养

补充营养以维持机体的营养状况和正常代谢,这有助于损伤细胞的修复和再生,提高存活率。急性肾衰竭病人所需能量应为 147 kJ/(kg·d)[35 kcal/(kg·d)]。主要由糖类和脂肪供应;蛋白质的摄入量应限制为 0.8 g/(kg·d),对于有高分解代谢或营养不良以及接受透析的病人的蛋白质摄入量可放宽。尽可能地减少 Na^+、K^+、Cl^- 的摄入量。不能口服的病人需静脉营养补充必需氨基酸及葡萄糖。

4.高钾血症

血$[K^+]$>6.5 mmol/L,心电图表现为 QRS 波增宽等明显的变化时,应予以紧急处理,包括:

1)10%葡萄糖酸钙 10～20 ml 稀释后静脉缓慢(5 min)注射。

2)11.2%乳酸钠或 5%碳酸氢钠 100～200 ml 静脉滴注,以纠正酸中毒并同时促进钾离子向细胞内流动。

3)50%葡萄糖溶液 50 ml 加普通胰岛素 10 U 缓慢地静脉注射,可促进糖原合成,使钾离子向细胞内移动。

4)口服离子交换(降钾)树脂(15～30 g,每天 3 次)。

以上措施无效或为高分解代谢型急性肾小管坏死的高钾血症病人,透析是最有效的治疗。

5.代谢性酸中毒

应及时治疗,如$[HCO_3^-]$<15 mmol/L,可选用 5%碳酸氢钠 100～250 ml 静脉滴注。对于严重酸中毒病人,应立即开始透析。

6.感染

感染是常见并发症,也是主要死亡原因之一。应尽早使用抗生素。根据细菌培养和药物敏感试验选用对肾无毒性或毒性低的药物,并按内生肌酐清除率调整用药剂量。

7.心力衰竭

临床表现与一般心力衰竭相仿,处理措施亦基本相同。药物治疗以扩血管为主,使用减轻前负荷的药物。容量负荷过重的心力衰竭最有效的治疗是尽早进行透析治疗。

8.透析疗法

(1)尿毒症综合征

明显的尿毒症综合征包括心包炎和严重脑病、高钾血症、严重代谢性酸中毒、容量负荷过重但用利尿药治疗无效者,具有透析治疗指征。对非高分解型、尿量不少的病人,可试行内科保守治疗。对于重症病人要早期进行透析,其目的是:

1)尽早清除体内过多的水分、毒素。

2)纠正高钾血症和代谢性酸中毒,以稳定机体的内环境。

3)有助于液体、热量、蛋白质及其他营养物质的摄入。

4)有利于肾损伤细胞的修复和再生。

（2）急性肾衰竭

其透析治疗可选择间歇性血液透析（IHD）、腹膜透析（PD）或连续性肾脏替代治疗（continuous renal replacement therapy，CRRT）。血液透析的优点是代谢废物的清除率高、治疗时间短，但易有心血管功能不稳定，尤其是症状性低血压，且需要应用抗凝药，对有出血倾向的病人增加治疗的风险。腹膜透析无需抗凝和很少发生心血管并发症，适合于血流动力学不稳定的病人，但其透析效率较低，且偶有发生腹膜炎的危险。CRRT 包括连续性动-静脉血液滤过（CAVH）和连续性静-静脉血液滤过（CVVH）等，适用于多器官功能衰竭病人，具有血流动力学稳定优点，可清除水分 10~14 L/d，保证了静脉内高营养。但要注意监护，注意肝素用量。

9.多尿期的治疗

多尿开始时，由于肾小球滤过率尚未恢复，肾小管的浓缩功能仍较差，治疗仍应维持水、电解质和酸碱平衡，控制氮质血症和防止各种并发症。已施行透析的病人，仍应继续透析。多尿期约 1 周后可见血肌酐和尿素氮水平逐渐降至正常范围，饮食中蛋白质摄入量可逐渐增加，并逐渐减少透析次数直至停止透析。

10.恢复期的治疗

一般无需特殊处理，定期随访肾功能，避免使用对肾有损害的药物。

三、护理措施

（一）病情观察

1)注意评估病人的意识状态、贫血及尿毒症面容，有无血压升高、水肿情况，呼出气体有无尿味，皮肤是否干燥并有抓痕，有无恶心、呕吐、腹泻、呼吸困难，心律是否规整，有无心包摩擦音等。每日称量体重，记录出入量。

2)监测血清电解质的变化，如发现异常及时通知医生处理。密切观察有无高钾血症的征象，如脉律不齐、肌无力、心电图等改变。血钾高者应限制钾的摄入，少用或忌用富含钾的食物，如紫菜、菠菜、苋菜、薯类、山药、坚果、香蕉、香菇和榨菜等。预防高钾血症的措施还包括积极预防和控制感染、及时纠正代谢性酸中毒、禁止输入库存血等。限制钠盐。密切观察有无低钙血症的征象，如手指麻木、易激惹、腱反射亢进、抽搐等。如发生低钙血症，可摄入含钙量较高的食物如牛奶，可遵医嘱使用活性维生素 D 及钙剂等。

（二）对症护理

1.消化系统

注意口腔护理，每日早晚及餐后协助病人漱口，保持口腔清洁，减少恶心感，防止细菌生长；少量多餐；夜间睡前饮水 1~2 次，以免夜间脱水使尿素氮升高；观察呕吐物和大便颜色，发现消化道出血及时处理。

2.神经系统

注意观察病人神志变化，保持病房安静，以利于病人休息，使用镇静剂时须防止蓄积中毒。

3.心血管系统

观察血压、心律，注意降压药物的不良反应，出现心功能不全、急性肺水肿时，及时报告医师。

4.造血系统

贫血严重者起坐、下床动作宜缓慢,并给予必要的协助,有出血倾向者应避免使用抑制凝血药物及纤溶药物。

5. 呼吸系统

注意观察病人有无胸闷、呼吸困难,若出现深大呼吸伴嗜睡,提示代谢性酸中毒。

6. 皮肤护理

因尿素沉积,刺激皮肤,病人常有皮肤不适感或瘙痒,并影响睡眠,如抓破极易感染,应勤用温水擦洗,勤换衣裤被单,保持皮肤清洁。水肿病人注意保护皮肤,防止压疮发生。

(三)心理护理和健康教育

急性肾衰竭病人往往病情危重,而且治疗费用高,病人对透析疗法存在恐惧感和绝望,应多与病人沟通,讲解疾病的有关知识,使其正确对待疾病,树立信心,配合治疗。

(四)合理营养

肾功能不全病人的营养管理应及早开始,摄取高热量、高维生素、高钙、低磷和优质蛋白饮食,适当限制钠盐和钾盐。对伴有高分解代谢,肠内营养不能满足需要者,可经胃肠道外补充热量,以减慢血氮质升高速度,增加抗感染能力。

(五)血液透析病人的护理

1. 透析前

向病人说明透析目的、过程和可能出现的问题,以避免紧张,增加安全感。

2. 透析中

①观察病人意识、血压、脉搏、呼吸、体温、皮肤的变化,注意有无出血、低血压、过敏、失衡综合征的发生;②注意无菌操作;③建立血管通路,妥善固定;④合理调节、设置透析机的参数,观察设备运转是否正常;⑤填写透析记录单,记录透析时间、超滤液体量、抗凝剂种类与剂量等。

3. 透析后

①观察病人全身情况有无好转;②留取血标本进行检验,了解透析疗效;③拔除导管,压迫止血,部位要准确,时间要足够;④注意观察局部有无渗血、血肿;⑤需保留导管者,以肝素盐水封管。

(六)腹膜透析病人的护理

1)操作过程中严格无菌操作原则。

2)腹透液注入腹腔前加温至37℃。

3)病人取仰卧位或半卧位,注意保暖,鼓励病人变换体位,增加肠蠕动。

4)准确填写透析记录,记录透析液进出量及时间,记录出、入量,并观察透析液的颜色。

5)保持透析管引流通畅,观察局部有无渗血、渗液。

6)观察病人有无腹痛、低血压等并发症的发生。

(七)健康教育

1. 疾病预防指导

慎用氨基糖苷类等肾毒性抗生素。尽量避免大剂量造影剂X线检查,尤其是老年人及肾血流灌注不良者(如脱水、失血、休克)。加强劳动防护,避免接触重金属、工业毒物等。误服或误食毒物时,应立即进行洗胃或导泻,并应用对应的解毒剂。

2. 康复指导

①恢复期病人应加强营养,增强体质,适当锻炼;②注意个人清洁卫生,注意保暖,防止受

凉;③避免妊娠、手术、外伤等;④强调监测肾功能、尿量的重要性,叮嘱病人定期随访,并教会其测量和记录尿量的方法。

(毕清泉)

第十二节 休 克

一、概述

休克(shock)是机体受到外来或内在有害刺激的强烈侵袭,致使内环境失调,有效循环血量锐减,细胞代谢和微循环障碍,最终导致机体重要脏器血液灌注不足、代谢和功能障碍的全身性病理综合征。

二、护理评估

(一)病因及分类

人体的全血量、心排出量及微循环的状态,是维持正常有效循环的三大要素。引起休克的原因虽很多,但各种休克因素最终均导致有效循环血量急剧减少。

1. 低血容量性休克

各种原因所致的迅速大量失血,超过全身总血量的20%时,即可以出现休克。严重失水可造成大量细胞外液和血浆的丧失,使有效循环血量锐减,也能引起休克。另外,如果合并组织损伤,则其坏死分解产物能够引起微血管扩张和管壁通透性增加,使有效循环血量进步减少,从而加重休克。

2. 感染性休克

严重感染,尤其是革兰阴性杆菌感染时,感染灶的细菌毒素吸收入血后产生中毒症状,引起微循环障碍,导致感染性休克,也称脓毒性休克。此外,炎症过程中释放的多种体液介质也参与休克的形成。

3. 心源性休克

心源性休克是左心室功能严重障碍导致心排血量锐减,造成组织灌注急剧减少的一种状态。急性心肌梗死、严重心律失常、心包填塞、急性心脏瓣膜或乳头肌断裂、充血性心力衰竭等均可导致心源性休克。

4. 神经源性休克

败血症、麻醉药及降压药使用过量、脊髓损伤、四肢麻痹等,均可引起外周阻力急剧下降,产生神经源性休克。

5. 过敏性休克

致敏原进入机体后,产生 IgE 抗体,吸附在细胞表面,使机体处于致敏状态。当再次接触同一致敏原时,致敏原与体内 IgE 结合,可在数分钟内引起血压急剧下降,心排血量锐减,发生过敏性休克。临床上最常见的是药物致敏,如青霉素过敏,若不及时抢救,可致病人死亡。

(二)休克时人体各脏器的病理生理改变

休克时内脏器官的病理生理改变,一方面是代偿性反应,有利于机体自身稳定;另一方面则是由于组织严重缺血、缺氧所致的脏器功能损害乃至衰竭。代偿性机制可在致休克因素持续损害下转变为失代偿,促成衰竭。几种脏器同时或相继发生功能障碍或衰竭,称为多器官功能障碍综合征（MODS）。MODS多见于休克失偿期，也可发生于休克曾一度纠正后，发生再灌注损伤，主要累及肺、肾、肝、心等脏器，病死率较高。

1. 肺

休克时，组织低灌流，产生代谢性酸中毒，反射地引起呼吸频率加快。如果无换气功能障碍，则动脉血氧分压（PaO_2）改变不大，且$PaCO_2$下降。过度换气可导致呼吸性碱中毒，使氧离曲线左移从而减少氧在组织中释放。如果休克未能及时纠正，则肺的微循环内出现微血栓，缺氧使肺毛细血管和肺泡的内皮细胞受损，血管壁通透性增加，促使水份和血浆蛋白成份溢出，引起肺水肿。肺泡Ⅱ型细胞受损，表面活性物质分泌减少，使肺顺应性下降，肺泡萎陷，造成肺不张，且有透明膜形成。此外，微循环障碍尚可导致肺内动静脉分流增加。上述因素最终导致通气/血流比例失调，肺内气体交换障碍。临床上出现进行性呼吸困难，即成人呼吸窘迫综合征（ARDS），也称休克肺。休克肺往往先于其他脏器衰竭出现。ARDS加重了组织缺氧，可导致多脏器相继衰竭。故及早注意并纠正ARDS，有助于防止MODS发生，提高休克的治愈率。

2. 心脏

心脏本身的供血主要取决于舒张期血压。休克早期由于交感神经兴奋和儿茶酚胺释放，舒张压并不降低或略有增高，心脏供血无明显减少。休克失偿期，心排出量和主动脉压均降低，舒张压下降。冠状动脉血流量减少，心肌可缺氧受损。心动过速（心率＞150次/分）使舒张期明显缩短，也不利于心肌灌注。儿茶酚胺过多释放可致心内膜下缺血，同时心肌微循环内血栓还可引起心肌局灶性坏死。此外，心肌抑制因子、高钾血症、代谢性酸中毒等均可损害心肌。上述因素共同作用，使心功能减退。如果病人合并冠心病或其他心脏病，或治疗过程中输血、输液过多，则更易发生心力衰竭。

3. 肾脏

休克时，肾脏极易受损。休克初期，肾血流量减少，反射性引起肾小动脉收缩，肾小球滤过率下降。加上血管升压素（抗利尿激素）及醛固酮释放增加，少尿显著，有时甚至无尿。这样保留了细胞外液，起到代偿作用。但持续肾血流减少，尤其是肾皮质血流锐减会使肾小管上皮细胞变性坏死。坏死的肾小管上皮细胞、血红蛋白或肌红蛋白分解产物、蛋白管型、药物等堵塞肾小管，更易发生肾小管坏死（ANF）。另外，肾毛细血管微血栓形成，也是急性肾功能衰竭的原因之一。

4. 脑

脑的供能和功能活动依赖于充足的血液灌注。休克早期儿茶酚胺的增加对脑血管影响不大，但持久的血灌注不足和微循环障碍可使脑组织缺氧、水肿，出现意识障碍。严重时发生脑疝，危及生命。

5. 肝脏和其他脏器

1）肝脏为重要代谢器官，对缺氧较为敏感。肝脏缺血、血流淤滞、肝血管窦和中央静脉内微血栓形成，可引起肝小叶中心坏死，导致一系列代谢障碍。各脏器功能障碍相互影响中，肝脏具有重要作用。肝功能衰竭不仅影响肾（肝肾综合征）、脑（肝性脑病），还可影响肺，使肺血管通透性增加及组织破坏。肝脏网状内皮系统功能变化还可促发MODS，应予重视。

2）休克时，胃肠道因缺血、缺氧，可引起黏膜糜烂出血，产生应激性溃疡。肠道淤血、缺血，蠕动乏力，可致动力性肠梗阻。肠黏膜毛细血管通透性增加，肠道细菌产生的毒素更易吸收入血。胰腺的分泌功能受到抑制,可使糖耐量降低。胰细胞溶酶体的破裂,是引起血流凝血溶解及激肽系统失衡的基本因素。脾、肝网状内皮细胞功能障碍,可影响机体免疫力。

（三）临床表现及病情判断

1. 病史

了解病史有助于阐明致休克因素,主要包括创伤、感染、流产、手术后、脱水、用药史、心脏疾患、糖尿病、胃肠疾病、消化道出血、激素使用、肾上腺切除、脊髓损伤、麻醉和静脉栓塞性疾病等。可在抗休克治疗的同时,尽可能详尽、确切地了解病史。

2. 临床表现

根据休克的病程演变,可将休克分成 3 期,即休克代偿期、休克进展期和休克失偿期或不可逆期。各期临床表现虽不尽相同,但并无明确的界限。

（1）休克代偿期

器官、组织低灌注表现不明显。交感神经和肾上腺髓质兴奋,出现烦渴、精神紧张、烦躁不安等。血压正常或稍高。脉搏细弱,肌肉无力。皮肤苍白、湿冷,感染性休克时由于细菌毒素作用,也可表现为温暖干燥。尿量明显减少。过度通气可致呼吸性碱中毒。低血容量性休克病人还可出现恶心、呕吐、体温降低等。此时若及时终止致休克因素,休克可很快得以纠正。

（2）休克进展期

在致休克因素继续作用下,机体代偿作用受限,重要脏器血液灌注不足,出现功能衰竭表现。此时,病人神志淡漠,精神萎靡;血压下降,脉搏极其微弱甚至无脉;皮肤灰白、发绀,可有花斑;中心静脉压下降;尿量减少或无尿;血氧分压下降,可有代谢性酸中毒表现。

（3）休克失偿期

休克失偿期是指重要脏器持续低灌注状态时间过长,导致血流淤滞,组织坏死,功能障碍,且不可逆转。临床上若出现了对各种治疗均无反应的持续性低血压、连续或反复发作的心律失常和重度代谢性酸中毒时,均提示休克到了不可逆阶段。但是,究竟用什么标准判断休克属可逆还是不可逆期尚无定论。临床上惟一正确的态度是积极抢救,而不是轻易地宣布病人已处于不可逆休克而放弃治疗。

休克的诊断一般并不困难,重要的是争取早期发现,尽早明确致休克因素,并把握休克发展过程的病理生理动态,是采取积极有效治疗措施的前提。

（四）救治要点

休克属危重病症,抢救治疗越及时,恢复的可能性就越大。原则是迅速解除致休克因素,尽快恢复有效循环血量,纠正微循环障碍,改善心脏功能和恢复正常代谢,并根据病情需要作相应处理。

由于致休克因素复杂,涉及多学科、多专业,有时不易早期发现。但不去除原发病变,休克又难以纠正。此时,有必要行多方协作,尽快找到原发病变。一旦明确致休克病因,则应在积极抗休克的同时尽可能去除原发病,并有针对性地进行治疗。

1. 一般抢救措施

患者取平卧位,注意保暖;予吸氧、镇静、止痛、止血等。

2. 补液

补充血容量,建立良好静脉通道,迅速补足有效循环血量,是休克治疗中的首要措施。扩充血容量,可以增加心室前负荷,从而增加心排血量,使血压上升,改善组织灌流。

3.纠正代谢紊乱

略。

4.重要脏器功能支持

略。

5.血管活性药物的应用

略。

6.改善微循环

略。

7.激素的使用

肾上腺皮质激素在治疗休克中的作用尚有争论。但是,感染性休克和重度休克病人使用激素确能奏效。目前认为,激素的主要作用有:

1)阻断 α 受体的兴奋性,从而扩张周围血管,改善微循环。

2)稳定细胞溶酶体膜,减少溶酶体酶的释放。

3)增强心肌收缩力,增加心排出量,并能阻止心肌抑制因子的释放,对心肌起保护作用。

4)增进线粒体的功能,防止白细胞凝集,并能抑制补体活性,减轻变态反应等。一般认为,皮质激素类药物需早期应用,且剂量宜大。但须警惕其一系列不良反应的发生。

8.其他

严重休克病人,有时结合多种治疗手段亦难以奏效。但治疗措施制定得越具体、合理,恢复的可能性就越大。

随着对休克发病机制认识的深入,新的治疗方法不断涌现。但无论何种方法,必须与病因治疗、并发症的防治相结合,才能取得更好的效果和防止休克再发生。

三、护理措施

由于休克病情变化复杂,要取得最佳治疗效果,就需要严密的临床监测和分析手段。条件许可时,可在急诊观察室经过必要的观察处理后,适时转入 ICU 进行监护治疗。

监测的目的是评估各器官的功能状况,及时发现危及病人生命的异常体征,防治各器官的进一步损伤和各种并发症。但是,监测不应只限于机体代偿机制耗竭后的体征,应尽量发现预期会恶化的早期征象。

(一) 基础监测

1.意识状态

能够反映中枢神经系统血液灌流状况。脑组织灌流不足、缺氧,表现为烦躁、神志淡漠、意识模糊或昏迷等。严重休克时神经细胞反应降低,病人由兴奋转为抑制,表示脑缺氧加重,病情可继续恶化。病人经治疗后神志清楚,反应良好,提示脑循环改善。早期休克病人有时需要心理护理,要耐心劝慰病人,使之配合治疗护理。另外,谵妄、烦躁、意识障碍者,应给予适当约束,加用床档,以防坠床。

2.肢体温度、色泽

休克时面色苍白,皮肤湿冷,表示病情较重。轻压口唇、甲床苍白区消失时间 >1 s,为微循环血液灌注不足或有淤滞现象。皮肤有出血点或瘀斑,提示可能有 DIC。四肢温暖、皮肤干燥,压口唇或指甲后苍白区消失快(时间 <1 s),迅速转为红润,表明血流灌注良好,休克好转。

3. 血压与脉压

通常认为上肢收缩压<90 mmHg、脉压<20 mmHg且伴有毛细血管灌流量减少症状,如肢端厥冷、皮肤苍白等是休克存在的证据。但在休克早期或代偿期,由于交感神经兴奋,儿茶酚胺释放,舒张压升高,而收缩压无明显改变,故应注意脉压下降和交感兴奋的征象。相反,如使用血管扩张剂或硬膜外麻醉时,收缩压 90 mmHg 左右,而脉压正常(40~40 mmHg),且无其他循环障碍表现,则为非休克状态。此外,平时患高血压的病人,发生休克后收缩压仍可能大于 120 mmHg,但组织灌注已不足。因此应了解病人基础血压,致休克因素使收缩压降低20%以上时才考虑休克。

重度休克病人,袖带测压往往不准确,可用桡动脉穿刺直接测压。休克治疗过程中,定时测压,对判断病情、指导治疗很有价值。若血压逐渐下降,甚至不能测知,且脉压减小,则说明病情加重。血压回升到正常值,或血压虽低,但脉搏有力,手足转暖,则休克趋于好转。

4. 脉搏

休克时脉率增快,常出现于血压下降之前。随着病情恶化,脉率加速,脉搏变为细弱甚至摸不到。若脉搏逐渐增强,脉率转为正常,脉压由小变大,提示病情好转。为准确起见,有时需结合心脏听诊和心电图监测。心率>150 次/分、高度房室传导阻滞等可以降低心排出量,值得注意。

5. 呼吸

注意呼吸次数,有无节律变化。呼吸增速、变浅、不规则,说明病情恶化;反之,呼吸频率、节律及深浅度逐渐恢复正常,提示病情好转。呼吸频率增至 30 次/分以上或降至 8 次/分以下,表示病情危重。应保持呼吸道通畅,有分泌物者及时吸出。鼻管给氧时用 40%~50% 的高流量(6~8 L/min)。输入氧气应通过湿化器或在病人口罩处盖上湿纱布,以保持呼吸道湿润,防止黏膜干燥。每 2~4 h 检查鼻管是否通畅。行气管插管或切开、人工辅助通气的病人,更应注意全面观察机器工作状态和病人反应两方面的变化。高流量用氧者停用前应先降低流量,逐渐停用,使呼吸中枢逐渐兴奋,不能骤停。

6. 体温

休克病人体温常低于正常,但感染性休克者可有高热。护理时应注意适当保暖,如盖被、低温电热毯或空气调温等,但不宜用热水袋加温,以免烫伤和使皮肤血管扩张,加重休克。高热病人可以采用冰袋、冰帽或低温等渗盐水灌肠等方法进行物理降温,也可配合室内通风或药物降温法。

7. 瞳孔

正常瞳孔两侧等大、圆形。双侧瞳孔不等大应警惕脑疝的发生。如双侧瞳孔散大、对光反射减弱或消失,说明脑组织缺氧,病情危重。

8. 尿量

尿量是反映肾脏血液灌流情况的指标。宜安放留置导尿管,观察每小时尿量。尿量每小时少于 25 ml,比重增加,表明肾脏血管收缩或血容量不足。血压正常,但尿量仍少且比重降低,则可能已发生急性肾功能衰竭。尿量稳定在 30 ml/h 以上时,提示休克好转。因此,严格、认真地记录尿量极为重要。

(二)特殊监测及护理

休克的病理生理变化很复杂,特别是遇到严重的持续时间很久的低血容量性休克和感染性休克病人,仅用上述基础监测指标难以充分反映其血液动力学等的变化。为了更好地判断病情,指导治疗,常需进一步设置某些特殊监测项目。

1. 循环功能特殊监测

(1)中心静脉压

中心静脉压(CVP)是近心脏腔静脉内的压力,正常值为 $5\sim12$ cm H_2O(见血流动力学监测)。血压降低,且 CVP<5 cmH_2O 时,表示血容量不足;CVP>15 cmH_2O 时,则提示心功能不全、静脉血管床过度收缩或肺循环阻力增加;CVP>20 cmH_2O,提示有充血性心力衰竭。在心肺功能异常时,CVP 不能反映血容量的多少,也不能准确反映左心室功能。使用大量血管活性药或正压性辅助呼吸,也可影响 CVP。分析判断时应该考虑。在休克治疗过程中,连续测定 CVP,可以指导静脉扩容的量和速度。

补液试验:取等渗盐水 250 ml,在 $5\sim10$ min 内经静脉注入。如血压升高而 CVP 不变,则提示血容量不足;如血压不变而 CVP 升高,则提示心功能不全。

(2)肺动脉压

肺动脉压(PAP)不能直接反映肺静脉、左心房和左心室的压力。左心压力明显升高,甚至有肺水肿存在时,PAP 可以正常。为此,通过 Swan-Ganz 漂浮导管测定肺动脉压、平均肺动脉压(MPAP)和肺动脉楔压(PAWP),可以了解肺静脉、左心房和左心室舒张末期的压力,藉此反映肺循环阻力变化。

PAP 正常值为 $1.3\sim2.9$ kPa;PAWP 正常值为 $0.8\sim2.0$ kPa。两者增高表示肺循环阻力增加或左心衰。CVP 虽正常而 PAWP 已明显增高时,则应避免输液过多,以防止肺水肿发生或加重心衰。

(3)心排出量和心脏指数

1)心排出量(CO)是每分钟心脏搏出血量的总和,正常值为 $4\sim8$ L/min。心排出量降低往往是循环血量不足或心功能抑制的可靠指标,但感染性休克病人心排出量却可增高。故对心排出量进行监测可以指导治疗。

2)心脏指数(心排出量/体表面积,CI)的正常值为 $2.8\sim4.2$ L/(min·m^2)。通过公式,尚可计算出肺循环血管阻力(PVR)、体循环血管阻力(SVR)及左、右心室每搏功指数(LVSWI,RVSWI)等一系列心功能指标。据此可以判断循环功能状况,用以指导输液及合理用药。

2. 呼吸功能特殊监测

(1)动脉血气

动脉血气是判断肺功能状态的最基本指标。动脉血氧分压(PaO$_2$)为动脉血氧合程度指标,正常值 $10.7\sim13$ kPa($90\sim100$ mmHg)。PaO$_2<8.0$ kPa(60 mmHg),吸入纯氧仍无改善可能是 ARDS 的先兆。动脉血二氧化碳分压(PaCO$_2$)正常值为 5.33 kPa(40 mmHg),PaCO$_2>5.9$ kPa(45 mmHg)时,常提示肺泡通气不足。动脉血 pH 值正常为 $7.35\sim7.45$。休克时过度换气常使 PaCO$_2$ 降低,血 pH 值升高。休克病人需反复取血以监测通气和酸碱平衡情况,故需严格遵守操作规程,防止并发症出现。

(2)呼吸动力学监测

重症休克合并呼吸功能障碍,特别是使用人工呼吸机者,可综合机器测量结果和血气分析指标估计氧饱和度、通气和肺顺应性等情况。常用的监测项目有肺容量、肺活量、功能残气量、潮气量、无效腔与潮气量比值及胸肺顺应性等。人工通气时,还需测量气管插管气囊内压力、

PEEP 值等。呼吸肌功能监测,特别是最大吸气压力的测定,可用以判断是否继续行机械通气。

3. 肾功能监测

休克病人出现急性肾功能衰竭时,预后不良。因此必须重视肾功能的监测。除留置导尿管观察每小时尿量外,还需要行实验室检查,包括尿比重、蛋白和管型等。必要时测定尿和血清的尿素和肌酐、尿电解质及渗透压等指标。尿量减少时,应排除血容量不足及梗阻因素后,才能考虑肾衰的可能。少尿性肾衰容易识别,应警惕非少尿性肾衰的发生。后者尿量正常或增加,氮质血症较轻且持续时间短,预后较好。但治疗不当,也可转变为少尿性肾衰。

4. 组织灌注和代谢监测

临床上对组织灌注和代谢进行监测较实用、可靠的方法并不多。除某些基础监测项目外,血液生化学检查是重要的监测指标。动脉血乳酸盐测定可作为判断休克预后的依据,正常值为 1~2 mmol/L。休克时,组织缺氧越严重,动脉血乳酸盐水平也越高;超过 8 mmol/L,休克不可逆转。

5. 凝血机制监测

对疑有 DIC 的病人,最重要的是行快速的初筛试验。为使结果可靠,宜在输血和给药前采血。初筛试验包括:血小板定量、凝血酶原时间(PT)和纤维蛋白原定量测定。DIC 时消耗大量凝血因子,表现为血小板<.80×10⁹/L,纤维蛋白原<1.5 g/L,PT 较正常延长 3 s 以上。

由于 DIC 常继发纤溶亢进,因此,证实纤溶功能增加即可间接证明 DIC 的存在。这些试验包括:血块溶解试验、优球蛋白溶解时间(ELT)、凝血酶时间(TT)、FDP 检测(3P 试验、乙醇胶试验及 FDP 免疫测定)等。初筛结果及 3P 试验常作为确诊有无 DIC 的依据。另外,诊断 DIC 必须与原发纤溶及大量输库存血所致的稀释性凝血病相鉴别。

此时,护理工作也应仔细,善于发现问题。一旦发现皮肤、黏膜出血点或瘀斑,或者血凝异常,如血样长时间不凝固或凝固时间明显延长,抽取血样过程中血液迅速凝固于注射器及针头内,或者静脉点滴过程中针头频繁堵塞等,均应高度怀疑 DIC,并立即向医生汇报,及时处理。

(三)一般护理措施

1)首先将病人安置于安静的抢救室内。取休克卧位(trend elenburg position,头低足高体位),即头和腿部各抬高约 30°以增加回心血量和减轻呼吸时的负担。尽快控制活动性出血,必要时使用抗休克裤等措施。解除疼痛,并注意保暖。保持呼吸道通畅,必要时行气管插管或气管切开。通过适当的方式给氧,并以动脉血气作为监测指标。

2)休克病人病情严重,可因体位变动引起血压下降,故不能频繁翻动病人。另外,病人常用的各种治疗和引流管也给病人造成翻身困难。因此,要求护士操作敏捷,熟练细致地进行护理。床单要随时保持清洁、平整、干燥。病情允许时每 2 h 给病人翻身、拍背 1 次。身体受压部位做好皮肤护理,以预防压疮。

(四)补充血容量

扩容开始常用晶体液(如生理盐水、复方氯化钠林格液等),以便疏通血流淤滞。但输入过多又会加重组织水肿。有必要输入胶体液(如血浆、清蛋白等)以增加血浆的胶体渗透压。晶、胶液体适当结合使用比单纯输血为佳。休克时宜尽快建立两条或多条输液通路。大隐静脉、头臂静脉切开适宜快速输液。中心静脉插管可选用锁骨下静脉或颈内静脉等。浅表静脉适宜均匀而缓慢地滴入血管活性药物或其他需要控制滴速的药物。快速输液时应注意肺水肿及心力衰竭的征象,如咳嗽、咳粉色泡沫痰等。输液过程中有呼吸困难及严重缺氧可给呼吸兴奋剂,并向医生汇报。

近年来,高渗晶体液用于休克复苏效果肯定。尤其在输血条件受限或病情与大量补液有矛盾的病人,更可发挥高渗晶体液的优点。但输注过程中需严格监测各项血流动力学指标,以及电解质和血浆渗透压的变化。严格控制用量,必要时可配合使用一定量的等渗晶体液。输液途径最好选用中心静脉,速度不宜过快,以防心室前负荷增加过快,导致肺水肿和心力衰竭。

输液及输血过程中极易发生各种反应,应加强预防。抗休克时,输液药物繁多,要注意药物间的配伍禁忌、药液浓度及滴数。准确记录液体的入量。此外,抢救过程中常有大量的临时口头医嘱,执行前后应及时查对,避免差错,每 24 h 总结 1 次液体出入量。

(五)纠正代谢紊乱

休克时的酸碱失衡可能是代谢性、呼吸性或混和性。酸碱平衡失调通常又合并电解质紊乱。纠正电解质和酸碱平衡失调最根本的途径在于恢复血容量和改善组织灌注状态。只有十分必要时才用缓冲剂治疗。因为 pH 值或电解质浓度的突然改变常会引起几个相互影响的因素之间的变化,对机体十分有害。

(六)重要脏器功能支持

休克时,脏器功能支持的目的在于防止或及早纠正 MODS。

1.肺功能支持

通气障碍和低氧血症是使休克发展的重要因素。维持有效的通气功能及氧供十分重要。方法是给予氧疗或机械通气。如果吸气氧分比(FiO_2)达 0.6 仍难以恢复 PaO_2 值时,需考虑使用正压辅助呼吸。如间歇性强制通气(IMV)、呼气末正压呼吸(PEEP)等,以提高肺泡换气功能。

2.心血管功能支持

加强循环系统的血流动力学监测,在扩充血容量的同时进行心脏功能的支持和保护。低灌流状态下的组织缺氧,往往存在潜在的心功能不全。休克时心率常加快,心肌耗氧增加。适当使用强心剂有助于心血管功能恢复。

3.肾功能支持

休克时的轻度肾功能损害可因扩容治疗而缓解。但严重的器质性损害则可导致体内代谢产物蓄积,水分排泄受阻,加重心肺负担。血管扩张剂加利尿剂可部分奏效。但严重的全身水肿、电解质紊乱,且迟迟不能恢复者,特别是手术或创伤后少尿病人,宜及早应用血液超滤或血液透析治疗。

4.肝功能支持

主要是加强网状内皮系统功能,可补充新鲜血浆,应用纤维联接蛋白(FN),以增加血中调理素浓度。必要时行血浆置换。加用保肝药、支链氨基酸的输注,可改善肝脏代谢。

(七)血管活性药物的应用

在补充血容量的同时,选择应用血管活性药物,有助于改善组织灌流。血管活性药物包括 α 或 β 肾上腺素能受体药和胆碱能阻断药等。α 受体兴奋为主的药物(如新福林、去甲肾上腺素等)虽可收缩血管、升高血压,但却使组织缺氧加重。可在血容量不足又无法快速补充、微循环障碍不严重或扩血管药物疗效不佳的情况下谨慎使用,使用原则是小量、短暂。临床上多采用兼有 α 及 β 受体兴奋作用的药物如间羟胺、多巴胺、多巴酚丁胺(dobutamine)等。以期在收缩血管的同时,通过正性肌力作用改善心功能,从而增加组织灌流。

(1)应用升压类药物时的护理

1)刚用升压药或更换升压药时血压常不稳定,应 5~10 min 测量 1 次。根据血压的高低适当调节药物浓度。对升压药较敏感的病人,收缩压可由测不到而突然升高(可达 200 mmHg)。在病人感到头痛、头晕、烦躁不安时应立即停药,并向医生汇报。用升压药必须从最低浓度慢速开始,每 5 min 测血压 1 次,待血压平稳及全身情况改善后,改为 15~30 min 测 1 次,并按药量浓度及剂量计算滴数。

2)静脉点滴升压药时,切忌使药液外渗,以免导致局部组织坏死。

3)长期输液病人,宜定期(一般为 24 h)更换输液器,并注意保护血管。选择血管时宜先难后易、先下后上。输液肢体宜适当制动,但必须松紧合适,以免回流不畅。

(2)血管扩张剂

血管扩张剂不仅可以解除末梢血管的收缩及改善心功能,还有疏通微循环、改善组织灌流的作用。常用药物有 α 受体阻断剂苯苄胺及酚妥拉明;冬眠药如氯丙嗪和胸氧胺(thymoxamine);β 受体兴奋剂和胆碱能阻断剂如阿托品、氢溴酸、山莨菪碱等。此外还有硝普钠、硝酸甘油可以扩张血管平滑肌,降低肺动脉楔压。应用血管扩张剂之前必须充分扩充血容量,否则可因血压骤降、回心血量锐减而产生严重后果。

血管活性药物具体应用剂量和方法请参照有关药物手册。

(八)改善微循环

通过补足血容量和血管活性药物的合理使用,微循环障碍一般可以得到改善。应用低分子右旋糖酐、肝素对疏通微循环及预防 DIC 的发生也是必要的。一旦有明确的 DIC 征象,则治疗比较棘手,需结合原发病综合治疗。除应用肝素外,还可考虑使用抗血小板聚集药[阿司匹林、双嘧达莫(潘生丁)、PGE 等]、抗凝血酶Ⅲ浓缩剂、抗纤溶药物(如 PAMBA),补充凝血因子和维生素 K 等。

(九)预防肺部并发症

病房内应定期空气消毒并减少探视,避免交叉感染。进行治疗操作时,注意勿过分暴露,以免着凉。注意口腔护理,鼓励病人咳痰。痰不易咳出时,施行雾化吸入。不能咳痰的用消毒导管吸痰,保持呼吸道通畅,以防止肺部并发症。

(毕清泉)

第十三节　糖尿病酮症酸中毒

一、概述

糖尿病酮症酸中毒(diabetic ketoacidosis,DKA)是指糖尿病病人在各种诱因的作用下,胰岛素不足明显加重,胰岛素拮抗激素不适当升高,造成高血糖、高血酮和代谢性酸中毒为主要生化改变的临床综合征。多见于 1 型糖尿病病人,发病率为 3%~4%,以往病死率很高,占住院糖尿病病人中的 11.1%~14.6%。随糖尿病知识的普及与胰岛素的广泛应用,本病的直接病死率已明显下降。目前,部分 2 型糖尿病可发生糖尿病酮症酸中毒的观点逐渐为人们所接受。

二、护理评估

(一) 发病原因

1. 感染

感染是最常见和最主要的诱因,以呼吸道、泌尿道和胃肠道感染更为多见。

2. 胰岛素

治疗过程中,胰岛素停用、减量或产生抗药性。

3. 饮食失调或胃肠疾患

尤其是伴严重呕吐、腹泻、厌食、高热等导致严重失水和进食不足者。

4. 应激

如外伤、手术、麻醉、心肌梗死、急性脑血管病、精神紧张或严重刺激等。

5. 妊娠和分娩

(略)。

6. 激素

伴有拮抗胰岛素的激素分泌过多,如肢端肥大症、皮质醇增多症,或因疾病应用大量糖皮质激素治疗。

7. 无明显诱因

少数病人无明显诱因,据统计此类病人占 10%～30%。

(二) 发病机制

糖尿病酮症酸中毒的发病机制主要是胰岛素的相对或绝对不足,同时存在着拮抗激素如胰高血糖素、皮质醇、生长激素、儿茶酚胺的增多。研究发现,酮症病人的上述拮抗激素高出基础值 2～4 倍,胰岛素的缺乏及拮抗激素增多的结果导致了以高血糖、高酮血症、代谢性酸中毒为特征的糖尿病酮症酸中毒。

胰岛素是一种强有力的储能激素,在代谢中起着促进合成、抑制分解的作用。当胰岛素的分泌相对或绝对不足时,拮抗胰岛素的激素相对或绝对增多,胰高血糖素增高、肝糖原分解加速、糖异生旺盛、肝糖输出增多,于是血糖过高;由于促进脂肪动员分解加速,酮体形成增加而利用减慢,于是血酮积聚发生酮症。皮质醇增高多见于酮症伴感染者,该激素是促进糖异生的重要激素,可促进脂肪动员和分解,促进酮症酸中毒的形成。应激时儿茶酚胺产生增多,也可促进肝糖原分解、糖异生、脂肪动员和分解,生长激素具有促进酮体生成的作用。上述各种激素在酮症酸中毒中导致下列代谢紊乱。

1. 脂肪动员增加

正常人体内大部分脂肪以三酰甘油(甘油三酯)的形式贮存于脂肪组织中,胰岛素具有促进三酰甘油合成的作用,当胰岛素相对或绝对分泌不足时,拮抗胰岛素的多种分解激素增多,脂肪的分解大于合成,大量游离脂肪酸进入血液,经血液循环进入肌肉及肝脏等组织器官,游离脂肪酸成为不限量的酮体生成的前体物质。

2. 酮体生成增多

生理状态下,由于胰岛素量充沛,部分游离脂肪酸随血液循环进入肌肉而被氧化和利用。部分进入肝脏的游离脂肪酸与 α 磷酸甘油结合成甘油三酯,又与前 β 脂蛋白结合成极低密度脂蛋白而进入血液循环。当胰岛素相对或绝对分泌不足时,由于胰高血糖素等拮抗激素分泌增多,游离脂肪酸分解加速,大部分游离脂肪酸在肝脏细胞线粒体内经 β 氧化成为乙酰辅酶

A,最后缩合成酮体。

3. 酮体的发生

酮体由乙酰乙酸、β羟基丁酸和丙酮组成。在生理状态下,游离脂肪酸在肝细胞线粒体中经β氧化形成乙酰辅酶 A,乙酰辅酶 A 与草酰乙酸结合后经三羧酸循环氧化产生能量、二氧化碳与水。当胰岛素相对或绝对分泌不足时,草酰乙酸减少,乙酰辅酶 A 不易进入三羧酸循环,最后在肝脏内转化为乙酰乙酸。乙酰乙酸脱去羧基成为丙酮,大量的乙酰乙酸在β羟基丁酸脱氢酶的作用下,还原为β羟基丁酸。乙酰乙酸与β羟基丁酸为较强的有机酸,其积聚超过一定量时便发生酮症酸中毒。

(三)临床表现

早期症状主要为糖尿病症状的加重,显著高血糖及酮体使尿量明显增多,体内水分大量丢失,多饮、多尿症状突出。病人感软弱、乏力、肌肉酸痛,随疾病的进展,可出现消化系统、呼吸系统、神经系统的症状。

1. 消化系统

食欲减退、恶心、呕吐在糖尿病酮症酸中毒早期十分常见,频繁的呕吐可进一步加重酸中毒及电解质紊乱。当血钾减少到一定程度时,可出现肠胀气甚至麻痹性肠梗阻。腹痛、腹肌紧张,可有胰淀粉酶升高,酮症酸中毒纠正后可恢复正常。

2. 呼吸系统

由于 pH 值下降,刺激呼吸中枢使呼吸加快,呼气中有烂苹果味,为糖尿病酮症酸中毒最特有的表现。当 pH 值降至 7.1 以下时,肺通气量降低,出现酸中毒呼吸(Kussmaul 呼吸),病人常无主观的呼吸困难感觉。当血 pH 值低于 7.0 时呼吸中枢可处于麻痹状态,出现呼吸衰竭,少数病人可并发呼吸衰竭综合征。

3. 神经系统

由于糖代谢紊乱、糖利用异常,能量的主要来源是酮体,尤其是乙酰乙酸,使脑功能处于抑制状态。轻度的糖尿病酮症酸中毒病人仅有头昏、头疼等症状,病情严重时出现表情淡漠、反应迟钝、嗜睡、肌张力下降、意识模糊,最后进入昏迷。

4. 循环系统

由于糖尿病酮症酸中毒时心肌收缩力减弱、心排血量减少,加以周围血管扩张、严重脱水,血压常下降,周围循环衰竭。年长且有冠心病者可并发心绞痛,甚至心肌梗死及心律失常或心力衰竭等。

(四)辅助检查

1. 血糖

血糖明显升高,多为 16.7～50.0 mmol/L。

2. 血酮体

定性强阳性,定量时血酮体＞5 mmol/L 有诊断意义。应当注意亚硝基铁、氰化钠虽能与乙酰乙酸起反应,但与丙酮反应弱,与β羟丁酸无反应,所以当血中以β羟丁酸为主时,易产生酮体浓度较低的假象。

3. 血清电解质

血[Na^+]多数降至 135 mmol/L 以下,少数可正常,偶尔升高至 145 mmol/L。血[K^+]初期可正常或偏低,少尿、失水、酸中毒可使血钾升高。经补液及胰岛素治疗后又可降至 3

mmol/L 以下,须注意监测。

4. 血气分析及 CO_2 结合力

代偿期 pH 值及 CO_2 结合力可在正常范围,碱剩余负值增大,缓冲碱明显减低,标准碳酸氢盐(SB)及实际碳酸氢盐亦降低。失代偿期 pH 值常低于 7.35,有时可低于 7.0。[HCO_3^-]降至 15～10 mmol/L 以下,阴离子间隙增大。

5. 血脂

三酰甘油升高,磷脂、胆固醇均可增高。

6. 肾功能

因脱水血尿素氮、肌酐可升高,经治疗后可恢复正常。若治疗后无下降提示肾功能损害。

7. 血常规

白细胞增高,无感染时白细胞也可达(15～30)$\times 10^9$/L,尤以中性粒细胞增高为显著。白细胞增高与酮症酸中毒的关系不大,其机制尚不清楚,不能以白细胞计数来判断感染的存在。血红蛋白及血细胞比容升高,且与脱水程度有关。

8. 尿液检查

尿糖强阳性,尿酮体强阳性,但当肾功能严重损害时,肾小球滤过率减少,肾糖阈及酮体阈升高,可出现尿糖与酮体减少,甚至消失。

(五)病情判断

本病的诊断并不困难,对有明确患糖尿病的病人,突然出现不明原因的恶心、呕吐、失水、酸中毒、休克、神志淡漠、模糊甚至昏迷,应首先考虑到本病的可能。对于尚未诊断为糖尿病,突然出现脱水、休克、尿量增多、呼气中伴有烂苹果味,应考虑到此病的可能,通过尿糖、尿酮、血糖、血酮、CO_2 结合力等检查,根据前述标准可确诊。

(六)治疗要点

本病一经确诊,应立即进行治疗。治疗目的在于加强肝、肌肉及脂肪组织对葡萄糖的利用,纠正酮血症和酸中毒及电解质紊乱。治疗措施根据病情严重程度而定,治疗过程中尽量防止低血糖、低血钾和脑水肿等并发症。

对于仅有酮血症而无明显脱水及酸中毒、神志清楚、能正常进食的病人,可从皮下给予正规胰岛素治疗,鼓励多饮水,随时调整胰岛素用量,并治疗诱因,一般病情均能得到控制。对有脱水、酸中毒的危重病人应予紧急处理。

三、护理措施

(一)严密观察病情

1)严密观察生命体征和神志变化,低血钾病人应做心电图监测,为病情判断和观察治疗反应提供客观依据。

2)及时采血、留尿,送检尿糖、尿酮、血糖、血酮、电解质及血气等。

3)准确记录 24 h 出入量。

4)补液时监测肺水肿发生情况。

(二)对症护理

1. 补液

糖尿病酮症酸中毒常有严重脱水、血容量不足、组织微循环灌注不良,补液后胰岛素不能发挥正常的生理效能。最常用的液体是生理盐水,休克时可给予胶体液如右旋糖酐、血浆等。

当血糖下降至 13.9 mmol/L 以下时,改为 5％葡萄糖盐水或 5％葡萄糖,补液总量按体重的 10％估算。速度按先快后慢的原则,前 4 h 可输总量的 1/3,前 8 h 输总量的 1/2 加上当日尿量,其余液体在 24 h 内输入,如病人已能进食则宜减少输液量,鼓励病人多饮水。对老年人或伴有心功能不全的病人输液速度不宜太快,以免发生肺水肿。必要时监测中心静脉压调节输液速度和补液量。

2. 补钾

糖尿病酮症酸中毒时一般都有钾丢失和体内缺钾。开始由于脱水、酸中毒,血[K^+]可升高,也可正常或降低,因此糖尿病酮症酸中毒初期的血[K^+]不能真实反应体内钾的情况。经过补液和胰岛素的应用等治疗,血钾可向细胞内转移,病人常在治疗后 1～4 h 发生低血钾。因此在治疗过程中应预防性补钾,尽可能使血钾维持在正常水平。如果病人有尿(>40 ml/h),肾功能正常,治疗前血钾正常或降低,应在输液和胰岛素治疗的同时开始补钾。若尿量<30 ml/h 或血钾高于正常则暂缓补钾,待尿量增加、血钾不高时再开始补钾。补氯化钾总量 6～8 g/d,有高氯血症时可用枸橼酸钾。补钾 2～6 h 必须复查血钾。一般在糖尿病酮症酸中毒纠正、静脉补钾停止后仍需继续口服钾盐 1 周。

3. 补碱

严重酸中毒使外周血管扩张和心肌收缩无力,导致低体温及低血压,并降低机体对胰岛素的敏感性,pH 值<7.0 时,抑制呼吸中枢,故应补碱。但补碱过多、过快又会产生不利影响,如引发脑水肿,应慎用。糖尿病酮症酸中毒为继发性代谢性酸中毒,经胰岛素治疗后酸中毒可随代谢的好转而纠正,一般不需另外补碱。补碱量:首次给 5％$NaHCO_3$ 100～200 ml,用注射用水稀释成等渗(1.25％),以后再根据 pH 值及[HCO_3^-]决定用量,当 pH 值恢复到 7.1 以上时停止补碱。

(三)胰岛素应用的护理

应用胰岛素是治疗糖尿病酮症酸中毒的主要措施。为尽快降低血糖,纠正代谢紊乱,必须选用短效胰岛素,一般主张用小剂量静脉滴注,用量 0.1 U/(kg·h)。实践证明这种方法安全、有效,不易发生低血糖和低血钾,脑水肿的发生率低。胰岛素的应用方案一般采用两步法:第一步,若病人血糖>16.7 mmol/L,可在生理盐水内加入胰岛素 0.1 U/(kg·h)持续滴注,在液体快滴完时,复查血糖。当血糖降至≤13.9 mmol/L 时转为第二步治疗。第二步,治疗有两点改变:①将生理盐水改为 5％葡萄糖盐水,如血钠偏高则用 5％葡萄糖溶液;②胰岛素量按葡萄糖与胰岛素之比(2～6):1 的浓度继续滴入,可根据病人血糖下降速度调节,一般以血糖水平维持在 10 mmol/L 左右为宜,直到尿酮体消失、尿糖定性(一)时即可转入平日常规治疗。

(四)并发症护理

诱因不除,如感染不控制,糖尿病酮症酸中毒往往难以完全纠正,必须注意抗生素的应用。补液速度过快、过多,尤其老年人,心功能不全者易并发肺水肿。由于脱水易并发急性肾功能衰竭的发生,经补液脱水纠正后,尿少、血尿素氮及肌酐继续升高,应注意肾衰的发生,必要时需透析治疗。降糖过快,补碱过快、过多可诱发脑水肿,应注意避免。注意口腔、皮肤的护理,预防压疮和继发性感染。昏迷病人应加强生活护理。

(刘安诺)

第十四节　甲状腺危象

一、概述

甲状腺功能亢进危象(简称甲亢危象)又称甲状腺危象(thyroid storm),系指危及生命的甲状腺功能亢进状态,是在甲亢病情尚未控制时由于一些诱因使原有症状突然加剧的一组综合征。本病较少见,可发生在各年龄组,尤以老年人多见。病人表现为高热、大汗、严重心动过速、呕吐、腹泻、烦躁不安、谵妄,以至昏迷。病情进展很快,如不及时抢救,病死率可高达20%～50%。

二、护理评估

(一)病因及诱因

甲亢危象的根本原因是甲状腺功能亢进,但其发生的关键因素在于某些诱因急剧加重了甲亢病情,使其表现为一种危及生命的严重状态。甲亢危象常见的诱发因素如下:

1.甲状腺手术前准备不充分

机体高代谢状态未控制即进行手术,是发生甲亢危象最常见的原因。麻醉及手术对病人的应激刺激,手术过程中对甲状腺的挤压,术中流血过多、血压下降或麻醉不完全、病人烦躁不安等都是引起危象的重要原因。危象常发生在术后 1～2 d 内,亦可发生在手术过程中,如同时伴有其他感染则更易促发危象。

2.各种应激因素

强烈的精神刺激、过度劳累、各种感染、手术、创伤、分娩、心肌梗死、肺梗死、未控制的糖尿病、严重的药物反应(如洋地黄中毒、胰岛素所致低血糖等)、输液反应也可诱发甲亢危象。

3.^{131}I 治疗不当

^{131}I 治疗所致危象常见于甲状腺肿较显著及病情较重者,一般发生在放射性核素治疗后的 1～2 周内。

4.重度甲亢

严重甲亢药物尚未奏效时,病情急剧进展,也可继发甲亢危象。

5.停用抗甲状腺药物不当

病情未控制即停用抗甲状腺药物,亦可诱发甲亢危象。

(二)发病机制

1.血液循环中甲状腺激素水平骤然升高

甲亢手术中因挤压甲状腺或^{131}I 治疗甲亢时引起放射损伤性甲状腺炎,使甲状腺激素向血液循环中"倾倒",进而使血中甲状腺激素水平突然升高。多数病人血中的 TT_3、TT_4 并不比无危象的甲亢病人高,已证实这种病人的甲状腺激素与甲状腺结合球蛋白(TBG)及甲状腺结合前白蛋白(TBPA)的结合减少,因而游离的甲状腺激素水平升高较显著,致使甲亢症状加剧。

2.机体对甲状腺激素反应性增加

一些病人血中甲状腺激素水平并无明显增高,但机体对甲状腺激素的耐受力降低,对甲状腺激素的反应性发生改变。

3.儿茶酚胺作用增强

应激条件下,交感神经系统和肾上腺髓质大量释放儿茶酚胺,甲状腺激素本身可使儿茶酚胺的作用加强,心脏和神经系统对其反应增强。

4.肾上腺皮质功能相对不足

甲亢病人在甲亢状态下,对肾上腺皮质激素的需求增加,以及甲亢时代谢清除加快,常伴肾上腺皮质功能相对不足。

(三)临床表现

甲状腺危象的突出表现为发热、心动过速,心率与体温升高不成比例,并伴有神经、循环、消化系统的严重功能紊乱。为便于临床识别和及时处理,根据病情变化,常将甲亢危象分为两个阶段,即危象前期和危象期。病情严重者危象前期极短或无危象前期表现,直接进入危象期。极少数甲亢病人可以甲亢危象首诊,应引起重视。

1.危象前期

为早期诊断,争取治疗的机会,临床上把那些尚未进入危象期,而甲亢症状突然加重疑有危象的早期病人称为危象前期或危象先兆。这时病人体温在38～39℃之间,心率为120～159次/分,部分病人可有心律失常。同时病人多有乏力、多汗、焦虑、烦躁不安、食欲不振、恶心、大便次数增多。危象前期进一步发展即为危象期。

2.危象期

典型的危象期表现包括:①体温在39℃以上,一般的解热措施无效;②心率超过160次/分,心搏强而有力;③呕吐、腹泻;④约1/4病人可有黄疸;⑤多汗或大汗淋漓;⑥焦虑、烦躁、谵妄、昏睡和昏迷;⑦可有心前区疼痛、心律紊乱、期前收缩、心房纤颤、心房扑动、室上性心动过速、房室传导阻滞等,重时可发生心力衰竭。病情迅速进展,病死率高,死亡原因为心衰和休克。危象前期和危象期的比较见表3-4。

表3-4 危象前期和危象期的比较

	危象前期	危象期
体温(℃)	38～39	>39
心率(次/分)	120～159	>160
胃肠道症状	恶心、排便增加	呕吐,腹泻,水、电解质紊乱
神经系统	烦躁、嗜睡	躁动、谵妄、昏迷

(1)淡漠型甲亢危象

淡漠型甲亢病人发生危象时与典型甲亢症状相反,无神经精神系统等兴奋表现,也无怕热、多汗,表现为淡漠加重,极度衰竭,嗜睡、反应迟钝,甚至木僵、昏迷,体温可中度上升或体温过低,皮肤干皱、汗少,心率加快也不明显,甚至缓慢,极易误诊。淡漠型甲亢病情多较重,易发生危象而安静地死亡。

(2)其他不典型表现

甲亢危象的病人如果原来有全身衰竭、恶病质等,危象症状常不典型。特别是那些不典型的甲亢病人发生危象时的症状也很不典型,可能只具备上述典型危象的部分表现,或仅以某一系统改变为突出表现,例如心血管系统突出表现者,可有心房纤颤、心力衰竭,或表现为消化系统症状如恶心、呕吐、黄疸、腹泻,也有仅为精神神经功能障碍者而误诊为这些系统的疾病。偶尔也有甲亢危象比较轻微者,例如某些术前准备不够充分的甲亢病人,甲状腺手术后可出现不好解释的发热反应。

(3)诱因的表现

如感染、手术、外伤等相关表现。

(四)病情判断

甲亢危象的诊断并不困难,只要想到本病的可能,不片面强调某一系统的突出表现,即不易与其他疾病相混淆。但淡漠型甲亢,其临床表现不典型,发生危象时表现也比较特殊,尤其对老年病人由于其甲亢及危象的表现不典型应提高警惕,可结合血清 T_3、T_4 测定结果以确定诊断。

(五)治疗要点

1. 降低血液循环中甲状腺素的浓度

1)阻断甲状腺激素合成。

2)抑制甲状腺激素释放。

3)清除血浆内激素:用腹膜透析、血液透析或血浆置换等措施迅速降低血浆甲状腺激素浓度,用于上述常规治疗无效者。

2. 降低周围组织对甲状腺激素及儿茶酚胺的反应

措施主要是应用 β 受体阻滞剂,首选普萘洛尔(心得安)。

3. 对症支持治疗

(略)。

三、护理措施

(一)紧急护理措施

1. 降低血中甲状腺激素浓度

1)抑制甲状腺激素合成,首选丙基硫氧嘧啶(PTU)600 mg 口服或经胃管注入,以后给予 250 mg,每 6 h 一次口服,待症状缓解后减至一般治疗剂量。

2)抑制甲状腺激素释放,服 PTU 1 h 后再加用复方碘口服溶液 5 滴,每 8 h 一次,或碘化钠 1.0 g 加入 10% 葡萄糖盐水中静脉滴注 24 h,以后视病情逐渐减量,一般使用 3~7 d。如果对碘剂过敏,可改用碳酸锂 0.5~1.5 g/d,分 3 次口服,连服数日。

3)进行相应的血液透析护理。

2. 降低周围组织对甲状腺激素的反应

1)普萘洛尔 20~40 mg,每 6~8 h 口服一次,或 1 mg 稀释后缓慢静脉注射。其作用是抑制外周组织 T_4 转换为 T_3。但心功能不全、心脏传导阻滞、心房扑动、支气管哮喘者应慎用或禁用。

2)氢化可的松 50~100 mg 加入 5%~10% 葡萄糖溶液静脉滴注,每 6~8 h 一次。可改善机体反应性,提高应激能力。还有抑制组织中 T_4 向 T_3 转化作用,与抗甲状腺药物有协同作用,可迅速减轻临床症状。

(二)一般护理

1. 休息

绝对卧床休息,保持环境安静,减少环境中的不良刺激,如声音和光的刺激,限制访视者人数,减少交谈,向病人解释病情时语调轻柔。对烦躁的病人,予以镇静剂。

2.饮食护理

采用高蛋白、高热量、高维生素、低碘、低纤维素的饮食,避免进食辣椒、芥末等辛辣的调味刺激品。指导病人多进饮料以补充丢失的水分,但禁饮浓茶、咖啡等兴奋性饮料。

3.减轻高代谢引起的不适症状

甲亢危象时代谢率高,大汗淋漓、湿透衣服增加病人的烦躁不适,应予以理解和关心,病房应良好通风,室温保持在20℃左右,以减少出汗。协助病人擦浴更换内衣,让病人穿着轻便、宽松、干爽的衣服。

(三)严密观察病情

1.血清甲状腺素水平

多数甲亢危象病人FT_3、FT_4水平明显升高。

2.意识状态

病人表现为极度烦躁不安或嗜睡、精神异常,以致谵妄、昏迷。

3.体温的变化

病人多为持续性高热,体温常超过39℃。

4.心率、血压的变化

病人的心率常常大于140次/分,早期收缩压升高,晚期血压下降,可有心律失常,后期可出现心力衰竭。

5.胃肠道症状

病人可出现厌食、恶心、呕吐、腹泻等胃肠道症状。

6.体重的变化

病人可呈现体重明显减轻。

7.出汗、脱水状况

病人可出现大汗淋漓、皮肤潮红,继而汗闭、苍白、脱水。

8.肝功能的改变

病人可有肝功能异常、黄疸。

9.水、电解质的变化

病人可有不同程度的脱水和电解质紊乱,故要监测病人的出入量变化,电解质紊乱常见为低血钾和低血钠等,有的病人发生低血镁及低血磷。

(四)对症护理

1)高热者予物理降温,如冰袋、温水或乙醇擦浴等。避免用乙酰水杨酸类药物,因其能与甲状腺结合球蛋白(TBG)结合,置换出T_3和T_4,使血中游离甲状腺激素增多。

2)纠正脱水和电解质紊乱,及时补充水分,饮水量不少于2 000 ml/d。补充葡萄糖、K^+、Na^+和维生素等。

(五)并发症的护理

本病常见并发症如心力衰竭、呼吸衰竭、休克及肝肾功能不全等,要早期加以防治、监护。

1)做好各种抢救准备,预防吸入性肺炎等并发症。

2)应迅速寻找和去除诱因,特别是感染,应及时进行血培养,如考虑感染存在,可根据经验给予抗生素治疗,以后再根据细菌培养及药物敏感报告选用抗生素。伴有其他疾病者人,应同

120

时积极处理。

3)有心力衰竭的病人,可联合使用利尿剂和洋地黄类药物,血压下降者要密切观察血压变化,及时应用升压药物等抗休克治疗。并发呼吸衰竭的病人要给予氧疗、保持呼吸道通畅、必要时气管插管、呼吸机辅助呼吸。

(六)心理护理

由于高甲状腺素血症,中枢神经系统的兴奋性增高,病人多表现极度烦躁、失眠、紧张、焦虑。同时,由于病人出现颈部增粗、凸眼等外貌的改变,亦会对病人的心理产生影响。护理工作中,护士要理解病人,设法缓解其紧张、焦虑的情绪,对病人要关心、体贴、态度和蔼,避免刺激性语言,不议论病人体象的变化,告诉病人经积极处理病情会逐渐缓解,鼓励病人树立信心,积极配合治疗。以高度同情心,关怀、安慰病人,消除恐惧心理,树立战胜疾病的信心。

(刘安诺)

第十五节　重型颅脑损伤

颅脑损伤死亡占所有外伤性致死的70%。迄今为止,重型颅脑损伤的病死率和致残率仍在50%以上。如何提高其救治水平现仍属难题。除正确诊断和及早手术外,加强监护和有效的非手术处理是改善重型颅脑损伤预后的重要环节之一,也是神经外科加强监护的主要内容之一。

一、概述

按伤情分类为目前国内最常用的分类法。

(一)轻型颅脑伤

轻型颅脑伤常为单纯性脑震荡,原发性昏迷在0.5 h以内,醒后只有轻度头昏、恶心、眩晕,偶尔有呕吐,神经系统体征正常,生命体征无明显改变,常有"近事遗忘"表现。GCS(Glasgow coma scale)计分为13~15分。

(二)中型颅脑伤

中型颅脑伤有明确的颅骨骨折及轻度的脑挫裂伤。原发性昏迷的时间在12 h以内,醒后有神经体征的轻度改变,生命体征也有轻度的改变,常出现颈项强直或脑膜刺激征(Kernig征阳性)。GCS计分为9~12分。

(三)重型颅脑伤

重型颅脑伤表现为广泛性粉碎性颅骨骨折和重度脑挫裂伤。出现急性颅内血肿、脑干伤及脑疝者,昏迷时间通常超过12 h,呈持续性昏迷或进行性昏迷加重,醒后短期出现再昏迷。神经体征和生命体征都有明显改变。GCS计分为5~8分。

(四)特重型颅脑伤

特重型颅脑伤有严重脑干伤或脑干衰竭者,伤后呈持续性深昏迷,有去大脑强直或伴有其他部位的脏器伤、休克等。已有晚期脑疝,包括双瞳孔散大、生命体征严重紊乱或呼吸已停止。GCS计分为3~4分。

我国学者近年来提出新见解,即在伤后3 h内出现重型颅脑伤表现并有去大脑强直状态的脑疝症状表现者应列为特重型抢救,其预后极差。

二、护理评估

(一)外伤史

了解受伤时间以估计伤情、选择清创时机。了解致伤原因及暴力性质,受伤时头部的着力点及范围,以判断可能的损伤及其严重程度。了解受伤时及受伤后情况,如伤后是否即刻昏迷,有无中间清醒期,有无抽搐、失语和瘫痪,有无瞳孔和生命体征的变化等。

(二)临床表现

1. 意识障碍

伤后绝大多数病人都有立即出现的原发性昏迷,这是判断病人有无脑损伤的重要依据。意识障碍可有以下由轻到重的表现:

(1)嗜睡

对周围事物冷淡,各种生理反射存在,对物理刺激有反应,唤醒后可以回答问题,但合作欠佳,不能迅速理解问题和回答问题。

(2)蒙眬

对外界刺激反应迟钝,瞳孔、角膜反射存在,蜷卧或轻度烦躁,检查不合作,不能正确回答问题。

(3)浅昏迷

意识迟钝,反复呼唤偶尔能有反应,但不能回答问题,对痛刺激有回避动作,深、浅反射尚存。

(4)昏迷

意识丧失,常有烦躁,对语言无反应,痛刺激反应迟钝,浅反射消失,深反射减退或消失,角膜和吞咽反射尚存。

(5)深昏迷

对外界一切刺激均无反应,深、浅反射消失,瞳孔对光反射迟钝或消失,角膜和吞咽反射消失,四肢肌张力消失或轻度增强。

2. 头痛、呕吐

颅脑外伤头痛多因蛛网膜下隙出血、颅内血肿、颅内压升高或脑血管痉挛等引起,或因着力点头皮损伤。当整个头部呈持续性剧痛并进行性加重时,常提示颅内有继发性血肿的可能。呕吐也是头部外伤的常见症状之一。早期的呕吐可因自主神经功能紊乱所致。凡频繁呕吐者,应警惕颅内血肿形成。

3. 眼球变化

双侧瞳孔大小不等,一侧或双侧时大时小,伴有眼球位置歪斜,意识障碍,表示中脑受损;双侧瞳孔极度缩小,光反应消失,并有中枢性高热,为桥脑损伤;一侧瞳孔先缩小,继而散大,光反应差,病人意识障碍加重,而对侧瞳孔早期正常,晚期随之散大,为典型的小脑幕切迹疝的表现;深度昏迷,双侧瞳孔均散大,光反应消失,多为濒死状态。支配眼球运动的神经受损,将出现眼球运动及位置异常,常有复视。双眼运动不协调,出现眼球分离、歪斜情况时,多示脑干损伤;双眼同向凝视,常表示对侧额中回后部有刺激性损伤。

4. 肢体偏瘫

伤后一侧肢体少动或不动,对疼痛刺激反应迟钝或无反应,锥体束征阳性,并呈进行性加重。此时,应考虑血肿引起脑疝或血肿压迫运动中枢。出现大脑强直时为脑疝晚期。

5. 生命体征变化

脑损伤时，病人立即出现意识障碍、面色苍白及四肢松软等一过性表现，同时伴有呼吸、脉搏浅弱，节律紊乱，血压下降，经数分钟后逐渐恢复正常，可为脑性休克。持续性低血压则应注意有无复合伤、内出血。若呼吸、脉搏、血压的紊乱时间长，无恢复的迹象，则常表明严重的脑干损伤。伤后生命体征恢复正常，但随后又逐渐出现血压升高、脉压加大、呼吸及脉搏变慢等改变时，则提示有进行性颅内压增高，提示颅内继发性血肿。

6. 脑疝

1）小脑幕切迹疝，最为常见，多因颞叶钩回下移至天幕下所致，因动眼神经受到牵拉、压迫出现麻痹，致患侧瞳孔散大，病人出现对侧肢体偏瘫和进行性意识障碍恶化。

2）枕骨大孔疝，又称小脑扁桃体疝，是因后颅窝占位性病变或幕上占位病变导致全颅压力增高所致，表现为血压升高、双侧锥体束征阳性。急性枕骨大孔疝常突然发生呼吸障碍、昏迷，可迅速死亡。

（三）辅助检查

计算机体层摄影（CT）检查是颅脑外伤病人的首选检查，可以及时诊断有无颅内血肿，了解损伤的部位及范围，同时还可以动态地观察病变的发展与转归，对于一些特征性脑损害、迟发性病变及预后的判定亦有重要意义。X线头颅摄片能较好地显示着力部位、颅骨骨折、有无异物等，有一定的诊断价值。

（四）救治要点

1. 紧急处理

颅脑损伤病人的急救是否正确和及时，是抢救效果的关键。急救人员须先对受伤时间、受伤原因及过程作重点了解，随即对头部和全身情况进行认真检查。

1）正确判断伤情，严密观察伤员意识情况、瞳孔和生命体征。

2）保持呼吸道通畅与充分给氧，急性颅脑损伤病人常伴有气道不畅或吸入性肺炎，加重脑缺氧致颅内压增高，加重病情。故保持气道通畅，维持良好的气体交换极为重要。

3）控制出血与纠正休克。

4）优先处理危及生命的合并伤，有颅内血肿者，需紧急开颅清除血肿。应争取在 30 min 内作好备皮（剃头）、配血、导尿等术前准备工作。

2. 手术治疗

颅脑损伤手术主要针对开放性颅脑损伤、闭合性颅脑损伤、颅内血肿或因颅脑外伤所引起的并发症和后遗症。

（1）开放性颅脑损伤

原则上应尽早行清创缝合术，争取在伤后 6 h 内进行，最迟不应超过 72 h。清创应由浅入深，彻底清除碎骨片与头发等异物、血块和失活的脑组织，并彻底止血，变污染伤口为清洁伤口。如无明显的颅内感染、脑水肿和颅内高压存在迹象，应严密缝合或修复硬脑膜和头皮创口，硬脑膜外可放置引流管。

（2）闭合性颅脑损伤

闭合性颅脑损伤的手术主要是针对颅内血肿或重度脑挫裂伤合并脑水肿引起的颅内高压和脑疝。凡有手术指征者应及时手术，对伤后迅速出现再昏迷加深、一侧或两侧瞳孔散大的病人，应力争在 30 min 至 1 h 内手术减压。常用手术有开颅血肿清除术、去骨瓣减压术和钻孔引流术等。

3.非手术治疗

颅脑损伤病人需要手术治疗的只有 15% 左右,绝大部分的轻、中型病人及重型病人中的大部分不需手术治疗。

(1)头位与体位

头部抬高 15°~30°,身体自然倾斜,避免颈部扭曲,以利颅内静脉回流,从而减轻脑水肿,降低颅内压。

(2)抗脑水肿治疗

目的是解除引起颅内高压的脑组织水肿以控制颅内压力,成人常用 20% 甘露醇 250 ml 快速滴注,紧急时可加量,病情危急时可加呋塞米 20~40 mg 静脉注射,肾功能障碍时可改用 10% 甘油果糖 250~500 ml,每天 2~3 次。

(3)激素治疗

主要应用地塞米松等糖皮质激素,具有稳定膜结构的作用,减少因自由基引发的脂质过氧化反应,从而降低脑血管通透性,恢复血脑屏障功能,增加损伤区的血流量,使脑水肿得到改善。其治疗原则为:给药宜早、剂量宜大、疗程宜短、停药宜缓。

(4)亚低温治疗

主要应用物理降温,如冰帽、冰袋、自控颅脑降温仪等。体温过高,物理降温无效时,需应用亚低温治疗。亚低温对严重脑挫裂伤、脑干和(或)丘脑下部损伤伴发高热和去脑强直者具有较好治疗作用,有助于降低脑代谢率和脑耗氧量,增加脑组织对缺氧的耐受性,改善细胞的通透性,防止脑水肿的发展。降温时可用盐酸氯丙嗪 50 mg、盐酸异丙嗪 50 mg 或加哌替啶(度冷丁)50 mg 组成合剂,保持体温在 31~34℃。

(5)过度换气

借助呼吸机行控制性过度换气,使血 $PaCO_2$ 降低、PaO_2 升高,促使脑血管适度收缩,脑血流量减少,从而降低颅内压。$PaCO_2$ 宜维持在 25~30 mmHg 之间,不应低于 20 mmHg,以免血管过度收缩引起脑缺血。

(6)支持治疗

伤后 2~3 d 禁食、禁水,每 24 h 补液应限制在 1 500~2 000 ml,24 h 尿量保持在 600 ml 以上。注意补钾,防止因禁食、呕吐、应用脱水剂与激素引起低血钾。

三、护理措施

(一)气道管理

保持呼吸道通畅,及时清除呼吸道分泌物;维持正常呼吸功能,行持续低流量吸氧。在血气分析和呼吸功能监测下,争取尽早气管切开,尽快施行机械通气。保持吸入空气的温度和湿度,气管切开应注意无菌操作,定期做呼吸道分泌物细菌培养,防止呼吸道感染。在做吸痰等呼吸道处置时,应避免过度刺激支气管而产生剧烈咳嗽使颅内压过高。如果颅内压升至 30 mmHg 以上时,应暂停操作或给小剂量镇静剂。

(二)生命体征的观察

对伤后疑有颅内血肿的伤员以及重型颅脑伤术后早期的伤员,应每 30~60 min 观察一次生命体征、意识状态、瞳孔及眼部体征的变化,并做好记录。生命体征变化常见:①急性颅内压升高时常出现血压升高、脉搏缓慢而洪大、呼吸深而慢的所谓"两慢一高征";②面色苍白、四肢发凉、冷汗、血压下降以及脉搏细速者应考虑合并休克;③术后血压不稳或下降伴脉搏增快常提示血容量不足;④脑干损伤晚期病人可出现脉搏速弱、血压下降、呼吸节律异常或突然停止;⑤脑外伤病人伤后或术后的第 2 天起多有低热,下丘脑损伤可在早期出现中枢性高热;⑥伤后或术后体温逐渐下降至正常后又出现上升者应考虑继发感染,常见感染为伤口、颅内、肺部及泌尿系统感染;⑦体温不升者多为颅内压增高严重,濒于死亡的伤员。

（三）脑室引流液的观察

脑室引流是迅速而有效的降颅压方法之一。要注意观察引流液的颜色、流出的量和速度。引流可间断进行,引流后颅内压保持在 15 mmHg 为宜。过低可引起脑室塌陷和桥静脉撕裂。预防颅内感染和保持引流管通畅是引流期间的主要措施。严格无菌操作和用全密闭式引流系统是预防感染的重要环节。

（四）颅内压（ICP）监护

颅内压是颅脑损伤病人最基本的监护指标。颅内压监测可用于诊断颅内血肿、判断手术时机、术中监护、指导脱水剂的应用和估计预后。正常成人平卧时颅内压为 10～15 mmHg,超过 20 mmHg 为颅内压增高。颅内压增高的直接危害是脑灌注压减低,脑疝形成,继而造成脑干及全脑缺血,最后病人因脑功能衰竭死亡。

持续 ICP 监护对于救治颅脑外伤具有十分重要的作用。Ghajar 对 34 例 GCS>7 分的重型颅脑损伤病人给予持续 24 h 以上的 ICP 监护和脑室引流,病死率为 12%。另外 15 例类似病人未给予 ICP 监护和脑室引流,病死率为 53%。

概括起来,ICP 监护的优点包括:

1)有助于鉴别脑干损伤是原发性还是继发性,并协助早期判断颅内有无继发性出血。

2)利于为决策其他综合治疗提供客观依据。

3)可作为判断病情预后的重要指标之一。

4)植入脑室的导管尚可引流脑脊液以降低颅内压。

5)是脑灌注压监测的基础。

（五）甘露醇和糖皮质激素的应用

甘露醇对颅高压有肯定的治疗作用,其降颅压机制,除高渗性脱水外,还与一过性扩充血容量、降低血液粘滞度、增加脑血流量等有关。使用甘露醇时应维持有效循环血量正常,否则易引起血压骤然剧降。

糖皮质激素曾广泛应用于颅脑外伤的治疗,据称它可以增强病人对创伤的适应能力,恢复细胞膜的结构和功能,减少血管通透性,并在保护神经细胞和恢复脑功能等方面有良好的作用。部分学者认为糖皮质激素可以使重型颅脑损伤的病死率下降,且大剂量冲击疗法效果更优。但新近研究表明,即使大剂量常规应用糖皮质激素,也不能改善病人的预后,而且大剂量应用糖皮质激素可以使消化道出血和高血糖的发生率明显增加。鉴于此,美国神经外科学会已建议在脑外伤的治疗中不再使用糖皮质激素。

（六）重症监护

对 GCS 在 8 分以下者、颅内血肿伴广泛脑挫裂伤和颅内血肿伴严重继发性脑干伤的术后病人,均应进行监护,有条件的单位应将这类伤员转入 ICU 病房。重症监护的内容除上述的内容外,还应包括心电图、呼吸、中心静脉压、血气分析、血氧饱和度、血糖、脑电图、肺动脉楔压等的监测。

（七）加强基础护理

昏迷病人易发生坠积性肺炎，需加强肺部护理，定时拍背吸痰；肢体偏瘫者，要保持肢体功能位，防止足下垂；眼睑闭合不全者注意保护眼睛，可涂眼药膏，防止角膜溃疡；留置尿管时需预防泌尿系感染；预防压疮发生，每2～3 h翻身一次；准确记录出入液量，对于大量应用脱水剂(尤其是应用甘露醇)者，要注意尿量的增减，及早发现肾功能的变化。

（八）营养支持

伤后往往忽视全身代谢和营养补充。伤后机体处于高代谢状态，心脏负担大，耗氧量增加，蛋白质分解加速，故应注意补充营养。伤后第3天应开始高能营养，不能进食者，可给予鼻饲饮食，满足机体的营养需要。高代谢状态一般在伤后第7天开始消退。

加强和提高脑外伤ICU的医护水平和规范化管理：在有条件的医院，重型颅脑伤病人伤后早期都在神经外科ICU。提高和规范ICU医生和护士的救治水平、正确使用监护和抢救仪器、建立完善的计算机收集和分析病人资料系统、控制院内感染、促进ICU规范化实施，是提高重型颅脑伤病人伤后早期救治成功率的关键。

(李惠萍)

第十六节　严重胸部创伤

严重胸外伤，不论是闭合性还是开放性，常是多发伤的一部分。伤后的出血、休克、胸膜腔内压改变、缺氧、心律紊乱等，增加了诊治的困难。对严重胸创伤周密的监护和及时准确的初期处理是必要的。

一、概述

根据损伤暴力性质不同，胸部创伤可分为钝性伤和穿透伤。根据损伤是否造成胸膜腔与外界沟通，可分为开放性损伤和闭合性损伤。钝性伤多由减速、挤压、撞击或冲击等暴力所致，损伤机制复杂，多有肋骨或胸骨骨折，常合并其他部位损伤，心肺组织的广泛钝挫伤继发组织水肿可导致急性呼吸窘迫综合征、心力衰竭和心律失常。穿透伤多由火器或锐器暴力致伤，损伤范围直接与伤道有关，器官组织裂伤所致的进行性出血是伤情进展快、病人死亡的主要原因。

二、护理评估

（一）病史

病史采集对判断伤情、确定受伤部位很有帮助。在收集病史时应注意受伤方式和受力点。受伤方式如摔滚伤、撞击伤、挤压伤、震荡伤、刺伤等不同病因所致受伤部位、性质以及程度是不同的。

（二）临床表现

1.胸痛

胸痛是胸部创伤的主要症状，疼痛常位于伤处，并有压痛，在深呼吸、咳嗽等胸壁活动时加剧。

2.呼吸困难

胸部创伤病人均有不同程度呼吸困难，常见的原因有：①胸部疼痛影响呼吸运动；②大量气胸或血胸压迫造成肺萎陷；③血液、分泌物或误吸导致支气管、肺泡腔阻塞及损害；④胸壁软化引起反常呼吸运动影响呼吸功能;⑤肺实质损伤,如肺爆震伤或挫伤;⑥创伤性湿肺;⑦创伤后成人呼吸窘迫综合征;⑧急性失血性休克。

3.咳嗽、咯血

胸部创伤病人出现咯血表明肺或支气管损伤。肺爆震伤的病人多为血性泡沫痰,伤后大量咯血并伴气胸或皮下气肿时,要警惕气管、大支气管破裂的可能。

4.休克

严重的胸部创伤多伴有休克,其发生原因有大出血、胸膜肺休克以及心脏本身挫伤或心包填塞所致心排血量下降。休克时病人的表现:①疲乏、萎靡不振、烦躁、出冷汗、面色苍白或发绀;②脉搏细速、血压下降、脉压减小;③不同程度的呼吸困难;④少尿或无尿。

5.体征

①胸部创伤时,可出现伤侧呼吸运动减弱或消失;②多根多处肋骨骨折时,可出现局部胸壁软化,称为"外伤性浮动胸壁"或"连枷胸";③浮动胸壁在呼吸时与其他部位的正常胸壁运动正好相反,称为"反常呼吸";④开放性气胸时由于两侧胸膜腔压力不等使纵隔移位,并可随呼吸运动而左右摆动,称"纵隔摆动";⑤张力性气胸时可见明显皮下气肿,叩诊呈鼓音,听诊呼吸音消失。

(三)辅助检查

1)常规胸部X线检查是胸外伤诊断中常用的方法,可以明确有无肋骨骨折,骨折的部位和性质,判定胸内有无积气、积血及量的多少,并可了解肺有无萎陷和其他病变。

2)在紧急情况下,对怀疑有气胸、血胸、血心包的病人,应先做诊断性穿刺。胸腔穿刺和心包穿刺是一种简便又可靠的诊断方法,抽出积血或积气,既可迅速明确诊断,又可缓解心肺受压迫的症状。

3)对危重病人应做血气分析、心电监护及中心静脉压测定,并记录尿量。对疑有心肌损伤的病人应进行心电图和心肌酶学的检查。

(四)救治要点

1)纠正呼吸和循环功能紊乱。

2)维持呼吸道通畅、给氧。

3)控制外出血、补充血容量。

4)镇痛、固定骨折、保护脊柱(尤其是颈椎)。

5)有手术指征的病人可行开胸探查。

(五)手术开胸探查

急诊室开胸手术对于穿透伤所致重度休克、濒死者预后较好,其手术抢救成功的关键是迅速缓解心包填塞、控制出血、快速补充血容量和及时回收胸腔或心包内失血。

1.开放性气胸

开放性气胸一经诊断,必须立即急救。治疗原则是变开放性气胸为闭合性气胸。首要的急救措施是选用大块多层凡士林纱布外加厚棉垫或干净的衣物在伤员深吸气末敷盖创口,并包扎固定牢靠,以封闭胸壁创口,避免漏气,但切记不可往创口内填塞衣物,以免导致感染和胸腔内异物存留。

2.张力性气胸

张力性气胸是胸外伤极易发生的并发症,特别是在多发肋骨骨折的断端刺伤肺部者。一经确诊即用带单向活瓣粗针头,在伤侧锁骨中线第 2 肋间插入,以排出胸腔积气,降低胸膜腔内压,挽救病人生命,有条件者应迅速行胸腔闭式引流术。

3. 连枷胸

多根多处肋骨骨折形成连枷胸的病人多合并有严重的胸内损伤,应尽快消除或减轻反常呼吸运动,以纠正低氧血症。纠正反常呼吸运动可选用包扎固定法、牵引固定法、手术复位内固定或呼吸机内固定法(适用于大范围连枷胸伴严重肺挫伤,有呼吸窘迫及低氧血症者应行气管插管,应用呼吸机控制性辅助通气,从胸内纠正反常呼吸)。

4. 血气胸

胸部创伤后导致胸膜腔积血,称血胸。血胸同时伴气胸者称血气胸。创伤性血胸的危害表现为急性失血及胸膜腔积血压迫肺组织,纵隔移位影响呼吸循环功能。少量血胸(积血＜500 ml)可暂时观察。中等量以上血胸,应首先补充血容量,同时行胸腔穿刺术或胸腔闭式引流术以及早清除胸膜腔积血。进行性血胸应及早剖胸探查止血。凝固性血胸可开胸清除血块。自体血液回输技术适用于伤后 8 h 以内的血胸,可将胸腔内积血经自体血液回收机回收,经清洗、过滤后回输给伤员。

5. 心脏大血管损伤

心脏大血管创伤者大量失血,在短时间内出现休克,可导致病人迅速死亡。对出现 Beck 三联征(即静脉压升高、动脉压下降、心音低钝遥远)者应警惕心包填塞。心包穿刺可明确诊断,并可抽出积血减压,明显改善血流动力学,提高对麻醉和手术的耐受性。应在积极抗休克扩容的同时争分夺秒地进行开胸手术,迅速清除心包内积血,修复破损的血管及心脏。

三、护理措施

(一)保持呼吸道通畅

及时清除口腔、呼吸道的血块、异物、痰液及呕吐物。鼓励及协助病人有效咳嗽排痰,痰多不易咳出者,可给予祛痰剂、雾化吸入,必要时可行鼻导管吸痰、纤维支气管镜吸痰或气管切开术。

(二)病情观察

1)严密观察生命体征的变化,注意神志、瞳孔、胸部、腹部情况和肢体活动,疑有复合伤时立即报告医生处理。

2)观察呼吸功能,病人是否有气促、发绀、呼吸困难等症状,注意呼吸频率、节律、幅度,及时听诊呼吸音,监测脉搏、血氧饱和度,注意有无低氧血症。

3)观察有无纵隔受压、气管移位等,注意触诊皮下气肿的范围和程度。

4)必要时监测血流动力学,测定中心静脉压,注意有无心脏填塞的征象,一旦出现立即报告医生并配合积极抢救。

5)注意观察尿量、皮肤色泽与温度及末梢循环的情况。

(三)吸氧

低氧是初始阶段最严重的致命原因,因此对有气急、呼吸困难、发绀的胸部创伤病人应立即给予氧气吸入,可采用鼻导管或面罩给氧。对严重连枷胸、重度肺挫伤、呼吸衰竭的病人尽早给予气管插管或气管切开行呼吸机辅助呼吸,以纠正低氧血症,维持呼吸功能。

(四)吸痰

吸痰时可出现低氧血症、心律失常(因缺氧和迷走神经兴奋)、低血压(较长时间咳嗽使迷走神经过度兴奋致使心动过缓)和肺萎陷;使用与气管插管相仿直径的吸痰管,在负压吸引下

可能使心跳骤停。应十分注意安全吸痰:

1)吸痰前充分给氧,增加吸入氧的浓度。

2)插入相当气管导管直径一半的吸痰管,直达吸痰的位置(一般深度为 25 cm 左右,以负压 80~120 mmHg)吸痰。开始边旋转吸痰管吸痰边后撤,切忌反复盲目的抽送,以免损伤气管黏膜。

3)一次吸 10~15 s,整个过程不超过 20 s。边吸痰边观察心率与心律。

4)吸痰后在原来未用机械通气者,应再次吸氧,而后以简易通气机通过面罩通气,反复4~5 次以扩张肺部。在原已用机械通气者,可立即再接上通气机进行通气。两次吸痰间期,要求翻身拍背以利排痰。

(五)机械通气的应用与监护

严重胸部创伤后,为预防急性呼吸衰竭的发生或加重,常须使用机械通气帮助病人渡过伤后呼吸负担较重的阶段。受创伤部位和器官的多少与发生急性呼吸衰竭有一定关系。一般有三处以上部位受伤者,急性呼吸衰竭的发生率约为 35%。对肺挫伤后呼吸衰竭或创伤后继发性急性呼吸衰竭,机械通气治疗常不可缺少。

应用机械通气时应妥善固定好各管道,常规检查各系统功能,重点监护呼吸系统;注意检查插管脱位、扭曲、打褶,导管进入一侧支气管,插管套囊脱垂、痰堵塞或胃液返流入气管。其他方面应注意有无管道连接错误、漏气或气源、电源中断等。

长期机械通气最常见的并发症为肺炎、肺水肿、肺出血、肺气肿或脓胸。有人认为这是呼吸机造成的,治疗困难,病死率高,应以预防为主。适当地对气体加温、加湿,氧浓度控制在 40%,防止气道感染(无菌吸痰管的一次应用,严格无菌操作技术),每 1~2 h 更换体位,胸部的左右、上下、前后拍击震荡。机械通气可使利尿剂的利尿作用受到抑制,使肺内水分潴留,故应控制水分摄入(不超过日需量)。

(六)胸腔闭式引流的监护

行胸腔闭式引流的病人,应保持引流管通畅,注意观察引流液的颜色、性质及量。引流气胸者,若引流管内不断有大量气体溢出,病人呼吸困难无好转,则提示可能有肺及支气管的严重损伤,应剖胸探查修补裂口。若胸腔闭式引流管引流血量≥200 ml/h,并持续 2~3 h 以上,提示胸内有活动性出血,应及时报告医生积极处理。

(七)镇静止痛

胸部创伤病人常有明显胸痛,可采用药物镇痛、肋间神经阻滞或镇痛泵持续注入镇痛剂的方法。当病人咳嗽咳痰时,协助用双手按压患侧胸壁,以减轻胸廓活动引起的疼痛。

(八)保持输液通畅

迅速建立静脉通道,有出血性休克者应快速补血补液,可在中心静脉压的监测下指导补液的量和速度。对于严重肺挫伤、创伤性湿肺的病人则应限制输液量,输液量<1 000 ml/d,并多补给胶体液,以提高胶体渗透压,防治肺水肿。注意纠正水、电解质及酸碱平衡紊乱。

(九)体位

胸部创伤病人一般取半卧位,有利于呼吸、咳嗽和引流,合并休克、昏迷者则应取平卧位。

(十)饮食

胸部损伤病人通常可进流质、半流质饮食,但伤情不明,疑有食管损伤、创伤性膈疝或胸腹联合伤者应禁食、禁水。

(李惠萍)

第十七节 严重腹部创伤

一、概述

腹部创伤不论在平时或战时都较常见,战时开放伤多见,平时闭合伤多见,占全身各部位创伤的 8%～10%,占平时须行手术治疗的外伤的 20%。由于腹腔内有实质和空腔脏器、大血管等,钝性伤常伤及的实质性脏器有脾、肾、肝,而空腔脏器为小肠与膀胱,前者造成大出血,后者给腹腔带来污染和感染,如不及时发现和治疗两者的后果均非常严重。据估计约有 50% 的外伤死亡与腹部外伤未得到及时和恰当的处理有关。这足以引起从事急诊与监护的临床医护人员的高度警惕,对一个多发伤员进行迅速、细心而周密的检查和对伤情的准确评估,将会对伤员带来最佳的医疗和护理效果。

二、护理评估

(一)受伤史

尽可能问清伤情,包括准确的受伤时间、腹部受撞击的部位、高处跌下身体着地的部位、伤后是否立即有腹部疼痛、腹痛的部位、程度及范围的变化、是否受呼吸活动或体位改变的影响、有无伴恶心、呕吐等消化道症状,有无早期休克迹象,身体其他部位的伤情以及是否接受过镇静、止痛等药物治疗。

(二)仔细地体格检查

1)检查有无休克及其轻重程度。

2)有无颅脑、胸部、脊柱、骨盆及四肢等其他合并伤。

3)腹部体征应观察腹式呼吸是否存在、腹壁有无伤痕、有无压痛、反跳痛和肌紧张、有无移动性浊音、肝浊音界是否存在、肠鸣音是否消失。必要时作直肠指检。值得指出的是,在有相当重的腹内损伤的病人中有 40% 无腹膜刺激征,另有 20% 的病人在检查时有"腹膜刺激征",但开腹探查找不到损伤。

(三)辅助检查

1.实验室检查

定时测定血常规,注意观察红细胞、血红蛋白和血细胞比容是否下降,白细胞是否上升。

2.诊断性腹腔穿刺

对诊断有无腹腔内脏损伤和何类脏器损伤可有较大的帮助。其准确性可达 90% 以上。病人侧卧,穿刺区皮肤消毒,穿刺点一般可选用左、右侧麦氏点,或脐平线与腋前线交会处。局麻下缓慢进针,抽到液体后仔细辨认其性状以判断受损脏器。抽出不凝血提示实质性脏器破裂,抽出血迅即凝固者系穿刺针误入血管或血肿所致。

3.诊断性腹腔灌洗

诊断性腹腔灌洗适用于腹腔穿刺阴性而临床有疑问者,其诊断准确率达 98.5%。具体操作是采用 Seldinger 技术,穿刺置管方法与上述诊断性腹腔穿刺相同,成功后塑料管尾端接输液瓶,缓缓注入 500 ml 生理盐水,然后将输液瓶转向低位,使腹腔内液体借虹吸作用回入瓶中,顺利虹吸出 10 ml 以上的无凝块的血性灌洗液,表明腹腔内有出血,灌洗液可做实验室细胞、生化检查,以判断脏器有无损伤。

4. 其他辅助检查

腹部 B 超对腹腔是否积血、积液及积液量的多少,可提供较为可靠的信息。视伤情选择性行 X 线、CT、腹腔镜等检查。

（四）救治要点

严重腹部创伤应在较短时间内争取手术探查,以处理破裂的内脏出血、修补损伤的脏器、引流腹腔控制感染等。剖腹探查至今仍为最精确的诊断方法,其精确率可达 99%。然而阴性探查将为病人带来不必要的痛苦和手术并发症,甚至导致死亡。所以,剖腹探查要很好地掌握它的适应证。剖腹探查的适应证如下:

1）腹痛或腹膜刺激症状进行性加重或范围扩大,肠鸣音逐渐减少、消失或出现腹胀、白细胞计数逐渐上升等腹膜炎征象者。

2）出现口渴、烦躁、脉率增快、红细胞计数进行性下降、血压不稳定等内出血征象者。

3）出现消化道出血者。

4）积极救治后病情不见好转或出现休克者。

三、护理措施

（一）对伤情不明病人的监护

有些严重腹部外伤,同时伴有全身多发伤,包括胸部伤、颅脑伤、脊柱伤、骨盆及四肢伤等。但腹部伤未能肯定有无内脏伤,须在 ICU 进行严密监护,重点应观察下列情况:

1. 腹部症状及体征的变化

如病人有颅脑伤,由于神智不清状态,无法准确询问症状,主要靠对体征的判断。腹部触诊要观察病人的面部表情,或病人是否用手来拉开检查者的手,来判断腹部压痛、反跳痛的轻重。此外,观察有无移动性浊音,肠鸣音是否减弱或消失,据此来判断有无腹膜刺激征。如最初无腹膜刺激征,在观察过程中出现并加重,就应作进一步的检测。

2. 对生命体征的监测

对复杂伤员腹部伤情未弄清前,必须严密监测生命体征。以血压、脉搏监测为主。若在观察过程中经适量输血、补液后,出现脉搏加快、血压下降,血红蛋白和血细胞比容下降等休克征象,则须作进一步检查。

3. 反复腹腔穿刺或灌洗引流

如病人最初检查腹腔穿刺为阴性,在监测过程中出现腹膜刺激征,或血压脉搏的改变,应进行再次、多次腹腔穿刺检查或灌洗引流。此项检查往往可为最后的决定性治疗提供可靠的依据。

（二）严重腹部伤的手术后监护

1. 继续防治休克

严重腹部外伤均伴有轻重不等的休克,有时休克很重,虽经手术修复、处理受损伤的脏器,但术后仍可能处于休克状态。有些严重的肝外伤,胰腺外伤,术后仍有可致休克的因素存在。故一般在术后应保留中心静脉的置管,除监测血压、脉搏外,应同时监测中心静脉压,以指导补液的量和速度。在精确估计丢失和补充的液量基本平衡,在所放置的各引流管无明显内出血或大量体液丢失的情况下,如血压仍不能维持,应考虑创伤反应所致的休克,可适量给予泼尼松,以减少组织反应,必要时可慎用升压药。与此同时,应积极纠正酸中毒,因大量组织损伤,常可致较重的酸中毒,临床估计给予补充的碳酸氢钠的量,常不足以纠正,须不断测定血的

pH 值,及时加以纠正。

2. 注意呼吸功能的监测

严重腹部外伤,尤其是伴严重休克的伤员,术后可出现 ARDS。故术后须严密观察呼吸功能的改变,定时做血气分析,充分给氧,必要时摄胸片。若在给氧充分的情况下,动脉血氧分压仍低于 50 mmHg,肺部有体征,胸片疑有 ARDS 征象,应及早给予机械辅助呼吸。

3. 注意肾功能的改变

严重腹部外伤常伴有重度休克,可引起肾血流量减少所致的肾功能障碍。尤其是有些伤员因腹腔内大量失血,采用了术中自体血回输,可出现溶血而致的血红蛋白尿,术后应密切注意尿量,争取保持尿量 >50 ml/h。定时测定血的尿素氮和肌酐水平,尤其对血肌酐升高迅速的伤员,应按急性肾功能衰竭来处理。

4. 应激性溃疡的防治

严重腹部外伤,尤其是有休克的伤员,术后可能出现应激性溃疡。一般在术后 2~7 d 发生,以上消化道出血为主。对此类伤员,术后应给予静脉滴注西咪替丁或雷尼替丁,最好能放置鼻胃管,了解胃液的颜色、酸度和测定隐血。若发现胃液 pH 值 <3.0,出现隐血,应加强 H_2 受体抑制剂的量。必要时给口服或管饲硫糖铝,以保护胃黏膜。一旦出现较迅速的上消化道出血,可用纤维内镜检查。

5. 一般监护

(1)术后体位

无休克者宜采用半卧位。半卧位有利于改善呼吸、循环;减轻腹痛、腹胀;有利腹腔渗液流入盆腔,便于局限、吸收、引流,控制感染。

(2)生命体征的观察

术后即刻测量脉搏、呼吸、血压一次。以后定时连续观察,直到麻醉作用基本消失或病情稳定。体温是反映术后有无感染的一个较敏感的指标。创伤反应一般在术后 3 d 仅有轻度发热;若术后体温逐渐升高或持续高热不退或体温下降数日后又升高,说明感染未控制或有继发性感染。

(3)观察出血、肠瘘、胆瘘情况

观察伤口及各种引流管有无出血及瘘现象。伤口敷料被浸湿应及时更换,若持续多量出血,应考虑手术所致的出血并发症,应及时处理。

(4)观察肠蠕动恢复情况

术后禁食,待肠蠕动恢复、肛门排气后,可开始进流食。肠蠕动恢复需 24~72 h。病人有腹胀的感觉,可听肠鸣音了解肠蠕动情况。术后生命体征稳定后,应指导病人早期下床活动,促进肠蠕动恢复。

(5)维持水、电解质平衡

保持静脉输液通畅,根据需要调节速度,维持营养及水、电解质平衡。并观察记录出入液量。

(6)引流的监护

术后病人有各种引流管道连接引流装置,要妥善固定,防止滑脱、扭曲折叠,保持引流通畅;观察各种引流物的量、性质、颜色,及时记录;保持引流伤口清洁,更换引流袋或冲洗时,注意无菌操作;术后持续胃肠减压 3~4 d,肛门排气后方可拔除胃管;其他单纯引流腹腔渗液的引流管，一般24～48 h拔除；各种造瘘的引流管，视情况择时拔除。

（7）镇静止痛

适当应用止痛剂，选用镇痛泵止痛效果亦好。

（8）预防感染

协助其翻身叩背，鼓励和帮助病人咳嗽、排痰，预防肺部感染，加强口腔护理，保持床铺清洁平整、舒适，预防压疮发生。

（9）防治并发症

密切观察伤员全身情况，注意保护肝、肾功能和机体防御机能，防治并发症。

（李惠萍）

第十八节　多器官功能障碍综合征

一、概述

由创伤、休克或感染等严重病损打击所诱发，机体出现与原发病损无直接关系的序贯或同时伴有多个器官功能改变构成的综合征称为多器官功能障碍综合征（multiple organ dysfunction syndrome，MODS）。

本综合征在概念上强调：①原发致病因素是急性的；②表现为多发的、进行性、动态的器官功能不全；③器官功能障碍是可逆的，可在其发展的任何阶段进行干预治疗，功能可望恢复。

MODS是创伤及感染后最严重的并发症，直接影响着严重创伤病人的预后，并已成ICU伤员最主要的死亡原因。目前，国际和国内的学者较多地认可，和使用MODS这个命名，因为功能障碍是一个从功能正常到功能异常尚能代偿，再到功能异常不能代偿的动态发展过程，MODS更加准确地反应了此综合征进行性和可逆性的特点，从而指导临床诊断和防治。1995年10月在庐山全国危重病急救医学会议上，中国中西医结合学会急救医学专业委员会、中华医学会急诊医学会决定将该综合征命名为MODS。

二、护理评估

（一）病因

1.严重创伤

第一、第二次世界大战中伤员死因多为休克复苏后出现的急性肾功能衰竭。在越南战争中美军的主要死因为急性呼吸功能衰竭即所谓休克肺与成人型呼吸窘迫综合征（ARDS）。而大面积烧伤、严重创伤和侵袭性大手术常引起肺、心、肾、肝、消化道和造血系统等多脏器功能的衰竭。

2.休克

各脏器常因血流不足而呈低灌流状态，组织缺血、缺氧、毒性物质蓄积等影响、损害各器官的功能，尤其是创伤大出血和严重感染引起的休克更易发生MODS。

3.严重感染

败血症时菌群紊乱、细菌移位及局部感染病灶也是发生MODS的主要因素之一。据统计，MODS继发于腹腔感染病灶的占首位，腹腔内脓肿、急性坏死性胰腺炎更易导致心、肺、肝、肾及胃肠道等脏器功能的衰竭，值得临床重视。

4. 大量输液、输血及药物使用不当

1)输液过多可使左心负荷增加,严重时能引起急性左心功能衰竭、肺水肿。

2)大量输血后微小凝集块可导致肺功能障碍,凝血因子的缺乏能造成出血倾向。

3)去甲肾上腺素等血管收缩药物的大剂量使用,加重了微循环障碍。

4)长期大量使用抗生素亦能引起肝、肾功能损害、菌群紊乱。

5)大剂量激素的应用易造成免疫抑制、应激性溃疡出血、继发感染等不良反应。

5. 心跳、呼吸骤停

造成各脏器缺血、缺氧,而复苏后又可引起"再灌注"损害,同样可发生 MODS。

6. 诊疗失误

1)如高浓度吸氧致使肺泡表面活性物质破坏、肺血管内皮细胞损害。

2)由于正压呼吸、PEEP 等使用不当造成心肺功能障碍。

3)血液透析和吸附可造成不均衡综合征、血小板减少和出血。

(二) 诱发因素

国内外学者多年来的研究表明,诱发 MODS 的危险因素与原发伤、手术或原发病有关,还与年龄、营养等因素有关,具体包括:

1)复苏不充分或延迟复苏。

2)持续存在感染病灶。

3)持续存在炎症病灶。

4)基础脏器功能失常。

5)年龄≥55 岁。

6)嗜酒。

7)大量反复输血。

8)创伤严重度评分(ISS)≥25。

9)营养不良。

10)肠道缺血性损伤。

11)糖尿病。

12)应用糖皮质激素。

13)恶性肿瘤。

14)使用抑制胃酸药物。

15)高乳酸血症。

16)外科手术意外事故。

(三) 发病机制

1. 缺血-再灌注损伤假说

当心肺复苏、休克控制时,血流动力学改善,发生血液对器官"再灌注"。氧自由基大量释放引起血管内皮细胞肿胀,管腔狭窄或闭塞,使再灌注转为少灌注或无灌注,造成组织利用氧能力降低,继而发生变性坏死,被称为"再灌注"综合征(reperfusion syndrome)。其原因是缺血、缺氧损伤细胞线粒体的呼吸功能,使细胞色素氧化酶和超氧化物歧化酶(SOD)活性下降,不能有效地将"再灌注"后的氧还原成水和清除过多氧自由基,而缺血组织中所堆积的 ATP 的代谢产物次黄嘌呤在黄嘌呤氧化酶的催化下大量生成黄嘌呤和尿酸。同时,稳态的分子氧被转化为极不稳定的氧自由基。

近年来,由于分子生物学和细胞生物学研究的发展,人们在缺血-再灌注损伤学说中,又引入了内皮细胞与白细胞相互作用引起器官实质细胞损伤的观点,即血管内皮细胞(EC)能通过多种凝血因子和炎症介质与多形核白细胞(PMN)相互作用,产生粘附连锁反应,导致器官微循环障碍和实质器官损伤。

2. 炎症失控假说

MODS 是由于机体受到创伤和感染刺激而产生的炎症反应过于强烈以至失控,从而损伤自身细胞的结果。参与 MODS 的炎症失控反应过程的基本因素分为刺激物、炎症细胞、介质、靶细胞和效应几部分。

1)刺激物指在创伤、感染和休克过程中产生的炎症或免疫反应的刺激物(包括缺氧、细菌、毒素、坏死因子、抗原抗体复合物、补体等),其中以严重缺氧、内毒素和补体碎片($C3_a$ 和 $C5_a$)的作用最为强烈。

2)炎症细胞指参与 MODS 发病的炎症或免疫反应的细胞(包括中性粒细胞、淋巴细胞、单核-巨噬细胞以及血小板和内皮细胞)。

3)介质是指炎症细胞活化后释放出的化学介质或生物活性物质,其中与 MODS 关系密切的有氧自由基、脂质介质(花生四烯酸代谢物的总称)、溶酶体酶、细胞因子(白介素和肿瘤坏死因子等)、磷脂酶 A_2 及胺类和肽类物质等。

4)靶细胞指炎症细胞通过介质所作用的对象,不仅包括各系统或器官的实质细胞以及位于血循环与实质细胞之间的屏障内皮细胞,还包括炎症细胞本身。

5)效应则是靶细胞受到炎症细胞攻击后,出现的代谢功能和形态方面的改变。

3. 胃肠道假说

严重创伤、休克、缺血-再灌注损伤、外科手术应激等均可导致肠黏膜屏障功能破坏,肠道内蓄积的细菌及内毒素得以侵入体内形成肠源性内毒素血症和(或)菌血症,继而产生细胞炎症介质,进一步发展则加重全身炎症反应。如各种体液成分(补体系统、凝血系统等)和细胞(中性粒细胞、内皮细胞、单核-巨噬细胞等)被激活,从而引起大量炎症介质(氧自由基、蛋白裂解酶、黏附分子和细胞因子等)合成、表达和释放,这些炎症介质形成复杂的网络,使炎症反应不断放大,最终导致持久的炎症反应和多器官功能损害。

4. 两次打击和双项预激假说

最早的创伤、休克等致伤因素可被视为第一次打击。在该次打击时,虽然各种免疫细胞及其多种炎症介质也参与了早期的炎症反应,但其参与的程度是有限的,在这阶段最为重要的是炎症细胞被激活,而处于一种"激发状态"(preprimed)。此后,如果病情平稳,则炎症反应逐渐消退,损伤的组织得以修复。但如果再次出现致伤因素,则构成第二次打击,此期打击的一个非常突出的特点是炎症和应激反应具有放大效应,即使打击的强度不及第一次打击,也能造成处于激发状态的炎症细胞更为剧烈发生反应,从而超量的释放细胞和体液介质。此外,直接由炎症细胞释放的介质只是全部体液介质的一部分,他们作用于靶细胞后还可以导致"二级"、"三级",甚至更多级别的新的介质产生,从而形成瀑布样反应(或称"级联反应",cascade)。体液介质的种类可达数百种之多,所参与的系统也不只限于免疫系统,如内皮细胞系统、凝血系统等均被累及,这种失控的炎症反应不断发展,直至导致组织损伤和器官功能障碍。

5. 应激基因假说

1)应激基因反应是指一类由基因程序控制,能对环境应激刺激作出反应的过程。

2)应激基因反应通常根据它们的应激刺激物命名,如热休克反应、氧化应激反应、紫外线反应、急性期反应等。

3)应激基因反应能促进创伤、休克、感染、炎症等应激打击后细胞代谢所需的蛋白合成。

4)应激基因反应引起的细胞功能改变的最终后果是导致机体不再能对最初或以后的打击作出反应,而发生 MODS。

(四)临床特征

1. 心脏

因各种原因引起的短时间内心排出量急剧减少,甚至丧失排血功能,称为急性心功能不全或心功能衰竭。根据心排出量减少的速度、程度和维持时间的不同以及代偿功能的差别,临床表现上可分为晕厥、休克、急性肺水肿和心搏骤停。

(1)心源性晕厥

由于心排出减少,脑部缺血而发生短暂的意识障碍,称阿-斯综合征(Adams-Stokes syndrome)。如发作持续数秒,可有昏迷、四肢抽搐、呼吸暂停、发绀等。

(2)心源性休克

因心脏排出功能受损,排出量减少而致有效循环血量不足引起的休克。收缩压<80 mmHg,脉压<20 mmHg,心率快,脉细弱,皮肤湿冷,面色苍白或发绀,尿量减少,烦躁,反应迟钝甚至昏迷,并伴有原有的心脏病体征和心功能不全的体征。

(3)急性肺水肿

因急性心肌梗死或严重高血压等突然发生严重的左心室排血不足或左心房排血受阻,肺静脉及肺毛细血管压力急剧升高,液体自毛细血管漏至肺间质、肺泡甚至气道内所致。病人表现为突然气促、焦虑,呼吸可达 30~40 次/分以上,端坐呼吸,阵咳,先为干咳,后有大量白色或粉红色泡沫痰。由于急性肺水肿严重妨碍气体交换,迅速出现发绀。双肺可闻及大量哮鸣音和水泡音,心尖部可闻奔马律,但常被肺部水泡音掩盖。早期肺间质水肿阶段可能仅有气促、阵咳、心率增快、心尖部奔马律和肺部哮鸣音。

(4)心搏骤停

心音消失、脉搏扪不到、血压测不出、意识突然丧失或伴短阵抽搐、呼吸断续、呈叹息样后停止、瞳孔散大等。

根据临床统计,心功能障碍在 MODS 中的发生率较其他器官、系统为最低,一旦出现常伴随休克,脏器供血减少,微循环障碍,代谢性酸中毒。临床上细菌及其内毒素引起心肌障碍以及休克时产生分子较小的多肽-心肌抑制因子是引起急性心功能障碍的原因。临床表现为:心搏量减少,心脏排血指数减低(<2.5 L/(m^2 · min));左心舒张末压上升,肺小动脉楔压(PAWP)>10 mmHg(1.3 kPa);血 pH 值<7.24 伴 $PaCO_2<49$ mmHg(6.5 kPa)。

2. 肺脏

因呼吸系统或其他疾患引起呼吸功能障碍,进而导致机体急性缺氧或二氧化碳潴留,其中缺氧对机体的威胁程度比二氧化碳潴留严重。临床表现与缺氧发生速度、持续时间和严重程度等密切相关,而心、脑、肺对缺氧极为敏感。临床上缺氧和二氧化碳潴留的表现许多是相似的,两者常同时存在。

在 MODS 中急性呼吸功能障碍表现为早期的低氧血症,进一步发展为以急性呼吸困难为特征的急性呼吸窘迫综合征(acute respiratory distress syndrome,ARDS)。其病因常与创伤、休克、感染、误吸、氧中毒等因素引起的肺损害有关,是急性呼吸衰竭中较为严重、处理棘手、病死率最高的临床综合征。

(1)ARDS 的发生机制

ARDS 发生机制为肺顺应性减低、肺内分流增加和双肺弥漫性间质浸润,造成通气、弥散和气体交换障碍,出现严重低氧血症。

(2)ARDS 的演变过程

ARDS 的演变过程分 4 期:

1)液体进入间质,使肺顺应性、V_A/Q 和 PaO_2 开始下降。

2)液体继续外渗,肺组织变硬,上述情况进一步加重。

3)液体进入肺泡,通气中断,肺内分流增大,肺水肿严重,PaO_2 降低显著。

4)肺不张使小气道闭合,肺顺应性、功能残气量更加下降,PaO_2 常 <50 mmHg(6.6 kPa),氧疗亦难以使 PaO_2 上升。

(3)ARDS 的临床表现

早期因肺间质水肿引起反射性呼吸深快,造成过度通气,出现呼吸性碱中毒,可形成无发绀性缺氧。随着病情进展,呼吸困难加剧而有发绀,气道分泌物增加,出现代谢性酸中毒合并高碳酸血症、血压下降、少尿、心肌缺氧乃至昏迷、死亡。

(4)ARDS 的诊断标准

严重低氧血症、呼吸窘迫(呼吸 >35 次/分或 <5 次/分),需要吸氧($FiO_2 >50\%$)并使用人工呼吸机辅助呼吸 2 d 以上;$PaCO_2 >50$ mmHg(6.7 kPa)。氧合指数(PaO_2/FiO_2)$\leqslant 200$ mmHg(26.7 kPa),则表明有严重的通气/血流比例失调。

3. 肝脏

由各种原因引起肝细胞在短期内大量坏死,导致肝功能严重损害。急性肝功能衰竭在 MODS 中出现较早。肝脏损害造成代谢和解毒功能障碍,为导致全身脏器功能衰竭的重要因素。其临床表现为黄疸,血清总胆红素 $>34.2\ \mu mol/L$ 且持续数日以上,丙氨酸氨基转氨酶(ALT)、天冬氨酸氨基转氨酶(AST)和乳酸脱氢酶(LDH)大于正常值 2 倍。此外,还出现血清清蛋白降低、凝血酶原减少、难治性高血糖等改变,但应排除肝、胆疾病引起的这些变化。

4. 肾脏

由多种原因使肾排泄功能在短时间内急剧下降,导致氮质代谢产物积聚和水、电解质紊乱,进而出现急性尿毒症。在 MODS 中急性肾功能衰竭常由急剧发生的肾小球缺血、肾血流量减少或毛细血管狭窄、堵塞造成少尿或无尿。肾小管变性、坏死,回吸收 Cl^- 的能力下降,以致肾髓质的渗透压梯度减小或肾的尿浓缩功能降低,出现低渗尿或等渗尿。据报道非少尿型肾衰发病率高于少尿型肾衰,其主要原因有:①呋塞米等利尿剂的早期应用使一些少尿型肾衰转变为非少尿型肾衰;②加强肾功能监测使非少尿型肾衰检出率提高。其发病机制在于肾小球滤过率显著减少,而肾小管再吸收水分的减少更明显。由于尿多故较少发生高血钾、酸中毒和水潴留,预后较好。实验室检查:血尿素氮 $\geqslant 35.7$ mmol/L,血清肌酐 $\geqslant 177 \sim 270\ \mu mol/L$,尿量 $\leqslant 479$ ml/24 h,尿比重低(<1.010),尿液偏碱。

5. 胃肠道

严重创伤、休克、感染等常引起胃肠黏膜溃疡、出血和坏死，是 MODS 常见的病变之一。主要因胃肠缺血使黏膜上皮细胞变性坏死，又因促胃液素（胃泌素）和肾上腺糖皮质激素分泌增多，使胃酸分泌增加，H^+ 透过黏膜上皮细胞，引起胃肠黏膜出血坏死。有报道因胃酸减少，肠管通透性增加，屏障功能降低，毒素吸收，肠管扩张，肠蠕动减弱，胃肠麻痹。

6. 凝血机制

由于创伤、感染和侵袭性大手术，常可激活凝血系统，使血液凝固性增高，消耗大量凝血因子和血小板，使微循环内广泛地形成微血栓，导致弥散性血管内凝血（DIC），继而微循环障碍，组织缺血缺氧，同时激活纤维蛋白溶解系统（继发性纤溶），进一步促使血液凝固性降低，出现各脏器和皮肤、黏膜的广泛出血。故 DIC 和 MODS 两者互为因果，DIC 既是 MODS 的触发因子，又是 MODS 的加重因子，其临床诊断标准：血小板进行性下降，可 $<20\times10^9/L$；血浆纤维蛋白原 $<2\ g/L$；纤维蛋白降解产物（FDP）$>20\ mg/L$ 和凝血酶原时间 $>15\ s$；白细胞 $<1.0\times10^9/L$；血细胞比容 $<20\%$。

7. 脑

影响因素多且复杂，如缺氧、高碳酸血症、水电解质紊乱以及药物等。临床表现：①反复惊厥或出现昏迷；②颅内压增高伴有瞳孔及呼吸节律异常；③Glasgow 评分 <6 分。

（五）MODS 病情诊断

1. MODS 的诊断依据

完整的 MODS 诊断依据应是：

1）诱发因素（严重创伤、休克、感染、延迟复苏以及大量坏死组织存留或凝血机制障碍等）。

2）全身炎症反应综合征（SIRS）（脓毒症或免疫功能障碍的表现及相应的临床症状）。

3）多器官功能障碍（两个以上系统或器官功能障碍）。

其中，诱发因素可通过体检和病史询问较易获得，而早期、准确地判断 SIRS 及多器官功能障碍是及时诊断 MODS 的关键。

2. SIRS 的诊断标准

关于 SIRS 的临床诊断标准（表 3-5），ACCP/SCCM（美国胸科医师学会/危重病医学会）在 1991 年芝加哥会议上已经提出。

表 3-5　全身炎症反应综合征（SIRS）的临床诊断标准

项目	指标
体温	$>38℃$ 或 $<36℃$
心率	>90 次/分
呼吸	>20 次/分或过度通气使 $PaCO_2<32\ mmHg(4.3\ kPa)$
血象	$WBC>12\times10^9/L$ 或 $<4.0\times10^9/L$，或不成熟 $WBC>10\%$

3. 器官功能障碍评分标准

由于 MODS 的机制复杂，临床表现多种多样，至今国内外尚无一致公认的诊断及严重程度评分标准。由于所用诊断标准的不同，造成了发病率和病死率的较大差异，因此，有关 MODS 的诊断标准一直以来是医学界研究和讨论的热点。以往对于多器官功能衰竭的诊断标准是以各个器官功能衰竭为依据的,较多选用的是 Fry 于 1991 年提出的标准(表 3-6),或根据实践经验参照修改。

表 3-6 器官功能障碍、衰竭的标准

器官或系统	功能障碍	功能衰竭
肺	低血氧症需机械呼吸支持至少 3~5 d	进行性 ARDS,需呼气末正压通气>0.981 kPa(10cmH$_2$O)和 F$_i$O$_2$>0.50
肝	血清胆红素≥34~50 μmol/L,GOT、GPT 等≥正常 2 倍	临床黄疸,胆红素≥272~340 μmol/L
肾	少尿≤479 ml/24 h 或肌酐上升≥177~270 μmol/L	需肾透析
肠、胃	腹胀,不能耐受口进饮食>5 d	应激性溃疡需输血,无结石性胆囊炎
血液	PT 和 PTT>25% 或血小板<(50~80)×10^9/L	DIC
中枢神经	意识混乱,轻度定向力障碍	进行性昏迷
心血管	射血分数降低或毛细血管渗漏综合征	心血管系统对正性血管和心肌药无反应

4. MODS 的预后

1)长期以来,MODS 的预后一直不容乐观。其影响因素有:①功能障碍的脏器数目越多,预后越差;②脑、凝血及肾功能恢复性较小,尤其以脑功能为甚,可逆性最差;③原发病或原发病因素祛除或控制得越早,脏器功能恢复的可能性越大。据国内外文献报道,MODS 的病死率为 62.5%~85%,远远高于单个脏器功能障碍之病死率。

2)脏器衰竭数与病死率的统计各地区有较大的差异,一般认为是由于诊断标准的不统一所致。据 Fry,Eiseman 和国内有关报道:①两个脏器功能障碍的平均病死率为 59%;②三个脏器功能障碍的平均病死率为 75%;③四个或四个以上脏器功能障碍的平均病死率为 100%。

3)从 MODS 中各脏器障碍发生的频度来看,发生率最高的是肺功能障碍,其次是胃肠及肾功能障碍。其中,以肾功能障碍的病死率最高,平均达 79%;其次为心功能障碍达 68%;胃肠功能障碍达 59%;肝功能障碍达 55%;凝血功能障碍达 44%。若伴有严重感染,则病死率明显增加。

此外,还有一些所谓"致死性组合":①肺功能衰竭与代谢功能衰竭;②肾功能衰竭与肺功能衰竭;③心功能衰竭与肺功能衰竭。这些脏器衰竭组合,会大大增加病死率。

(六)治疗要点

1. 早期复苏,防止再灌注损伤

不但要纠正显性失代偿性休克(overt decompented shock),而且要纠正隐性代偿性休克(covert compensated shock),后者对于维护胃肠屏障黏膜功能具有特别的重要性。由于在休克及复苏过程中缺血-再灌注损伤是不可避免的现象,也是导致后续病程中发生脓毒症和 MODS 的重要诱因之一。因此,减轻缺血-再灌注损伤也是防止 MODS 的重要措施。具体措施如下:

(1)纠正"显性失代偿性休克"

复苏液体的量比质更重要,做到"需要多少补多少";如遇紧急情况,就采取"有什么补什么"的原则,不应因苛求液体种类而延误复苏。在评估液体量时,要注意排除影响 CVP、RAP、PAWP 等反应容量复合指标的容量外因素。一般来说,CVP 和 RAP 不超过 18 mmHg(2.40 kPa),PAWP 不超过 20 mmHg(2.67 kPa)为宜。心源性休克要限制液体,并使用强心和扩张血管药物治疗,但也要求在达到其最佳的前负荷后方能考虑使用强心药。

(2)警惕"隐性代偿性休克"的存在

应对病人早期实施 pH 值监测。研究报道显示,若监测结果＜7.32,无论 MODS 发生率还是病人病死率均有明显上升。

(3)对低容量性休克不应使用血管活性药

在无确切证据说明液体确已补足前不要轻易使用利尿剂。但对脓毒性休克,适当使用血管收缩药是必要的,以去甲肾上腺素为首选,同时可以配合小剂量多巴胺 3～5 $\mu g/(kg \cdot min)$ 以求内脏血管扩张。

(4)抗氧化剂和氧自由基清除剂的使用

该类药物虽然品种较多,但真正用于休克复苏并不多。临床上可推荐使用的有维生素 C、维生素 E、谷胱甘肽等。其用药原则是:早用和足用,即药物必须在复苏前或至少不迟于复苏的同时给予,并且剂量是常规剂量的数倍。若干推荐剂量为:维生素 C 2～10 g/d,β 胡萝卜素 ＞300 mg/d,谷胱甘肽 20～30 g/d,硒 40 mg/d,锌 20 mg/d(胃肠道给予)。根据休克后自由基损伤在总体损伤中所占比例来看,抗氧化治疗在早期休克复苏中的意义较大。

2. 控制感染

(1)尽量减少侵入性诊疗操作

各种有创诊疗操作均增加了危重病人的感染机会。开放式留置导尿易发生菌尿症;封闭式导尿时间过长也易发生菌尿症。外周静脉持续置管输液超过 72 h 者,感染发生率将大大增加。在广泛使用静脉置管的医院,导管菌血症可占到全部医源性菌血症的 75%,Swan-Ganz 导管留置 3 d 以上便有可能引起感染。机械通气损伤鼻、咽和气管的黏膜屏障,使支气管树和肺泡暴露,大大增加了感染的机会。因此,应对危重病人实行保护,尽量避免不必要的侵入性诊疗操作。

(2)加强病房管理

危重病人所处的特殊环境是感染容易发生的重要因素。由于频繁、大量使用抗生素,造就了一批与众不同的多重耐药菌株,它们定植于该特定环境以及病人和工作人员的皮肤和黏膜,伺机侵入机体。工作人员的"带菌手"是接触传播的最重要因素,洗手是切断此类传播的最有效的措施。污染的医疗设备和用品是另一个重要感染源,如各种导管、麻醉机和呼吸机的管道系统,以及湿化器、超声雾化器等。加强病房管理、改善卫生状况、严格无菌操作是降低医院感染发生率的重要措施。

(3)改善病人的免疫功能

不同原因引起的免疫功能损害是危重病人发生感染的内因,维护、增强病人的免疫功能,是固本培源、防治感染的重要一环。措施包括加强营养和代谢支持,制止滥用皮质激素和免疫抑制剂进行免疫调理等。

(4)选择性消化道去污染(selective decontamination of digestive tract,SDD)

基于肠源性感染对高危病人构成威胁的认识,对创伤或休克复苏后病人、急性重症胰腺炎病人等进行消化道去污染,以控制肠道这一人体最大的细菌库,已在一定程度上取得确定的效果。方法是口服或灌服不经肠道吸收、能选择性抑制需氧菌尤其是革兰阴性需氧菌和真菌的抗生素,最常用的配伍是多粘菌素 E、妥布霉素和两性霉素 B。无论选用何种用药方案,都不包括抗厌氧菌制剂,因为研究表明,引起肠源性感染的几乎都是需氧菌或真菌,很少有厌氧菌。相反,作为肠道优势菌群的双歧杆菌、乳酸杆菌等是构成肠黏膜定植抗力的主体,能减少条件致病菌的粘附和移位,应当得到保护和扶持。因此,在没有适应证的情况下盲目使用抗厌氧菌药物,是与 SDD 的目标背道而驰的,不仅无益,而且有害,应予避免。

（5）外科处理

对于开放性创伤,早期清创是预防感染最关键的措施。对已有的感染,只要有适应证,外科处理也是最直接、最根本的治疗方法,包括伤口的清创,脓肿的引流,坏死组织的清除,空腔脏器破裂的修补、切除或转流(如肠造口)。对 MODS 病人,当感染构成对生命的主要威胁又具有手术处理适应证时,应当机立断,在加强脏器功能支持的同时尽快手术,不可因为病情危重而观望等待,以至丧失最后的机会。对危重病人,手术应简单、快捷,以迅速起效,解燃眉之急,帮助病人摆脱困境。

（6）合理应用抗生素

对于没有外科处理适应证的感染,应用抗生素是主要手段。对于需要外科处理的感染,抗生素治疗也是一种有力的配合,要做到合理应用抗生素,应注意以下几点:

1）除创伤、大手术、休克复苏后、重症胰腺炎等以外,没有必要在无感染的情况下,作为预防性地使用抗生素。在上述情况下,预防性使用抗生素的原则是:①必须充分覆盖污染或感染高危期;②所选药物抗菌谱要广;③剂量要充足;④应用时间要短。

2）一旦危重病人出现发热、白细胞计数升高等可疑感染的症状,应立即使用抗生素。因危重病人多数存在不同程度的免疫力低下,感染的诊断一时难以确定,若不及时使用抗生素,则感染发展快,病死率高。

3）抗生素的选择和治疗方案的制定,应根据已经明确或最为可能的感染灶和该部位感染最常见的病原菌来决定,同时考虑当时社区和该医院内部常见细菌谱及其耐药情况。

4）一旦选用一种或一组药物,应于 72 h 后判断其疗效,除非感染病原菌已明确而且该项方案无针对性,一般不宜频繁更换抗生素,以免造成混乱。

5）对严重感染经积极抗生素治疗未能取得预期效果,且疑有真菌感染者,应及时合理选用抗真菌药物。此时,原有的抗生素不宜立即全部撤除。

3. 循环支持

（1）维持有效血容量

严重创伤、烧伤、失血、脓毒症都可造成循环血量绝对或相对不足,临床表现为心率加快,血压下降,尿量减少(<20 ml/h)。低血容量临床诊断并不困难,确定血容量不足时补充血容量是最基本的措施,补液的种类应根据丢失体液的类型而定,通常原则为:①先补充晶体液,后补充胶体液;②速度先快后慢,严重失血时还要补充全血,使血细胞比容不低于 30%。补液量应根据临床监测结果及时调整,肺毛细血管楔压(PCWP)是判定血容量的较好指标,PCWP 的正常值为 $1.06\sim1.60$ kPa($8\sim12$ mmHg),在 PCWP>2.66 kPa(20 mmHg)时,补液量应适当控制,尿量也是反映内脏血液灌流状态的一个重要指标,尿量<25 ml/h 且比重增加,提示仍存在血容量不足;尿量>30 ml/h,说明内脏血流量已经恢复。

（2）支持心脏有效的泵功能

在急性心衰中多数为左心衰,严重时表现为急性肺水肿,右心衰往往继发于左心衰,原发急性右心衰多系肺栓塞所致。急性左心衰的治疗措施包括:纠正缺氧,消除肺水肿,降低心脏前、后负荷,增强心肌收缩力,利尿,有条件时可采用机械辅助循环。

1)纠正缺氧:提高血氧浓度保证组织正常氧供是心衰治疗的基础环节,一般采用鼻导管吸氧,对神志不清者可采用面罩吸氧或加压给氧,在其他治疗无效时还可用膜肺给氧。

2)加强心肌收缩力:洋地黄制剂至今仍为加强心肌收缩力的首选药物,治疗急性心衰时应选择速效制剂,如毒毛旋花 K,成人首剂 0.25～0.50 mg,加入 5％葡萄糖液 20 ml 内缓慢静脉注射,必要时 4～6 h 后再给半量。毛花苷丙(西地兰)也是常用的速效制剂,常用量 0.4～0.8 mg,加入 5％葡萄糖液 20 ml 内静脉缓慢推注,必要时 2～4 h 后再给上述半量。应注意,所有洋地黄制剂都能延迟房室结的不应期,故静脉推注时应严密监测心率。

3)降低心脏前、后负荷:心脏负荷在很大程度上取决于周围血管床的阻力和容积,正常心脏后负荷增加时可通过增强心肌收缩力来保持心搏量基本不变,在心衰时其后负荷增加,必然出现左心室舒张末期压(LVEDP)升高,心室容积增大,心搏量下降继而出现肺淤血。心衰时不仅有小动脉收缩造成后负荷增加,同时还有小静脉收缩,促使回心血量的增加。血管扩张剂主要作用于血管平滑肌,常用的血管扩张剂有硝普钠、酚妥拉明、硝酸甘油。利尿剂使用主要减轻心脏前负荷,缓解肺淤血,常用的制剂有呋塞米和利尿酸钠。

4)辅助循环:主动脉内球囊反搏(IABP):在药物治疗无明显效果时可采用 IABP,可使冠状动脉及主动脉弓分支的血流增多,从而增加心肌和脑部供血。

5)心室转流:左心室辅助装置(LVAI),通过体外血泵经引入左心室内的导管在心室收缩时引流出部分血液于心室舒张时再注入主动脉,以减轻左心室收缩期心室负荷和氧耗,并提高了舒张期灌注压。右心室辅助装置(RVAI)原理同 LVAI。

6)心脏起搏器:在有窦性心动过缓、房室传导阻滞等情况时可考虑使用,有时能起到抢救生命的决定作用。

4. 呼吸支持

(1)保持气道通畅

保持气道通畅是治疗急性呼吸衰竭的基础措施,常采用的方法有:用祛痰剂使痰液稀释和解除支气管痉挛,使用超声波雾化吸入法和在雾化剂中加解痉药。昏迷病人可采用负压吸引清除呼吸道内分泌物,痰过于黏稠时还可在气道内滴入蛋白酶制剂(5％胰蛋白酶或糜蛋白酶),当上述措施仍不能使呼吸道通畅时,则需建立人工气道。临床常用的人工气道有:①气管插管:有经口和经鼻两种,经口插管较经鼻插管容易成功,但病人神志清醒时不易被接受。②气管造口术:估计病人病情在短期内不会好转时,应考虑气管造口置管。在建立人工气道后,病人气道内的分泌物主要依赖吸痰器负压吸出,一般 0.5～1 h 一次,每次不超过 10～15 s,吸痰前应让病人先吸入高浓度氧。吸引管不宜太粗,吸引负压控制在 2.45 kPa,操作动作要轻柔,每次吸痰时均须更换新灭菌后的吸引管或一次性吸引管,以避免造成下呼吸道医源性感染。

(2)氧气治疗

氧气治疗的目的在于提高血氧分压、血氧饱和度和血氧含量。氧气治疗可分高流量和低流量两种形式。

1)高流量系统供氧:病人只呼吸来自呼吸器内的气体,这个系统能稳定地提供从低浓度到高浓度的任意浓度的氧;为使病人吸氧浓度>60%,需采用人工气道和氧混合器。

2)低流量系统供氧:指病人不完全依赖呼吸器内的供氧系统,其中部分潮气量要由室内空气提供,这种方法供氧也可使吸氧浓度在21%~80%的较大范围内调整。供氧方法:鼻导管法、面罩法。

(3)机械通气

(4)其他

1)纠正酸碱失衡。呼吸性酸中毒代偿期的治疗应以增加通气量为主,在失代偿期则考虑应用碱性药物。

2)补足血容量,输入新鲜血液以加强血液携氧能力。

3)加强营养支持,防止呼吸肌萎缩,增加呼吸泵功能,有利于脱机。

5. 肾功能支持

临床上根据急性肾功能衰竭(acute renal failure,ARF)的发病过程给予相应的治疗措施。

(1)少尿期

1)严格限制水分摄入,使进入机体的水分以及代谢过程中产生的内生水之和等于排出量与不显性失水量之和,少尿病人入量应不多于1 000 ml/d。

2)防止高钾血症:ARF少尿期时K^+不能顺利排出体外,在发病初期血K^+就可迅速升高,病人可出现心律失常,心率减慢甚至停搏。发生高血钾时可用碳酸氢钠、葡萄糖加胰岛素或阳离子交换树脂,在超过6.5 mmol/L时应进行透析疗法,静脉输注葡萄糖酸钙可对抗钾对心肌的抑制,另外还要严格控制摄入含钾高的食物、药物和输注库存时间较长的血液。

3)控制高氮质血症和酸中毒:体内蛋白质代谢产物积聚产生高氮质血症。MODS高代谢的病人,除补充高热量(167.5~209.3kJ/kg)营养外,摄入葡萄糖100 g/d,以防止酮体酸中毒;控制蛋白质摄入以减少蛋白质分解代谢,蛋白质摄入在0.5 g/(kg·d)以下,在透析开始后可增加到1.0 g/(kg·d)。

(2)多尿期

由于多尿期水和电解质大量丢失,体内出现负氮平衡以及低血钾,机体抵抗力极度下降,故治疗重点应为:加强营养,尽可能采用经胃肠营养。每日总入水量应为尿量的2/3,注意补充钾盐,提高机体抗感染能力。

(3)恢复期

恢复期以加强营养为主,并开始适当锻炼。也有部分病人由于肾脏不可逆性损伤而转为慢性肾功能不全。

6. 肝功能支持

在临床上对肝功能衰竭尚无特殊治疗手段,现有的一些支持措施,目的在于赢得时间,使受损的肝细胞有恢复和再生的机会。主要有以下常用措施:

1)补充足够的热量和辅以能量合剂(辅酶A、ATP),维持正常血容量,纠正低蛋白血症。

2)控制全身性感染,发现和去除感染灶,在抗生素的选择上应避免选择对肝脏毒性大的抗生素。

3)肝脏支持疗法。在有条件的医院可开展人工肝透析、肝脏移植。

7. 代谢支持

除了循环、呼吸等因素以外,对脓毒症、SIRS和MODS病人防治的另一个重要方面是营养,该类病人独特的代谢模式,决定了其对营养有特殊的要求。对此,20 世纪 80 年代末,Cerra 和 Shaw 曾分别提出"代谢支持"(metabolic support)和"代谢干预"(metabolic intervention)的概念,以与传统的"营养支持"(nutritional support)相区别。"代谢支持"的基本思想是,按照高代谢的特点补充营养物;而"代谢干预"则强调对导致高代谢的不同环节进行干预。把二者结合使用在理论上是最完美的。事实上,"代谢干预"还不成熟,目前所普遍使用的主要是"代谢支持",其总的原则和方法是:

（1）增加能量总供给

通常需要达到普通病人的 1.5 倍左右,用能量测量计测量。在评估总能量时,既要考虑代谢需要,也要考虑代谢器官特别是肝脏的负荷能力。

（2）提高氮与非氮能量的摄入比

由通常的 1∶150 提高到 1∶200。目前对脓毒血症和 MODS 的代谢支持,除了补充足够的"氮"源以外,对非氮能量的补充也有了很大改进,主要是降低非氮能量中糖的比例,增加脂肪的摄入,使蛋白、脂肪和糖的比例大致为 3∶3∶4。

（3）尽可能地通过胃肠道摄入营养

尽管目前胃肠道外营养已有明显改善,但仍不能完全代替胃肠道营养。在经胃肠途径中,鼻饲也不能完全代替经口摄入,因此最佳的营养摄入途径是经口摄食。静脉营养可作为胃肠营养不足的补充,只有胃肠道完全需要禁食时,才可考虑全胃肠道外营养,并尽可能缩短这段时间。

8. 应激性溃疡的防治

在 MODS 监护的重症病人中,既往无胃病史而突发呕血或便血,或在胃肠减压管中出现血性或咖啡样胃液时应首先怀疑应激性溃疡。对胃肠应激性溃疡治疗在于控制脓毒血症,矫正酸碱平衡,补充营养,胃肠减压。新近研究表明,严重创伤应激和烧伤休克期胃液量和胃液总酸度均明显降低,伤后 48 h 仍低于正常对照组,提示应激性溃疡不一定需要抗酸治疗。临床上有人应用生长抑素(somatostatin)治疗胃肠道出血,这类人工合成药有奥曲肽(善得定)和生长抑素(施他宁),奥曲肽的剂量为 0.1 mg,每天 4~6 次,生长抑素 250 $\mu g/h$,在出血停止后继续用药 1~2 日,据称有效率为 75%~80%。

9. 中医药支持

我国学者从 MODS 的防治入手,对中医药进行了尝试。运用中医"活血化瘀"、"清热解毒"、"扶正养阴"的理论,采用以当归、黄蓍、大黄、生脉等为主方的治疗取得了良好的临床效果。

三、护理措施

MODS 多发生于严重创伤、感染和大手术后的病人。由于复苏、外科治疗技术及生命支持手段的不断进步,大量感染、创伤病人得以复活,致使 MODS 的发生明显增加。MODS 临床表现不但取决于受累脏器,还取决于原发疾病。由于各脏器衰竭发生的先后、程度或基础脏器疾患不同,临床表现、体征和生化检查等也不同。各衰竭脏器的临床表现还会互相掩盖和影响,给观察和诊断带来困难。因此,密切观察病情、系统监护,有助于诊断、预防、治疗和护理。

MODS 是累及多脏器、多种功能不全的一种临床综合征。临床护理中,根据每一个病人所累及功能不全的脏器不同也各有侧重。就措施而言,也是每一个脏器衰竭护理的综合体现。在此,不做更详细或重复的论述,而将共性的护理措施列出。

（一）严密监测

1. 心血管系统监测

恢复、支持和维持正常的心血管功能是所有衰竭器官恢复功能的基础，因此是各项监测中首要的，它包括心率、动脉压、心脏听诊、心电监护、前负荷、后负荷及心肌收缩力的监测。

2. 呼吸监测

呼吸监测应包括胸部物理检查、胸部 X 线检查、血气分析、肺活量、肺容量、潮气量、功能残气量、闭合容量、呼吸频率及肺顺应性等。

3. 肾功能监测

血肌酐、尿素氮的测定对判断肾功能的意义是明确的，但均属晚期改变，不能适应 MODS 病人监测的需要。每小时尿量是监测肾功能的基本指标。但肾衰竭病人尿不但有量的变化而且还有质的变化。1 h 肾功能估计对监测肾功能很为实用，即在记录 1 h 尿量的同时同步进行血、尿渗透压等测定，做进一步的分析。

4. 水、电解质、酸碱平衡的监测

酸碱平衡、血清电解质、血浆渗透压等的监测。

5. 肝功能监测

肝功监测包括血胆红素、ALT、AST、LDH、AKP、血清蛋白等，以监测肝脏的代谢及解毒功能，胆汁的分泌与排泄功能。

6. 胃肠黏膜内 pH 值（pHi）

由 Fiddian-Green 等在 20 世纪 90 年代初建立的二氧化碳张力计，现已应用于临床胃肠黏膜缺血的监测。

7. 凝血机制监测

凝血机制监测包括血小板计数、出血时间、凝血时间、纤维蛋白原、纤维蛋白、纤维蛋白分解产物、凝血酶原时间及活动度、部分凝血酶原时间、抗凝血酶Ⅲ（AT-Ⅲ）、纤维蛋白溶解酶原、可溶性纤维蛋白单体复合物 SFMC（soluble fibrin monomer complexes）以及 3P 试验等有关凝血及纤溶系统指标。

8. 营养与代谢监测

营养与代谢监测包括血糖、乳酸、丙酮酸、酮体、游离脂肪酸、氨基酸分析、胰岛素、胰高血糖素、血清清蛋白、载铁蛋白、甲状腺素结合蛋白、维生素 A 结合蛋白、氮平衡试验、淋巴细胞计数、细胞免疫皮肤试验，三头肌皮皱厚度、上臂周径等项指标，这要根据病情及医院条件选择。简便项目列为常规。

9. 细菌学检查和免疫功能监测

这包括血、尿、痰、引流物培养，药敏试验，免疫球蛋白、补体、淋巴细胞转换率等。

10. 其他监测

包括血、尿、粪常规检查，大便隐血试验，血细胞比容，体温等项目，要经常进行监测。此外，血糖是救治中决定输糖与否及输糖量的依据，Hb 及 Ht 是决定输血或输液的依据，均应随时测定。

（二）护理措施

1. 评估病因

尤其要了解严重多发伤、复合伤、休克、感染等常见发病因素，做到掌握病程发展的规律性并有预见性地护理。

2.评估各系统脏器衰竭的非典型变化

如非少尿性肾衰、非心源性肺水肿、非颅脑疾病的意识障碍、非糖尿病性高血糖等。

3.加强病情观察

（1）体温

MODS多伴各种感染，一般情况下血温、肛温、皮温间相差 0.5～1.0℃，当严重感染合并脓毒血症休克时，血温可高达 40℃以上，而皮温可低于 35℃以下，提示病情十分严重，常是危急或临终表现。

（2）脉搏

了解脉搏快慢、强弱、规则与否和血管充盈度及弹性，其常反映血容量和心脏、血管功能状态，注意交替脉、短绌脉、奇脉等表现，尤其要重视细速和缓慢脉象，其提示心血管衰竭。

（3）呼吸

注意快慢、深浅、规则与否等，观察是否伴有发绀、哮鸣音、"三凹征"（胸骨上凹、锁骨上凹、肋间隙凹）、强迫体位及胸腹式呼吸变化等，观察有否深大 Kussmaul 呼吸、深浅快慢变化的Cheyne-Stokes 呼吸、周期性呼吸暂停的 Biot 呼吸、胸或腹壁出现矛盾活动的反常呼吸以及点头呼吸等，这些均属垂危征象。

（4）血压

在 MODS 时不但应了解收缩压，亦要注意舒张压和脉压，其反映血液的微血管冲击力。重视在测血压时听声音的强弱，此亦反映心脏与血管功能状况。

（5）意识

在 MODS 时，脑受损可出现嗜睡、蒙眬、谵妄、昏迷等，观察瞳孔大小、对光反射和睫毛反射。注意识别中枢性与其他原因所造成征象之间的区别。

（6）心电监测

密切注意心率、心律和心电图图像变化并及时处理。

（7）尿

注意尿量、颜色、比重、酸碱度和血尿素氮、肌酐的变化，警惕非少尿性肾功能衰竭。

（8）皮肤

注意皮肤颜色、湿度、弹性、皮疹、出血点、出血斑等，观察有无缺氧、脱水、过敏、DIC 等现象。加强皮肤护理，防治压疮发生。

（9）药物反应

应用洋地黄制剂的毒性不良反应有恶心、呕吐等胃肠道反应，黄、绿色视，心电图变化等。应用利尿剂可发生电解质失衡，尤其钾的改变。应用血管扩张剂，首先应判断血容量是否补足，静脉滴注宜从小剂量、低速度开始，根据血压变化调整滴速，防止"首剂综合征"发生（有的病人对血管扩张剂特别敏感，首次用药即可发生晕厥等严重低血压反应）；同样亦不能突然停用血管扩张剂，否则有发生病情反跳的危险。应用抗生素常可发生皮疹等过敏反应，应予注意。

4.保证营养与热量的摄入

MODS 时机体处于高代谢状态，体内能量消耗很大，病人消瘦，免疫功能受损，代谢障碍，内环境紊乱，故想方设法保证营养至关重要。临床上常通过静脉营养和管饲或口服改善糖、脂肪、蛋白质、维生素、电解质等供应。长链脂肪乳剂热量高但不易分解代谢,且对肺脏、肝脏有影响,新近应用中长链脂肪乳剂可避免以上弊端。微量元素(镁、铁、锌)补充亦应予以一定重视。

5.防止感染

MODS时机体免疫功能低下、抵抗力差,极易发生感染,尤其是肺部感染,有时结核也会发生,应予高度警惕。压疮是发生感染的另一途径。严格执行床边隔离和无菌操作,以防止交叉感染。注意呼吸道护理,定时拍背。室内空气要经常流通,定时消毒。杜绝各种可能的污染机会。

总之,对MODS病人监护时,要求我们有高度的责任心及精湛的技术,必须非常认真细心,善于发现微小变化并果断处理,及时和医生联系或向医生报告,以便早期发现各脏器衰竭变化,恰当迅速予以治疗,使其向好的方面转化,以提高抢救成功率,降低病死率,以挽救更多的病人。

(毕清泉　陈晓环)

第四章 常用重症监护操作技术

第一节 心电监护

一、概述

(一)心电监护

1.目的

1)监测病人的生命体征、心电及血氧饱和度变化。

2)评估病人病情、治疗效果及护理效果。

2.适应证

广泛适用各种需要密切观察病情的病人。

3.禁忌证

无禁忌证。

(二)监护导联

心电监护本质上是动态阅读长时间记录的常规体表心电图。为操作简便,通常采用简化的心电图导联来代替体表心电图导联系统。

Goldberger认为一个理想的监护导联应类似常规心电图中的某导联,并能清楚的显示 P-QRS-T 波群,但是任何心电监护导联都不能取代常规的导联心电图。

1.电导联连接及其选择

监护使用的心电图连接方式有使用 3 只电极、4 只电极及 5 只电极不等。每种监护设备,都标有电极放置示意图。以下介绍两种:

(1)模拟双极心电导联(三电极)(见表 4-1)

表 4-1 模拟双极心电导联

	正极	负极	无关电极	相当于心电图导联
CM5	左腋前线与第五肋间	右锁骨下	V_5R	V_5 或 II 导
CM1	胸骨右缘第四肋间	左锁骨下	V_5R	V_1
CMF	左下腹	左锁骨下	V_5R	aVF

注 CM_1:P波清晰有利于鉴别室上性和室性心律失常;CM_5:QRS波形态变化显示清楚,有利于鉴别心律失常和观察

(2)四角五电极导联(改良 V_5、V_1 导联)

      白(一)   右锁骨下

      黑(一)   左锁骨上

棕（＋）　　　　　胸骨右缘

红（＋）　　　　　左锁骨中线

绿（无关电极）　　右第6、7肋间

2.胸前导联放置注意要点

1）既往无器质性心脏病的应选择P波明显的导联，如Ⅱ导联、V_1导联等。

2）既往有或疑有心脏器质性损害者，应以全导联（12导联）心电图为基础选择最佳监护导联。

3）任何导联的QRS波振幅应足以触发心率计数。

4）为了在需要时便于除颤电极放置，必须留有并暴露病人的心前区。

5）避免干扰造成的伪差，常见为病人活动时，可呈现与心室颤动相似的心电图畸形或粗直基线；若电极松脱则显示一条直线。

6）电极应与皮肤紧密接触，出汗时电极易于脱开，应根据波形图像显示的清晰程度随时变化。

7）心电监护只是为了监护心率、心律的变化。若需分析ST段异常及更详细地观察心电图变化，应做常规导联心电图。

二、方法与步骤

（一）操作程序

1）准备用物：治疗盘、床旁监护仪（或中心监护仪发射器及电池，依病人情况而选择仪器种类）、电极（3个）、登记卡、弯盘。

2）核对床号、姓名，向病人做好解释，以取得合作。

3）评估病人，选择导联及监护仪类型。

4）备齐用物，携至病人床旁。

5）核对床号姓名，再次取得病人合作。

6）协助病人平卧位（由于病情限制取端坐位或坐位也可）。

7）电极与导线连接。

8）根据所选导联，用电极上附带的小砂轮行相应部位皮肤去脂并贴电极。

9）预置观察内容：心率、节律、调整波幅、报警预置、QRS波音量及其他设置。

10）观察心电监护图形1～3 min，如有异常，及时通知医生。

11）填好登记卡：床号、姓名、诊断、开机时间。

12）交待注意事项，整理床单元。

13）询问病人需要。

（二）停用心电监护

1）备齐用物（治疗盘、弯盘、纱布），携至病人床旁。

2）向病人作好说明。

3）关掉开关，撤去导联线及电极。

4）擦净导电糊。

5）填好登记卡上的停机时间。

6）整理病床单元，询问病人需要。

7）清理用物。

（三）常见故障排除

1）导线未连接好。

2）电源不足。

3）导电糊干涸（24 h更换电极）。

4）预置范围不恰当，应根据病情预置范围。

（项　茹）

第二节　心电图机的操作

一、概述

心脏本身的电位变化经过心脏周围导电组织与体液反应到身体表面，心电图（electrocardiogram，ECG）是利用心电图机从体表记录心脏每一心动周期所产生电活动变化的曲线图形。

1. 目的

了解或监测受检者的心电情况。

2. 适应证

广泛用于循环系统疾病、各种危重病人的抢救、手术麻醉、用药观察、航天、登山运动的心电检测。用于房室肥大、心肌受损和心肌缺血、药物和电解质紊乱的诊断，尤其对各种心律失常和传导障碍的诊断有肯定价值。

3. 禁忌证

无禁忌证。

二、方法与步骤

1. 受检者准备

向受试者解释心电图操作方法，取得受检者配合，让受检者安静平卧，全身肌肉放松。

2. 物品准备

心电图机，按要求将其面板上各控制钮置于适当位置。在心电图机妥善接地后接通电源，预热 5 min。酒精棉球、导电糊、诊察床等。

3. 安放电极

把准备安放电极的部位先用酒精棉球脱脂，再涂上导电糊，以减小皮肤电阻。电极应安放在肌肉较少的部位，一般两臂应在腕关节上方（屈侧）约 3 cm 处，两腿应在小腿下段内踝上方约 3 cm 处。然后用绑带将电极扎上，务使电极与皮肤接触严紧，以防干扰与基线漂移。

4. 连接导联线

按所用心电图机之规定，正确连接导联线。

5. 调节基线

旋动基线调节钮，使基线位于适当位置。

6. 输入标准电压

打开输入开关，使热笔预热 10 min 后，重复按动 1mV 定标电压按钮，再调节灵敏度（或增益）旋钮，标准方波上升边为 10 mm。开动记录开关，记下标准电压曲线。

7. 记录心电图

旋动导联选择开关,依次记录Ⅰ、Ⅱ、Ⅲ、aVR、aVL、aVF、V_1、V_2、V_3、V_4、V_5和V_6等12个导联的心电图。注意:在变换导联时,必须先将输入开关关上,待变换后再打开。每换一导联,均须观察基线是否平稳及有无干扰。如基线不稳定或有干扰存在,须在调整或排除后再行记录。

8. 记录检查结果

记录完毕,应解松电极,洗净擦干,以防腐蚀。

9. 关机

将心电图机面板上的各控制钮转回原处,最后切断电源。

10. 记录一般情况

取下记录纸,记下导联、受试者姓名、年龄、性别及检查日期和时间。

三、注意事项

1. 对环境的要求

1)室内要求保持温暖(不低于18℃),以避免因寒冷而引起的肌电干扰。

2)使用交流电源的心电图机必须接可靠的专用地线(接地电阻应低于0.5 Ω)。

3)放置心电图机的位置应使其电源线尽可能远离诊察床和导联电缆,床旁不要摆放其他电器具(不论通电否)及穿行的电源线。

4)诊察床的宽度不应窄于80 cm,以免肢体紧张而引起肌电干扰,如果诊察床的一侧靠墙,则必须确定墙内无电线穿过。

2. 心电图机的性能必须符合标准

若使用热笔式的记录纸,其热敏感性和储存性应符合标准。单通道记录纸的可记录范围不窄于40 mm。

3. 对初次接受心电图检查者,必须事先作好解释工作,消除紧张心理

在每次作常规心电图之前受检者应经充分休息,解开上衣,在描记心电图时要放松肢体,保持平静呼吸。

4. 皮肤处理

1)如果放置电极部位的皮肤有污垢或毛发过多,则应预先清洁皮肤或剃毛。

2)应该用电膏(剂型分为糊剂、霜剂和溶液等)涂擦放置电极处的皮肤,而不应该只把导电膏涂在电极上。此外,还应尽量避免用棉签或毛笔沾生理盐水或酒精甚至于用自来水代替导电膏,因为用这种方法处理皮肤,皮肤和电极之间的接触阻抗较大,极化电位也很不稳定,容易引起基线漂移或其他伪差,尤其是皮肤干燥或皮脂较多者,伪差更加严重。

5. 定标方法

无自动描记1mV定标方波的热笔式心电图机,在记录心电图之前必须先描记方波("打标准"),以便观察心电图机的各导联同步性、灵敏度、阻尼和热笔温度是否适当,必要时可按心电图使用说明加以调整,以后每次变换增益后都要再描记一次定标方波。方波勿过宽(约0.16 s),尽可能与P、QRS、T波不重叠。

6. 电极安置

1)严格按照国际统一标准,准确安放常规12导联心电图电极。一般以5种不同颜色的导联线插头与身体相应部位的电极连接,上肢:左黄、右红;下肢:左绿、右黑;胸部:白。常用胸部

电极的位置有 6 个，V_1 位于胸骨右缘第 4 肋间；V_2 位于胸骨左缘第 4 肋间；V_3 位于 V_2 和 V_4 连线的中点；V_4 位于左锁骨中线与第 5 肋间相交处；V_5 位于左腋前线 V_4 水平处；V_6 位于左腋中线 V_4 水平处。必要时应加作其他胸壁导联，女性乳房下垂者应托起乳房，将 V_3、V_4、V_5 电极安放在乳房下缘胸壁上，而不应该安置在乳房上。

2）描记 V_7、V_8、V_9 导联心电图时，必须仰卧位，而不应该在侧卧位时描记心电图，因此背部的电极最好用扁的吸杯电极，或临时贴一次性心电监护电极并上连接导线代替，并在胸壁各导联部位用色笔、龙胆紫或反射治疗标记用的皮肤墨水作上标记，使电极定位准确以便以后动态比较。

3）疑有右位心或右心梗死者，应加作 V_2R、V_3R、V_4R 导联。

4）不要为了图方便，将接左、右下肢的电极都放在一侧下肢，因为目前的心电图机都装有"右下肢反驱动"电路，它能有效地抑制交流电干扰，上述作法等于取消了此项功能，从而降低了抗交流电干扰的性能。此时操作者虽然可以用"交流电滤波"来减轻干扰，但是却同时使心电图波形失真。上述情况在使用旧式的心电图机时尤需注意。

7. 失真

不论使用哪一种机型的心电图机，为了减少心电图波形失真，应该尽量不使用"交流电滤波"或"肌滤波"。

8. 手动方式记录

用手动方式记录心电图时，每次切换导联后，必须等到基线稳定后再启动记录纸，每个导联记录的长度不应少于 3～4 个完整的心动周期（即需记录 4～5 个 QRS 综合波）。

9. 遇到下列情况时应及时做出处理

1）如果发现某个胸壁导联有无法解释的异常 T 或 U 波时，则应检查相应的胸壁电极是否松动脱落，若该电极固定良好而部位恰好在心尖搏动最强处，则可重新处理该处皮肤或更换质量较好的电极。若仍无效，则可试将电极的位置稍微偏移一些，此时若波形变为完全正常，则可认为这种异常的 T 波或 U 波是由于心脏冲撞胸壁，使电极的极化电位发生变化而引起的伪差。

2）如果发现Ⅲ和(或)aVF 导联的 Q 波较深，则应在深呼气后屏住气时，立即重复描记这些导联的心电图。若此时 Q 波明显变浅或消失，则可考虑横膈抬高所致，反之若 Q 波仍较深而宽，则不能除外下壁心肌梗死。

3）如发现心率＞60 次/分，而 PR 间期＞0.22 s 者，则应取坐位时再记录几个肢体导联心电图，以便确定是否有房室阻滞。

（项 茹）

第三节　电　复　律

一、概述

(一) 心脏电复律的定义

早期心脏电复律指在严重快速型心律失常时，外加的高能量脉冲电流通过心脏，使全部或大部分心肌细胞在瞬间同时除极，造成心脏短暂的电活动停止，然后由最高自律性的起搏点(通常为窦房结)重新主导心脏节律的治疗过程。在心室颤动时的电复律治疗也常被称为电击除颤。然而一些学者在研究中发现,通过心内导管在心室中仅以 5～10 J 的电量即可除颤,这种现象不支持以上理论。因为,如此低的能量不足以使整个心室除极,只能通过在局部打断折返途径而消除心律失常。目前很多人认为有可能在电击除颤过程中以上两种作用都参与其中。

(二)电复律种类

1. 非同步电复律

非同步电复律是目前复苏成功最重要的手段。适用于心室颤动和扑动。"盲目除颤"是指一旦发现心跳骤停,不论其发生机制如何,如果现场具备除颤器,应首先进行电击除颤(非同步直流电除颤),然后再确定其发生原因。即先作除颤,后检查其原因。因为在心搏骤停病人中,室颤占了绝大多数,在 70%～90% 以上,尽管其中部分病人并非属于心室颤动或扑动,除颤治疗可能无效,但由于早期除颤的成功率明显提高,所以对所有心搏骤停病人采取这种做法,可以提高总体的复苏成功率。

2. 同步电复律

同步电复律适用于心房颤动、扑动,室上性及室性心动过速等复律,尤其适用于伴心绞痛、心力衰竭、血压下降等血流动力学改变及药物治疗无效者。而洋地黄中毒、病态窦房结综合征、严重房室传导阻滞、低钾血症者禁用此法。其区别于非同步电复律是指通过由心电图上 R 波所触发的同步电击使各种室上性或室性快速性心律失常转复为正常窦性心律的过程,其主要目的在于避开心动周期中的易损期。

(三)电除颤的时机

室颤初发时为粗颤,此时的除颤成功率相对较高,而转为细颤后,表明心肌内形成弥漫性的折返,除颤成功率减低,使用肾上腺素等药物后可使细颤转为粗颤,将提高除颤的成功率。

如发病前病人无器质性心脏病,全身其他情况相对良好,如能在心脏停跳后 1 min 内一次或数次除颤,其成功率可高达 80% 以上;在心脏停跳后 1～4 min 内除颤,成功率在 30%～60%;在心脏停跳后 4～8 min 除颤,成功率在 30% 以下。在进行心肺复苏术时,由于人工循环和人工呼吸的作用,除颤开始时间虽然较晚,仍有很高的成功率。少数病人可在心脏停跳0.5 h 后仍可除颤成功。

(四)除颤器的基本组成

除颤器分为蓄电部分、放电部分、能量显示器、心电监护仪这四个部分组成。它的直流电压为 15 V,由 220 V 交流电经过整流滤波后获得,也能用反复充电的电池供电,经高压转换器将电位升高至 7 000 V,最后通过高压继电器向电容充电。放电时,在 3.5 s 内达到最大放电300～450 J。

电极板为一对板状电极,可在除颤时向人体放电,也可在除颤前后作为记录电极而监测病人的心电图变化。体外电极板多为圆形或方形,成人用电极板的直径为 90 mm,儿童所用则为 70 mm。

除颤器上有一"同步"开关,这主要用于同步电复律的情况下。打开时除颤器将由 R 波触发而放电,这时按下放电按钮除颤器不会迅速放电,放电时间将延迟到病人心动周期的绝对不应期内(相当于 R 波的降支),以免引起心室颤动。但对于心室颤动或扑动的病人,不能启用这一功能,因为心电图上不能显示 R 波,除颤器不能放电。仪器处于非同步状态时,放电由人工击发,按压放电开关将即刻放电。

近年来出现的自动体外除颤器(automated external defibrillator,AED)带有计算机芯片,可自动感应室颤的发生而迅速报警并自行放电,其电极板可通过导电胶直接粘贴在病人胸前,无需操作者用力按压电极。这种除颤仪特别适用于室颤或室扑反复发作者,目前在国外已得到普遍应用。

(五)电除颤治疗目的、适应证及禁忌证

1. 治疗目的

使快速性心律失常迅速转为正常窦性心律。

2. 适应证

电复律除颤公认的适应证共五类:心房纤颤(简称房颤)、心房扑动(房扑)、室上性心动过速(室上速)、室性心动过速(室速)以及心室颤动/心室扑动(室颤/室扑)。按需复律的紧急程度对适应证进行分类,即包括:

(1)择期复律

主要是房颤,适宜于有症状且药物治疗无效的房颤病人,而对无症状者其可耐受长期服用华法令者是否获益及获益程度尚无结论。

(2)急诊复律

室上速伴心绞痛或血流动力学异常、房颤伴预激前传、药物无效的室速。

(3)即刻复律

任何引起意识丧失或重度低血压的心律失常。

3. 禁忌证

确认或可疑的洋地黄中毒、低钾血症、多源性房性心动过速、已知伴有窦房结功能不良的室上性心动过速(包括房颤)。

二、方法与步骤

(一)非同步电复律操作步骤

1. 备齐用物

除颤器、导电膏或盐水纱布、酒精棉球、纱布、地盘线、必要时备地线。

2. 说明

向病人家属说明病情及除颤事宜、征得家属同意(急救时可事后向家属说明)。

3. 暴露

将病人去枕平卧于木板床上,检查并除去金属及导电物质,松解衣扣,暴露胸部,去除假牙。

4. 开机

打开机器电源开关,将多功能按扭旋转至非同步除颤位置(DEFIB)。

5. 联机

联接心电监护,电极片粘贴牢固以减少信号噪声和干扰(急救时可除颤后再连接)。

6. 选择电击部位

前侧位:急救时常用的电击部位,两电击板分别置于胸骨右缘第2、3肋间及左侧心尖处。将标有 Sternum 的除颤板放置在病人胸部右侧锁骨中线第2~3肋间,标有 Apex 的除颤板放置在病人胸部左侧锁骨中线第4~5肋间(剑突水平)(图4-1)。前后位:两电击分别置于左肩胛下区及胸骨左缘第四肋间水平。

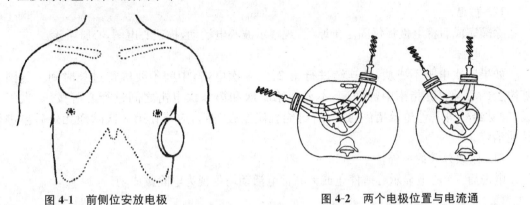

图 4-1　前侧位安放电极　　　　　图 4-2　两个电极位置与电流通
　　　　　　　　　　　　　　　　　　　　　　过心室的关系

两个电极的距离要≥10 cm,否则放电时大部分电流将通过皮肤短路而不经过心脏,作用于心脏的能量将不足以产生作用。如病人佩有起搏器,除颤电极不能放置在起搏器上。目前起搏器安放的位置多位于左侧或右侧的锁骨下窝处。一般来说心底部除颤电极距离起搏器的位置至少要≥8 cm。一定不要将电极放在胸骨上,以免明显减弱除颤时放电的能量。这时最理想的方法是采用前后位电极安放方式。

7. 清洁

快速用酒精棉球将电击部位皮肤去脂擦红,范围同电极板大小,避开监护导联线及电极膜,用干纱布擦干。

8. 导电糊

将导电糊均匀涂沫于电极板上,或包裹以 4～5 层纱布后在生理盐水中浸湿。因临时在电极涂抹导电糊可能消耗较多时间,在急救物品的准备中多数医院多采取后一方法,即先在电极板上包裹几层纱布并配备好生理盐水盘。这种准备方式有利于操作的迅速展开,但必须注意纱布浸湿后应以不滴水为限度。如情况紧急而物品准备不充分,应直接将电极板紧贴在病人胸前进行除颤。直接电击除颤时因为局部电阻较大,除颤的效果略有降低,并容易烧伤皮肤,应尽量避免这种情况。

9. 能量选择

按要求确定合适的除颤能量。可通过位于除颤仪前面板上或锁骨下除颤板手柄上的一对上下按键改变除颤能量,并在观察屏幕上显示。心室颤动或扑动发生时电除颤所选择的能量应为 300 J,室性心动过速时除颤能量可低一些,100～200 J。部分体型肥胖者可选择更大的能量。一般来说,为保证除颤的成功,应直接选择较大的能量,不宜采用逐次加量的方式。

10. 充电

按下除颤仪前面板或除颤手柄上的充电键(CHARGE),当充电达到选择能量值时,位于左侧肋下手柄上的指示灯发光,并可听到连续的蜂鸣音,屏幕显示 EDFIB xxxJ READYXIN 信息。

11. 放电除颤

两电极板紧压病人胸部,使电极板与皮肤紧密连接,用两拇指持续按压除颤手柄上的放电键迅速放电除颤(电击前要确定非同步状态、警告所有在场人员离开病人);电击时,严禁接触病人、病床以及其他连在病人身上的任何设备,以免出现意外电击。

12. 描记

除颤完成后将电极板仍固定于原位,观察示波心电活动,描记心电图,心脏听诊。

13. 电击

如果一次电击不成功,应连续进行第2、第3次电击,中间不要等待过长时间。美国心脏协会的心肺复苏指南中曾强调,不要在第1次和第2次电击之间进行心脏按压、人工呼吸、静脉给药等其他抢救措施,这样有可能耽误抢救时间,应该在第3次除颤无效后再进行其他治疗。

14. 除颤效果的评价

电击后5 s心电显示心搏停止或无异常电活动均可视为电除颤成功。

15. 关机

关电源、用纱布擦净病人皮肤,擦净电极板,整理用物。

(二)同步电复律

同步电复律操作程序与以上大部分相同,主要区别在以下几点:

1)病人基本上是意识清楚的,因此在电击前给予病人安定0.3～0.5 mg/kg缓慢静脉注射。同时,嘱病人数"1、2、3、4……",直至数数停止或睫毛反射消失。麻醉过程中严密观察呼吸,有呼吸抑制时,面罩给氧。

2)检查除颤器同步性能,使之处于同步状态。

3)充电能量一般较非同步电复律低,常充电到100～200 J,按同步复律键,放电。如无效,可重复电转复,每次能量可增加50 J,一般重复3次。

三、注意事项

(一)抢救前的准备

抢救人员必须熟悉除颤器的所有部件、操作方法和简单故障的排除,事先反复演练是最好的方法。为了保证电除颤的迅速实施,还应注意以下问题:

1)仪器的准备,除颤器必须始终保持在位,并定期检查各个部件有无故障,如有故障应立即更换;每次必须检查仪器充电时能否达到300 J这一技术指标。除颤器平时要保持充电状态,并备用充电电池。

2)各个部件的正规摆放,除颤仪的所有部件必须按一定的规定摆放,如电极板事先用4～5层纱布包裹好并按常规顺序归位、导线不能折曲和缠绕。

3)导电糊或生理盐水的准备,与除颤器在同一处保存,两者不允许分开存放。

4)平时将同步开关放置于关闭状态。

5)电极板上纱布浸湿后不能有盐水外溢,如两个电极板纱布上的盐水外溢并相互接触,将造成短路。此时,应该用纱布将皮肤上的盐水擦干。

6)放电之前确认病人身体与其他导体绝缘,警告其他抢救人员与病人脱离接触。

7)如抢救现场有高浓度氧、吸入性麻醉药,须立即关闭并打开门窗通风,以防引起爆炸和火灾。有关事故曾有过多起报道,应引以为戒。

近年来生产的各种心电图仪等其他抢救设备均配有保护电路,放电时无需将这些仪器与病人身体脱离。

心搏骤停病人中少部分表现为心室静止、高度房室传导阻滞或电-机械分离,这些情况下除颤没有作用。对这些病人应在人工循环和人工呼吸的同时,更积极地进行药物或起搏治疗。

（二）电除颤失败的原因

电除颤不一定每次都能成功,其失败的原因很多,主要有以下几点:

1）器质性心脏病的严重程度是决定除颤能否成功最直接的因素。

2）室颤时间过长或室颤转为细颤,室颤时间过长时将由粗颤转为细颤。

3）来自病人方面的其他原因,电解质紊乱、酸中毒、严重缺氧、低血压等因素将明显影响除颤的成功率,改善这些情况后可能明显提高除颤的成功率。

4）操作者的原因,最常见的错误是电极板的位置错误。电极板放置在胸骨上,将增加组织的电阻,减弱放电时的能量。

5）除颤器本身原因,除颤器充电不足、部件老化等情况在病房工作中极为常见,这都将严重影响除颤器的工作性能。

四、常见并发症及处理

多次的电除颤治疗对人体不会产生有害的影响,但也可能造成一些并发症:

1. 皮肤烧伤

电极板与胸壁连接不紧密,可产生电火花而严重烧伤皮肤,皮肤可出现充血、肿胀及破损,其本身无需特殊处理,给予抗生素预防感染及适当的皮肤护理即可。

2. 心律失常

除颤后可发生多种一过性心律失常,出现这种情况时应立即给予相应药物处理和人工起搏器治疗。

3. 心肌细胞损伤

多次电击除颤对心肌造成直接损伤,其临床表现与心搏骤停复苏后的表现无法绝对区分,也可出现 ST 段和 T 波改变与心肌酶升高。病理学研究发现这种心肌损伤集中在放电所对应的心脏位置,早期病理表现为变性、肿胀,与热损伤的结果基本类似,后期可出现纤维化。放电能量越大,次数越多,这种损伤就越重,由此可以看出,电除颤也并不是绝对安全的一种治疗手段,所以原则上不要以过高的能量反复电击。对除颤次数过多的病人在复苏成功后应给予心肌保护性药物治疗。

4. 肌肉疼痛

因局部皮下组织或骨骼肌热损伤所致,其病理反应与上相同,无需特殊处理。这些并发症多较轻微,如处理得当,不会造成永久性的身体损害。

（项　茹）

第四节　气管插管术

一、概述

气管插管是解除上呼吸道梗阻,保证气道通畅,抽吸下呼吸道分泌物和进行辅助呼吸的有效方法,在危急症病人的抢救中发挥着重要作用。目前,随着气管导管由橡胶材料改为组织相容性较好的硅胶材料,以及经鼻气管插管技术的推广,留置导管的时间延长和并发症的减少,有代替气管切开术之趋势。

（一）适应证

1) 各种先天及后天性上呼吸道梗阻须立即建立可控制的人工气道者,如气管异物,咽、喉、气管急性炎症感染肿胀,颈部肿块压迫气管,以及咽、喉、气管内新生物等。

2) 各种原因造成下呼吸道分泌物潴留需要抽吸引流者,例如中枢神经系统疾患所致的昏迷,各种药物、毒物中毒,呼吸肌麻痹需人工辅助通气等。

3) 各种原因所致心搏、呼吸骤停,需要进行人工复苏抢救者。

4) 各种原因所致呼吸功能衰竭需要进行人工辅助通气者。

5) 各种原因所致的新生儿呼吸困难,如新生儿颅内出血、新生儿窒息、新生儿呼吸窘迫综合征。

6) 外科手术需要气管内麻醉。

（二）气管插管的径路及其优、缺点

气管插管,目前常用的有两个径路。

1. 经鼻气管插管

（1）优点

具体优点包括:①经鼻气管插管固定较好,在护理及进行人工呼吸时,滑动较少。②病人咬不到插管,清醒的病人感觉鼻插管较舒适,吞咽动作也较好。

（2）缺点

具体缺点包括:①经鼻插管,导管较长并内径较小,造成的无效腔就大,管腔也易被分泌物阻塞,同时,也增加了呼吸道的阻力。②经鼻插管难度较大,操作费时,紧急情况下不宜使用。

2. 经口气管插管

（1）优点

具体优点包括:①操作简易方便、费时少;②可避免鼻腔的损伤;③便于吸痰和换药。

（2）缺点

具体缺点包括:①插管不易固定,常因吸引分泌物及护理工作而使原来的位置改变,甚至脱管;②导管有被嘴咬坏的机会以致影响通气;③清醒的病人则难以耐受,并影响咀嚼和吞咽;④并发症较多。

（三）导管的选择

在施行气管插管时,应先选用三根导管备用,成年女性选用腔内径为 $8.0\sim8.5$ mm;成年男性 $8.5\sim9.0$ mm。气管插管的深度的确定和估计,将气管从鼻孔量至耳垂的距离再加 3 cm,或将气管导管沿病人的颈侧量,从门齿量到甲状软骨的中部再加 3 cm。一般成年男性经口插入长度为 22 cm,经鼻插入长度为 25 cm。成年女性经口为 21 cm,经鼻为 24 cm。

气管导管有橡皮管、塑料管和硅胶管,以硅胶管最好。气管导管气囊分高压低容和低压高容两种,后者充气后与气管壁接触面积大,气囊内压 <24.8 mmHg,较少损伤黏膜。

二、方法与步骤

（一）插管前的器械准备

插管前备麻醉喉镜一套,气管导管3根,导丝一根,牙垫及注射器各一,抽吸器及吸痰管备用。清醒的病人还应准备麻醉喷雾器一个。

病人应取仰卧位,若有假牙应取下,并做好操作前的思想准备工作。

（二）经口腔明视插管术的步骤

1）先将病人头向后仰，若其口未张开，可双手将下颌向前、向上托起，必要时可以右手自右口角处打开口腔。其方法是：右手拇指对着下齿列，示指对着上齿列，以一旋转力量启开口腔。左手持咽喉镜自右口角放入口腔，将舌推向左方，然后徐徐向前推进，显露腭垂，这时以右手提起下颌，并将喉镜继续向前推进，直到看到会厌为止。

2）左手稍用力将喉镜略向前推进，使窥视片前端进入舌根与会厌角内，然后将喉镜向上、向前提起，即可显露声门。若系直喉镜片，其前端应挑起会厌软骨。

3）右手执气管导管后端，使其前端自口右侧进入，对准声门，以旋转的力量轻轻地经声门插入气管，进声门后即退出管芯。再向前送导管少许，退出咽喉镜。观察导管是否有气体进出。若无呼吸，接简易呼吸气囊做人工呼吸，观察胸廓有无起伏运动，听诊双肺呼吸音，以确定气管导管的位置是否恰当。最后将牙垫与气管导管固定好，将气囊充满气体，插管即告完成。

（三）经鼻腔插管术的步骤

将表面涂有润滑剂和麻醉剂的插管经鼻前孔送入鼻腔，经鼻咽腔至口咽后，在咽喉镜的诱导下，如上所述进行气管插管。

（四）插管方法

1. 快速气管内插管法

凡在饭后因受伤或急症需要插气管导管施行手术或抢救的饱胃病人，均应采取既迅速又能防止胃反流和误吸的方法。脑外伤抽搐和窒息的病人均是需要快速插管的病例。但缺乏经验者快速气管内插管可能有危险。

2. 清醒气管内插管法

清醒病人气管内插管的适应证有：全麻前有误吸危险、严重肺功能不全、咳嗽无力、咽喉反射减弱或消失的病人，气管肿物或肿瘤压迫导致呼吸困难的病人，以及严重胸部外伤的伤员。

3. 纤维光束喉镜引导插管法

在颈短粗、下颌骨发育不良、牙突出、头不能后仰、张口困难、巨舌或解剖异常的病人，插管较难，可用纤维光束喉镜引导插管，并应由最有经验的麻醉师实施。

4. 婴幼儿气管插管法

幼儿（年龄＜3岁）和婴儿（年龄＜1岁）则以无囊套导管为好。一般选用3、4、5号导管。其解剖特点是婴幼儿喉头的位置比成人高，会厌松软呈U形，喉呈漏斗形，在环状软骨水平处腔最窄。如导管选择太粗，在拔管后会在环状软骨狭窄处引起窒息性喉炎及水肿。这点在选择导管口径时必须慎重考虑。

婴儿特别是新生儿插管用直喉镜片比弯喉镜片更为满意。因婴儿气管活动范围小且导管易滑入支气管内，因而有人主张新生儿复苏用锥形管，此管在喉的入口处有管肩，能避免导管滑入支气管。但在长期插管者，用无肩的普通型塑料管损伤较小。选择最理想口径和长度的导管，以及熟练无损伤操作并仔细观察，这些都是很重要的。

（五）拔管的指征及方法

1）病人意识恢复，吞咽、咳嗽反射良好，在吸入30%氧的情况下血气指标基本正常。

2）拔管前应充分吸净口、咽部分泌物，并吸纯氧10 min，然后将气管导管气囊内的气体放出，将吸痰管插入气管导管内，边抽吸，边退出气管导管，将气管内分泌物吸出。

3）拔管后，继续在ICU观察24 h，拔管后4 h内禁食，因为此时声门关闭功能及气道反射功能尚不健全,并禁用镇静剂。

三、常见并发症

1) 插管时用力过猛或动作粗暴可致牙齿脱落,或损伤口鼻腔或咽喉部黏膜,引起出血。

2) 导管过细,内径过小,可使呼吸道阻力增加,甚至因压迫曲折而致导管堵塞。导管过粗过硬,易引起喉头水肿,甚至引起喉头肉芽肿。

3) 导管插入过深误入支气管,可引起缺氧及一侧肺不张。

4) 导管消毒不严,可引起术后肺部并发症。

(谢伦芳)

第五节　人工气道的护理

一、概述

各种 ICU 的病人,由于病情的特殊,如昏迷、麻醉恢复期、呼吸功能衰竭、心肺脑复苏等均需要插入人工气道,以保持呼吸道的通畅,吸除其内的分泌物或进行机械通气。人工气道分为上呼吸道人工气道与下呼吸道人工气道两种。因下呼吸道人工气道的护理工作远比上呼吸道者繁重,因此本节重点介绍下呼吸道人工气道的护理。

下呼吸道人工气道就是气管内插管,有经口或经鼻两种途径。其适应证及建立方法已在气管插管术中详述。此外,下呼吸道人工气道还包括气管切开的方法。

建立下呼吸道人工气道者首先是病情危重,其次可能是大手术后从手术室送到 ICU 的病人,周身情况可能不稳定。因此,护理工作对维护病人生命安全相当重要。

二、方法与步骤

(一)气管插管的护理

1. 插管固定

口腔插管在病人躁动时较易脱出,鼻插管数日后固定于一侧鼻翼容易导致压伤。固定胶布:口腔插管采用交叉固定,鼻插管则以宽胶布先固定于鼻,二条延长细胶布交叉固定管壁,此法牢固不易压伤,每日擦洗面部后更换胶布一次,防止脱落。

2. 保持口、鼻腔清洁

插管后病人禁食,胃肠营养仅以鼻胃管注入流食,由于口腔失去咀嚼运动,口干、异味加重。另外,口腔插管者,由于口内插管,牙垫填塞固定,不利口腔清洁。对此,应以双氧水加生理盐水冲洗,去除口腔异味,并能减少溃疡面发生。还应用温水棉签擦洗鼻腔,湿润鼻黏膜,保持清洁,石蜡油涂于口唇及鼻腔加以保护。

3. 滴液

气管插管本身增加了气道的长度和阻力,失去鼻黏膜的正常保护,宜经气道滴注适量的生理盐水,刺激病人咳嗽,防止黏稠的分泌物结痂。生理盐水液内加入适量抗生素,每次吸痰前滴注气道 5~10 ml。

(二)气管套管护理

1. 内套管

保证清洁后使用。术后内套管需每 4~6 h 更换。取出的污染套管,毛刷刷洗内壁后放入床旁备好的消毒液内浸泡,消毒液每日更换一次,并随时抽检内套管标本送细菌学培养。

2.外套管

最易污染,随时用酒精棉签擦拭套管,外口保持清洁,无污垢干痂。

3.气囊

有低压气囊和高压气囊二种,前者对局部损伤小。气囊要求 2～3 h 放气一次,时间 5～10 min,以防止气道黏膜长时间受压而致局部糜烂、溃疡和坏死。每次充气不可过于饱满,以阻止气体漏出即可。气管插管的气囊开放同气囊管理。

4.局部伤口护理

套管与皮肤之间用无菌纱布喉垫相隔,4～6 h 更换一次。对于分泌物多者随时调换。更换时切口局部先以 75％酒精棉签擦拭,观察有无红、肿、异味分泌物等。局部保持清洁干燥,潮湿的敷料可促使感染发生。

（三）开放气道的护理

人工气道便于定时吸痰,减少了解剖无效腔和气道阻力,提高了有效通气量。由于吸入气未经鼻咽腔,失去其生理保护作用,增加了肺部感染机会,护理中应注意保护其"利",减少其"弊"。

1.吸痰管的选择

常用的吸痰管有橡胶管、硅胶管,还有一次性吸痰管。气管插管管腔细而长,一次性吸痰管的长度较气管插管长,但质地较前两种硬。气管切开后吸痰以橡胶或硅胶管为好,质地柔软,对气道黏膜刺激小。

2.定期及时吸痰

无论是气管切开或是气管插管,正确的吸痰方法是保证气道通畅的最有效措施。如单人操作,要求操作者立于病人一侧,边吸引边观察监测仪上心率、心律,若出现心率骤然下降或心律不齐,需暂停吸引,待缓解后重复操作,动作要求快而轻柔。对严重缺氧、心功能不全的病人,不能耐受较长时间脱机吸痰者,可采用双人协同吸痰法,即两人各立于病人左、右侧,一人脱去呼吸机,一人随即吸痰,待病人喘息平静后,重复以上操作。对较危重病员,吸痰后应给予 100％的氧气吸入,心功能不全、缺氧严重者,可在吸痰前给予 100％氧气吸入 1～2 min 后再行操作,更为安全。若一次吸引不充分,可待病人平静后再重复吸引。

（1）吸痰手法

提位旋转,是一较好的吸痰手法,操作者左手挟闭吸引管,右手持吸痰管,慢而较柔的动作下送吸痰管至深部,放开左手充分吸引,右手保持旋转,抖动吸痰管逐渐提位,整体操作不超过 15 s,导管留于气道时间太长,会引起憋气、继发肺低氧血症并加重对黏膜刺激。

（2）注意事项

1）每次吸痰时间不应超过 15 s,吸引压力＜30 cmH$_2$O,以免压力过大引起肺泡萎陷,加重缺氧。

2）吸痰前后增加给氧浓度,30 min 后逐渐调回原吸入浓度。

3）对清醒者指导其深呼吸,配合排痰。

4）吸痰引起出血现象时,可见自套管喷射较多新鲜血液,此时不可停止吸引,以确保气道通畅,避免发生窒息,并报告医生处理。

5）使用呼吸机或插管病人,常有胃肠胀气,需观察腹胀情况,做好保留胃管的护理。

3. 湿化

开放气道转流了鼻咽部的正常湿化机制,气体湿化不充分,气道干燥,造成分泌物浓缩,可发生严重的气管支气管梗阻。湿化方法如下:

(1)常规方法

生理盐水＋适量抗生素＋地塞米松＋糜蛋白酶配制雾化吸入液,面罩方法吸入,每天 4～6 次,每次 10～20 min,昏迷者将面罩固定于口鼻部,清醒病人嘱其深呼吸,将气吸入气道。

(2)强化法

对于分泌物黏稠不易吸引者,以雾化-吸痰-雾化方法效果更好。患有老年肺部病变或心功能不全病人,适当缩短每次吸入时间但增加吸入次数,注意吸入气量不可过大、过强,避免憋气和缺氧,甚至发生呼吸、心搏骤停。

(3)气道滴注

生理盐水内加入少量抗生素,吸痰前自套管内滴注 5～15 ml 液体,软化痂状脓性分泌物,刺激病人咳嗽,有利吸引。

湿化中注意观察分泌物吸引的量、色、味和黏度。若湿化不足,则分泌物浓缩而至黏稠、味臭,甚至脓性。但湿化过度,分泌物会稀薄、量多。

未接用呼吸机者,套管口覆盖单层湿纱布,既可湿化干燥气体又可防止灰尘和异物坠入气道。注意地面洒水、喷雾,以保持室内空气湿化。

4. 口腔护理

气管切开手术后或插管病人,口腔内正常的咀嚼减少或停止,感染数日内即可发生。正确的口腔清洁冲洗每日不少于 2 次,用双氧水＋生理盐水、0.02％呋喃西林、4％碳酸氢钠或洗必泰漱口液等,用纱球擦洗后再用注射器冲洗口腔,用导管给予吸引冲洗液。每日清晨口腔护理前采集分泌物标本,进行涂片和细菌培养检查,以指导临床护理及用药。

(谢伦芳)

第六节　血气分析

一、概述

血液气体(简称血气)是指物理溶解在血液中的氧和二氧化碳。血气分析能直接反映肺换气功能状态。目前常用全自动血气分析仪,将微量标本注入仪器,很快就可以分析打印出测定结果,具有自动清洗、自动校准、自动分析、自动显示、自动打印等多种功能。至于经皮氧监测($TcPO_2$)及经皮二氧化碳监测($TcPCO_2$),并不能完全代替动脉血气分析。

二、方法与步骤

血样为动脉血或混合静脉血,采集时多选择体表较易扪及或较暴露部位动脉进行穿刺,或从动脉留置套管采动脉血,或经动脉导管采集混合静脉血。如从动脉抽取血标本,具体操作方法是:

1)股动脉及桡动脉为常用部位。触摸动脉搏动最明显点,围绕中心向外旋转式消毒、脱碘。

2)用肝素稀释液(50 mg 肝素＋100 ml 生理盐水)湿润注射器,再将液体弃之,放于治疗盘中待用。

3)碘及酒精消毒穿刺部位及术者左手拇、示及中指。

4)准备好棉球及橡皮塞待用。

5)在抽取动脉血样前针尖向上推出多余液体和注射器内残留气泡。左手示、中指按压穿刺部位搏动点,右手持注射器垂直进针,刺破动脉后有落空感,动脉血自行涌出。

6)留取 2 ml 动脉血,拔出注射器,立即将针尖插入橡皮塞内,隔绝气体。同时,用棉球按压穿刺部位 3～5 min,防止或减少动脉出血,并暴露穿刺部位观察。

7)若注射器内有气泡,应尽快排出,将注射器轻轻转动。使血液与肝素充分混匀,防止凝血。抽出的血样立即送检。标本抽取后放置时间过长,可影响检验效果。

三、注意事项

(一)影响因素

动脉穿刺取血时病人的心理因素对血气分析结果有一定的影响。

如果病人对动脉穿刺恐惧、精神紧张而诱发快速呼吸,则在准备穿刺到穿刺抽出血液的过程中可发生通气过度而导致 $PaCO_2$ 降低;若病人因害怕疼痛而屏气,则可发生通气不足导致 $PaCO_2$ 升高。为此,穿刺前应向病人说明配合要领,保持平静呼吸,以获得准确的血气分析结果。

(二)采血时机要适合

例如病人吸氧会明显影响动脉血气分析结果。要正确了解病人是否出现呼吸衰竭,须停止吸氧 30 min 后再采血进行血气分析。因为使血气平衡需要 20～25 min,过早采血将得到错误的结果。

(三)使用的注射器内不得留有空气

血标本抽出后应立即将针头插入橡皮塞内使之与空气严密隔绝。因空气中 PO_2 为 159 mmHg(21.2 kPa)、PCO_2 为 0.23 mmHg(0.03 kPa),如果空气进入血标本内,会使血中 PaO_2 明显上升、$PaCO_2$ 明显降低而出现误差。

(四)血标本应及时送检

如果不能及时检测,则应将血标本置于碎冰块中(0℃)或放入冰箱内贮藏。最长也不能超过 2 h。在室温下延时过久,由于血细胞代谢会使血标本的 PaO_2 降低、$PaCO_2$ 升高、pH 值下降。根据检测,血细胞正常的血液在 38℃环境中存放 1 h,$PaCO_2$ 会升高 5 mmHg(0.7 kPa),pH 值会降低 0.06。

(谢伦芳)

第七节 呼吸机的应用

一、概述

人工呼吸机的基本原理就是用机械的办法建立气道口与肺泡间压力差,从而实现强制的人工呼吸过程。

(一)呼吸机的工作原理

呼吸机正常工作需要主机、辅助装置和供气系统共同协作。

1. 主机

主机是呼吸机的主要工作部分。

2. 辅助装置

辅助装置包括:湿化器、空氧混合器、选配装置(包括呼吸机监护仪、二氧化碳监护仪、简易肺功能仪、记录仪等,这些装置可根据情况予以选配)、支持设备(是支持呼吸机临床应用的辅助设备,如血气分析仪、心排血量测定仪、肺功能测试仪、电动吸引器或中心负压等,其中血气分析仪和负压吸引是必不可少的医疗设备),也是机械通气治疗过程中必不可少的支持设备。

3. 供气系统

医用气体种类较多,常用的有氧气、负压吸引气、压缩空气、氮气、二氧化碳和笑气等。这些气体的供应既可以采用瓶气供给,也可以采用中心供气的方式供给,后一种供给方式较好。

4. 呼吸机气体控制流程

空气和氧气通过混合器按一定比例混合后进入恒压缓冲装置,以设定的通气模式,在一定范围内调节的潮气量、分钟通气量、通气时序(通气频率、吸气时间、屏气时间)控制呼吸机的吸气阀,将混合气体送入吸气回路,经过接入吸气回路中的湿化器加温、加湿,经气管插管将气体送到病人肺内(气体交换),再通过控制呼气阀将废气排出来,这样完成一个送气周期并不断地重复。

5. 呼吸机吸气转为呼气的方式

定压型、定容型和定时型,新型呼吸机有两种或两种以上切换模式。

(二)呼吸机功能

目前,世界上投入临床使用的各类通气机已达200多种,就其功能大体分为以下几种:

1. 基本功能

1)提供可变通气压力或容积。

2)调节呼吸频率或呼吸周期。

3)调节吸气流速或吸、呼比。

4)调节辅助通气的敏感度。

2. 次级功能

1)调节吸入气氧浓度。

2)加湿、加温功能。

3)压力安全阀。

3. 特殊功能

1)压力波型选择。

2)呼气流速限制。

3)深吸气功能。

4)呼气末正压(PEEP)。

5)压力支持(PSV)。

6)自发通气回路:①间歇强制呼吸(IMV);②持续气道内正压呼吸(CPAP)。

4. 附属功能

1)监测系统。

2)警报系统。

3)记录系统。

（三）呼吸机治疗目的、适应证及禁忌证

1.呼吸机治疗的目的

1)维持适当的通气量,使肺泡通气量满足机体需要。改善气体交换功能,维持有效的气体交换。

2)减少呼吸肌的做功。

3)肺内雾化吸入治疗。

4)预防性机械通气,用于开胸术后或败血症、休克、严重创伤情况下的呼吸衰竭预防性治疗。

2.适应证

预防性通气治疗、治疗性通气。

3.禁忌证

现代机械通气已无绝对禁忌证,相对禁忌证为气胸及纵隔气肿未行引流者。

（四）呼吸机常用模式

1.间歇正压通气

间歇正压通气(intermittent positive pressure ventilation,IPPV)也称机械控制通气(controlled mechanical ventilation,CMV)。IPPV 的呼吸频率和潮气量均由机器决定,用于病人没有自主呼吸或自主呼吸频率不好时。

2.辅助呼吸

辅助呼吸(assist mechanical ventilation,AMV)是指病人呼吸触发机器,机器提供预定的潮气量,即呼吸频率由病人决定,潮气量由机器决定,用于自主呼吸好但潮气量不够的病人。

3.同步间断指令呼吸

同步间断指令呼吸(synchronize intermittent mandatory ventilation,SIMV)是指机器按每分钟指令的次数和预定的潮气量给病人呼吸,不足的部分由病人自己的呼吸频率和潮气量补充,指令部分潮气量和频率由机器决定,非指令部分潮气量和频率由病人决定,允许病人在两次指令呼吸间自由呼吸,在逐渐脱离呼吸机时使用。

4.持续气道内正压

持续气道内正压(continuous positive airway pressure,CPAP)是指病人经呼吸机进行自主呼吸,吸气期呼吸机为病人提供一高流速正压气流(Flow＞病人每分通气量的 4 倍),呼气末提供一定数值的 PEEP。这样,病人自主呼吸时肺内始终保持正压,从而降低病人的呼吸做功,并具有 PEEP 的所有治疗效应。CPAP 单独或同 PSV 一起用于病人的脱机过程。

5.压力支持通气

压力支持通气(pressure support ventilation,PSV)是指呼吸机开始送气和停止送气都是以自主触发气流敏感度来启动的。即自主吸气流速达到预调触发值,呼吸机立即开始 PSV 送气,维持一定压力。当病人停止吸气,气流速度下降达到触发值时,停止 PSV 供气。呼吸频率由病人决定,潮气量由病人和机器共同决定,效果是增加潮气量。

6.双气道正压通气

双气道正压通气(biph asic positive airway pressure,BIPAP/Bi-Level)是指 BIPAP(德国产 Dräger,Evita 系列)Bi-Level(美国 NPB,840 系列)为吸、呼双相气道正压通气模式,设置指

标:呼吸频率(RR),吸气时间,吸气压力(高压力,Phigh),呼气压力(低压力 Plow)。VT 决定于两压力差及病人肺组织的顺应性及阻力,VT=ΔP(Phigh-Plow)×Cdyn。BIPAP/正比 Bi-Level 最大特点是由于其特有的"开放通气系统"(open system),在整个机械通气过程中允许病人自主呼吸,从而减少"人-机对抗",减少呼吸做功及镇静、肌松剂的应用;Bi-Level 更可保证吸呼同步,并在高压相进行压力支持;病人在这一通气模式下可完成从机械通气开始到撤机的全过程。

7. 自动化通气模式

(1)自动化通气模式(auto-mode)类型

1)压力调节容量控制(pressure regulated volume control,PRVC)。

2)容量支持(volume support,VS)。

3)适应性压力通气(adaptive pressure ventilation,APV)。

4)适应性支持通气(adaptive support ventilation,ASV)。

(2)自动通气的特点

自动通气的特点是它们均由计算机程序控制,对病人每一次呼吸时的肺力学功能(顺应性、阻力)进行持续监测,并根据监测结果自动调节下一次吸气时的压力值。这样,病人每一次的 VT 均在最低压力下(而不是固定压力)完成的,从而降低了机械通气可能造成的压力伤及容量伤。这种高度智能型自动化的通气模式将成为今后呼吸机的发展趋势。

(3)自动通气呼吸模式的选择考虑的两个问题

1)病人自主呼吸的目前情况,需要让呼吸机完成哪方面的不足?若自主呼吸完全停止,毫无疑问需要呼吸机完成替代;若尚有自主呼吸,则需要呼吸机辅助自主呼吸;若肺泡气体交换障碍,则需用呼吸机提高功能残气量。

2)呼吸机本身的功能是否满足病人的需要?怎样调节呼吸机才能保证既解决病人的通气不足,又能减少对病人的生理干扰?这些都涉及呼吸机的通气方式问题。

(五)呼吸机的各项参数

1)潮气量(tidal volum,VT):按 8～10 ml/kg 设置。

2)频率(frequency,f):按 12～18 次/分设置。

3)每分钟通气量(MV)=VT×RR(L/min)。

4)吸入氧浓度(fracture of inspiratory oxgen,FiO_2):长期使用呼吸机吸入氧浓度应在 40% 以下,以免发生氧中毒,在急救中如果需要在 40%以上时,持续时间尽可能不要超过 24 h。

5)呼气末气道正压(positive expiratory end pressure,PEEP):自主呼吸或正压通气时呼气终末肺内气道压力等于大气压(0)。如果将呼吸机的呼出端浸入水下 10 cm,此时呼气终末肺内压力不再是 0,而是 10 cmH_2O,即给病人加了 10 cmH_2O 的 PEEP。先进呼吸机均设有 PEEP 装置,可根据临床治疗的需要选择 PEEP 值。

呼气末气道正压作用:增加功能残气量,防止肺泡萎陷,张开已萎陷的肺泡,改善通气/灌流比,减少分流量。

副作用:胸腔内压增加,回心血量减少,血压可能下降,降低肾脏、肝脏及内脏灌流;妨碍颅内静脉回流,增加颅内压。

临床上根据病人情况选择"理想 PEEP"(the ideal PEEP)的标准:①吸入 FiO_2≤0.5;

②$PaO_2 \geqslant 60$ mmHg;③足够的心排血量,常用范围 5~19 cmH_2O。临床应用 PEEP 治疗应以 2 cmH_2O 的幅度增加或减少。

6)吸呼时间比(I∶E):即吸气与呼气时间比,常用 1∶(1.5~2),也可以 1∶1。有人用 1.5∶1,即反比通气(inverse ratio ventilation,IRV),IRV 的作用机制:延长吸气时间造成:①气道压峰值(PIP)下降;②平均气道压(mPIP)升高;③部分膨胀不全或萎陷的肺泡充气、复张,改善顺应性较差肺组织的局部通气。缩短呼气时间造成:①吸入的气体不能完全排除,部分"扣押"在顺应性较差的肺组织内,避免这部分肺泡在呼气相萎陷;②产生自发 PEEP(Auto-PEEP)。

IRV 总的效应:改善顺应性差的肺组织的通气,使部分肺泡复张;改善通气/灌流比例失调,降低肺内分流;改善低氧血症。

IRV 的适应证:肺组织严重受损,伴严重低氧血症的 ARDS 病人。其不良反应有:①平均气道压升高,加重对循环干扰;②病人通常不能耐受这种非生理性的通气方式,因此需用镇静剂及肌松剂完全打断病人的自主呼吸,进行完全控制的机械通气。IRV 一般选用定压模式(P-IRV),采用减速气流(decelerating Flow)进行通气。IRV 也可在定容模式下进行。

7)吸气暂停时间(pause time):一般为 0.6 s,不超过 1 s。

8)触发灵敏度的调节:指病人可以将呼吸机带起来的难易程度,触发系统的功能是使呼吸机同有自主呼吸的病人进行同步通气,一般设于敏感水平即容易触发状态。压力触发时通常为 1~3 cmH_2O,流量触发则为 3~6 L/min,具体应根据病人自主吸气力量大小调整。

9)湿化器温度:提高吸入气体的温度和湿度,设置在 28~32℃。

10)叹气(sigh):一定的时间给 1~2 倍的潮气量,目的是使一般呼吸中没有通气的肺泡得到通气,时间和通气量由机器内定或医生设定。目前先进的呼吸机已不再设"Sigh"装置,而用更符合生理的 PEEP 代替。

11)报警:不同的呼吸机有不同的报警项目,其中主要报警项目如下:

A. 气道压力报警:多数呼吸机有气道压力报警,提示气道有无堵塞或漏气。报警界限的设置:正常人一般气道峰压为 20~25 cmH_2O,高界设在峰压加 20 cmH_2O,低界设在峰压减 10 cmH_2O。

造成气道压突然升高的原因:①肺外因素:呼吸机管道梗阻(扭折、挤压),气管内插管扭曲、管道内分泌物梗阻、导管套囊嵌顿阻塞导管开口,气管导管滑入一侧支气管。②肺内原因:气管、支气管痉挛,分泌物阻塞,张力性气胸,"人-机对抗",肺顺应性降低。

造成气道压突然下降的原因:①各种管道连接松脱,整个通气系统内有漏气现象;②人工气道气囊松气;③呼吸机供气系统压力不足;④呼吸机本身出现故障。

B. 容量监测:吸气 VT、呼气 VT、每分钟通气量;报警限定在每分钟通气量上下 20%。通气量不足报警:①呼吸机参数调节和设置不合理;②呼吸机故障:管道系统漏气,管道系统扭曲、堵塞,呼吸机工作压力过低,气源故障(氧气和压缩空气),呼吸机各种传感器失灵;③病人气道压过高;④辅助呼吸模式时,病人呼吸力量不足。

C. 呼吸频率(RR):自主呼吸病人应监测 RR,无特殊原因长时间 RR>35 次/分,会导致呼吸衰竭。报警上下限一般定在正常范围。自主呼吸模式(IPS、CPAP)下应监测呼吸停止(APNEA)时间;病人呼吸停止时间>15 s,呼吸机报警,并在 15~60 s 内开始自动转入控制呼吸模式。

D. 吸入氧浓度(FiO_2):可由操作者设定报警上下限,也可由呼吸机自动报警,其范围为所

设定 FiO_2 的±（4%～6%）。

E. 吸入气体温度：先进呼吸机设有持续监测吸入气体温度的装置，当温度接近 40℃ 时会自动报警。

F. 气源供应故障、呼吸机机械故障及断电报警。

二、方法与步骤

（一）呼吸机操作程序

1）正确连接管路。

2）检查并确认气源有足够的压力，连接气源，打开气源阀门，调整输出压力。

3）检查并确认各按键是否灵活好用。

4）连接电源，开始用户自检，根据报警情况确定呼吸管回路是否漏气。在自检过程中显示错误或失败的信息时，首先检查呼吸管回路是否有漏气或堵塞，如果呼吸管回路没有问题仍显示错误或失败的信息，可参照呼吸机使用手册或联系设备科技术人员进行处理。

5）检查并确认湿化器内水量足够，连接湿化器电源。

6）调节呼吸参数、湿化器温度值。按压 START/ENTER 键，呼吸机进入准备状态，显示当前呼吸机参数设置值。根据医嘱选择呼吸模式，选按压 MODE（模式）再按上、下键选择适合模式。设置呼吸机参数。

7）建立人工气道（气管内插管或气管切开置管）。

8）连接病人，开始机械通气。

呼吸机与病人连接有四种方式：①紧闭面罩，仅在少数情况下使用；②经鼻腔气管插管，其优点是耐受比经口插管好，缺点是插管直径最大与鼻孔相同，不能使用较粗的插管，因此吸痰不易彻底，易堵塞；③经口气管插管，优点是插管迅速，可以使用较粗的插管，缺点是病人不易耐受，插管不易固定，导管较长，吸痰不易彻底；④气管切开插管，优点是耐受好，吸痰容易彻底，不易堵塞，可长期使用，缺点是经过一次手术。

9）如果发生报警，首先检查病人呼吸机功能，然后再根据需要对各参数值进行调整。

10）30 min 后进行动脉血气分析，根据结果作必要的指标调整。根据 $PaCO_2$ 结果调整 VT、RR；根据 PaO_2 调整 FiO_2、PEEP 值。

（二）呼吸机治疗期间的护理

1.病情观察

（1）常规监测

采用望、触、叩、听等简单的检查监测手段取得直观的临床数据，虽然不太准确，但简便易行，可为进一步检查提供依据。

（2）呼吸功能监测

呼吸功能的监测项目很多，从测定呼吸生理功能的性质分为肺容量、通气功能、换气功能、呼吸动力功能、小气道功能监测等。

（3）血气分析

血气分析是监测呼吸机治疗效果的重要指标之一。通过血气分析可以：①判断血液的氧合状态，指导呼吸机的合理调节；②判断机体的酸碱平衡情况；③与呼吸监测结合起来判断肺气体交换情况。一般主要测动脉血气分析，必要时可测混合静脉血气分析。

（4）二氧化碳监测

肺泡气中的 CO_2 分压（$PACO_2$）和 $PaCO_2$ 几乎相等,呼出气中的 CO_2 浓度或分压可用无创的方法连续监测。呼气末的 CO_2 分压（$PETCO_2$）基本反映了整体肺的 $PACO_2$ 和 $PaCO_2$,有很好的相关性。所以呼出气 CO_2 的监测对于指导呼吸机的合理调节有重要意义。

（5）无创伤脉搏血氧饱和度监测

用无创性脉搏血氧饱和度仪可连续监测血氧饱和度和脉搏容积图,其原理是通过置于手指末端、耳垂等处的红外光传感器来测量氧合血红蛋白的含量。

（6）血流动力学监测

机械通气对循环功能有一定的影响,所以在呼吸机治疗期间应监测血流动力学的变化,其目的是提供足够的气体交换,又维持良好的循环状态。

（7）体温的监测

呼吸机治疗期间,因人工气道的建立、不断吸痰及分泌物增多、肺不张、机体抵抗力低下等,常可并发感染,因而应注意体温监测。

（8）尿液的监测

尿量、尿比重及渗透压的测定方法简单易行,且意义重大。机械通气可能合并有肾功能不全及血管升压素（抗利尿激素）分泌增多,使尿量发生变化。

（9）胸部 X 线检查

应用呼吸机期间除了经常地胸部物理检查外,对于呼吸道分泌物多、肺部听诊有啰音或呼吸音改变、体温较高者,应进行床旁胸部 X 线检查,以及时发现肺不张、气压伤、肺内感染的存在,给予合理治疗。

（10）心电图监测

机械通气时易发生心律失常,所以应常规持续心电监护,并可根据心电图 ST 段的变化来判断心肌的供血情况。

（11）血液的生化检查

1)血经蛋白和血细胞比容的变化可以判断有无血液浓缩或消化道出血的发生。

2)电解质的检查对于综合治疗有很大的益处。

3)尿素氮对判断肾功能及血容量有价值。

4)长期用呼吸机者应查肝功能。

（12）颅内压监测

对于脑外伤、颅脑手术后应用呼吸机者,若有条件可行颅内压监测,以观察机械通气对颅内压和脑灌注压的影响,并对指导脑水肿治疗有很大的价值。

（13）吸入氧浓度监测

先进的呼吸机除了用空-氧混合器调节 FiO_2 外,还可直接测定出吸入氧浓度、呼出氧浓度及吸-呼氧浓度差。也有单一监测 FiO_2 的监护仪。

（14）气道温度监测

呼吸机多配有恒温湿化器,可将吸入气体加温到 $32\sim38℃$。若湿化器内的水耗干,气道温度可升高,所以一般要监测吸入气体温度,并设报警限,以防气道烧伤。

2.气道管理

保持呼吸道通畅,合理吸痰,适当雾化,注意测量气管插管外置部分长度,注意管道消毒,注意清除管道中积水。

3.基础护理

1)病人住监护室,室温保持 25℃ 左右,紫外线照射消毒,每天 1 h。

2)以平卧位或半坐卧位为宜,不宜侧卧,防止因体位改变使导管偏移,导致气道密闭不严,使通气量不足。

3)置管期间禁食,防止食物误入气管。

4)口腔护理,每天 2 次,注意预防霉菌感染。

5)昏迷者保持肢体功能位置,并进行被动功能锻炼,以促进血液循环、增加肌肉张力、预防静脉血栓、加强皮肤护理。

6)眼睑不能闭合者可涂红霉素眼膏或盖凡士林纱布保护角膜。

7)保持静脉通道畅通,保证营养及电解质的补充,维持水、电解质及酸碱平衡。

(三)呼吸机的撤离

1.撤机指标

1)循环稳定。

2)神志清楚,能够与医护人员合作。

3)造成呼吸衰竭的原发病已基本控制。

4)营养情况良好,呼吸肌有力。

5)血气分析(ABG)结果:$FiO_2 \leqslant 0.5$,$PaO_2 \geqslant 60$ mmHg,$PaO_2/FiO_2 > 150$ mmHg,$PaCO_2 \leqslant 45$ mmHg(COPD 病人 $PCO_2 < 55$ mmHg,或低于平时水平的 20%)、pH 值 > 7.35 (不存在代谢性酸碱平衡紊乱)。

6)呼吸频率(RR)< 35 次/分,潮气量(VT)> 5 ml/kg,肺活量(VC)$> 10 \sim 15$ ml/kg,最大吸气压力(MIF)$\leqslant -25$ cmH_2O(保证拔管后病人排痰有力)。

2.撤机步骤

1)将 FiO_2 逐渐降至 $\leqslant 0.5$。

2)将 PEEP 降至 5 cmH_2O。

3)将压力支持(IPS)值降至 $\leqslant 10$ cmH_2O。

4)将 I:E 恢复至 1:2。

5)选病人可自主呼吸的通气模式:SIMV、ASV、BIPAP。这些模式可同时加 IPS 或 VS。逐步减少机械通气频率(每次减少 2~4 次/分),让病人过渡到完全自主呼吸的模式:CPAP+IPS、CPAP+VS;也可让病人完全脱机,经 T 型管自主呼吸。病人达到停机各项指标后,停机、拔出气管内插管;气管切开的病人可保留气管切开内导管,仅脱机。拔管后给病人吸湿化的氧气,30 min 后测定 ABG 同时监测病人的血流动力学及呼吸 RR。整个撤机过程应在血流动力学及 ABG 的监测下进行。

病人不能耐受撤机的表现:RR 升高、VT 降低、胸-腹反常呼吸、分泌物滞留、烦躁,心率、血压升高。出现上述表现应停止撤机过程,不要等 ABG 结果,因 ABG 恶化往往为病人不能耐受撤机较晚期的表现。将机械通气各项指标恢复到撤机前水平,同时寻找病人不能耐受撤机的原因。

(四)撤机与拔管的护理

1.监护

包括一般监护、氧饱和度、心率、呼吸深度、频率与方式、肺部体征、精神状态等。

2.体位

患者取至少 45°的半卧位是预防误吸的最重要的措施,无论是上机病人还是拔管后的病人,此方法简单有效。

3.呼吸道湿化

使痰液黏稠度在Ⅰ～Ⅱ度之间(痰液黏稠度的分度见后附)。其方法包括:

1)气管内灌注半张盐水,痰液黏稠时可间断灌注 1.25% 碳酸氢钠溶液(SB)。

2)雾化吸入。

3)稀化痰液的药物。

4)注意体液总量。

4.加强呼吸道管理

(略)。

5.加强心理护理

(略)。

6.拔管后的误吸与喉头水肿

误吸与喉头水肿是拔管后重新插管的主要原因,demliny 等调查 700 例外科机械通气病人拔管失败率为 4%。而气道吸入性损伤者最高为 13%。

(1)需重新插管的指征

基础疾病的状态、呼吸中枢的功能状态、肺部感染是否控制及重新感染、吸入性肺部损伤的气道通畅情况及肺部愈合情况、颅脑损伤的自身气道保护功能等。

(2)拔管后误吸的预防措施

1)体位可能是最重要的。

2)胃的张力、容量及蠕动情况与之相关,因而应积极处理,比如鼻饲时应用胃肠泵持续泵入、适当的胃动力药物等。

3)抑酸剂的应用可能与之有关,故应限制应用。

4)尽量避免应用镇静药物。拔管前应用地塞米松并不能有效预防喉头水肿的发生,拔管后应用地塞米松雾化吸入的作用亦未被证实。

三、常见并发症及处理

(一)机械通气对肺的损伤

机械通气对肺的损伤(ventilator-induced lung injury,VILI)包括容量伤和压力伤。

1)容量伤(volutrauma):过高的容量(VT)使肺泡过度充盈,其上皮细胞,相邻的间质及肺毛细血管内皮细胞受到机械性损伤,可造成漏出性肺水肿。

2)压力伤:气道压过高可造成肺泡破裂、气胸、纵膈气肿。

(二)对循环的影响

由于正压通气时吸气及呼气(PEEP)期胸腔内产生正压妨碍腔静脉的回流→降低心脏的前负荷→降低心脏每搏输出(SV)及心排血量(CO)。对容量不足的病人可造成血压下降而影响全身各器官组织的灌流。此时应尽快扩容,必要时短期给予提升血压的药物(多巴胺、正肾上腺素等)。对于出现急性心源性肺水肿的病人,机械通气降低前负荷的效应,可能对病人有利。

(三)对肾功能的影响

使用呼吸机可能造成水、钠储留,尿量减少,原因如下:

1)心排血量及血压下降影响肾脏的灌流。

2)内分泌改变:①心钠素减少;②肾素-血管紧张素-醛固酮系统激活,醛固酮增加;③血管升压素(抗利尿激素,ADH)增加。

（四）颅内压(ICP)改变

胸腔压力升高,妨碍颅内静脉回流,结果导致 ICP 升高。

（五）对肝脏影响

由于心排血量、血压的下降,加上肝静脉回流受阻(回流到下腔),肝及内脏器官灌流减少。

（六）同人工气道有关的并发症

1)导管套囊压力过高,长时间压迫气管造成局部缺血、黏膜糜烂溃疡、出血、气管软骨软化等,拔管后形成瘢痕狭窄,严重者形成气管-食道瘘。预防措施:①选用低压高容套囊导管;②每日用压力计测定套囊内压,保持压力不超过 25 mmHg(气管黏膜毛细血管静水压＝25 mmHg)。

2)气管内导管插入过深,进入右支气管,造成左肺不张,形成肺内分流,低氧血症。预防措施:插管后听双肺呼吸音,固定好导管,拍 X 线胸片,再根据导管的位置调整其深度。

3)长时间经口插管的病人,可合并口腔压迫性溃疡。预防措施:每日清洁口腔,并改变导管在口腔内位置。

4)经鼻腔插管应预防上颌窦炎。

附:痰液黏稠度分度

Ⅰ度(稀痰):如米汤或泡沫样,吸痰后玻璃接头内壁上无痰液滞留。提示气管内滴药/液过度,要适当减少。

Ⅱ度(中度黏痰):痰液外观轻度黏稠,吸痰后有少量痰液滞留在玻璃接头内壁上,易被水冲洗干净。表示气道湿化不足,应适当增加气管内滴药量和次数。

Ⅲ度(重度黏稠):痰液外观明显黏稠,常呈黄色,吸痰管常因负压过大而塌陷,玻璃接头内壁上滞留大量痰液,且不易被水冲净。提示气道湿化严重不足,或伴有机体脱水。需要加大气道滴药/液次数和量。

（项 茹）

第八节　现场心肺复苏术

一、概述

现场心肺复苏术指在病人发生心搏骤停的现场,如家中、办公室、工厂等场所,首先由最初目击者为心搏骤停病人施行的心肺复苏技术,亦即基础生命支持。是心肺复苏术三阶段:ABCD 四步法中的最初处置中的第一个 ABCD,本节主要阐述 ABC 三步,而 D 则在第三节中作专门讨论。

（一）心肺复苏术的简单原理

1)现场心肺复苏术主要为徒手操作,在许多场合下这是惟一实用的有效方法。病人心搏呼吸停止后,全身肌肉松弛,口腔内的舌肌和会厌也松弛后坠,因此阻塞咽部。采取头后仰,抬举下颌或下颏,可使舌根部向上提起,从而使呼吸道畅通(图 4-3)。

2)病人呼吸停止后,首先应设法给病人肺部吹入新鲜空气。在畅通呼吸道之后,就能用口

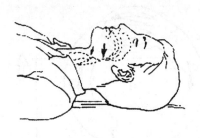
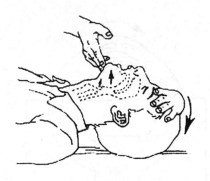

A. 舌肌和会厌后坠阻塞气道　　　　　　　B. 仰头举颏开放气道

图 4-3　畅通呼吸道

向病人肺内顺利吹气。正常人吸入的空气含氧量为 21%，二氧化碳为 0.04%。肺脏吸收 20% 的氧气，其余 80% 的氧气按原样呼出。因此，我们正常人给病人吹气时，只要吹出气量较多（>800 ml），则进入病人的氧气量可达 18%，基本上是够用的。心搏呼吸停止后，病人的肺处于半萎陷状态。因此，首先要给病人缓慢吹气两口，以扩张肺组织，有利于气体交换。心搏停止后，全身血液循环亦立即停止，脑组织及许多重要脏器得不到氧气及血液的供应，4～6 min 后就会出现脑细胞坏死。因此，必须迅速在口对口呼吸的同时进行胸外按压，以维持血液循环（即人工循环），胸外按压必须在病人肺内有新鲜空气进行气体交换的情况下进行，否则到达重要脏器组织的血液不含有足够氧气，组织仍将坏死。所以在大多数情况下，现场心肺复苏的顺序应为 A、B、C，即在开放气道下人工呼吸吹入新鲜空气，再进行胸外按压，将带有氧气的血液运送到全身各部。

（二）胸外按压的机制

胸外按压产生血液循环的机制有二，即并存"胸泵机制"和"心泵机制"。

1."胸泵机制"

胸外按压时胸膜腔内压增高，主动脉、左心室、大静脉及食管所受压力基本相同，主动脉收缩压明显升高，血液向胸腔外动脉流去。在胸腔入口处的大静脉被压陷（由于静脉壁比动脉壁薄），颈静脉瓣阻止血液反流。动脉对抗血管萎陷的抗力大于静脉，且动脉管腔相对较小，等量血液在动脉中可产生较大抗力，因而动脉管腔在胸外按压时保持开放。放松时，胸膜腔内压可降至零，因而静脉壁不受压，管腔开放，血液可从静脉返回心脏。当动脉血返回心脏时，由于受主动脉瓣阻挡，血液不能反流入心腔，部分可从冠状动脉开口流入心脏营养血管（冠状动脉）（图4-4）。

2."心泵机制"

胸外按压施加的压力，将心脏向后压于坚硬的脊柱上，使心内血液被排出，流向动脉。按压松弛时，心脏恢复原状，静脉血被动吸回心脏。这些已在动物模型及临床观察中为 B 超及血流动力学监测所证实。在胸外按压时，左房室瓣（二尖瓣）和右房室瓣（三尖瓣）闭合，主动脉瓣开放。放松时则左房室瓣和右房室瓣开放，主动脉瓣闭合。

二、方法与步骤

【成人心肺复苏术】

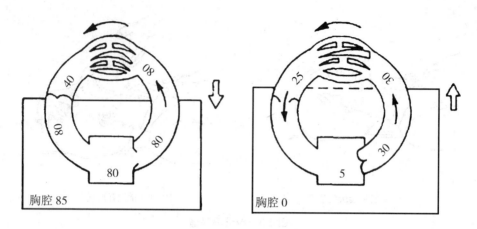

A. 加压时　　　　　　　　　　　　B. 放松时

图4-4　胸泵机制(压力单位为mmHg)

(一)判断病人心搏呼吸是否停止

1)意识突然丧失,病人昏倒于各种场合。

2)面色苍白或转为发绀。

3)瞳孔散大。

4)颈动脉搏动消失,心音消失。

5)部分病人可有短暂而缓慢叹气样或抽气样呼吸或有短暂抽搐,伴头眼偏斜,随即全身肌肉松弛。

心搏呼吸停止与否,应作综合判断。

(二)实施ABC抢救

A(assessment airway):判断是否心搏呼吸骤停和畅通呼吸道

1.判定病人有无意识

1)轻轻摇动病人肩部,高声喊叫:"喂! 你怎么啦?"(图4-5)。

2)如认识,可直接呼喊其姓名。

3)若无反应,立即用手指甲掐压人中穴、合谷穴约5 s。

2.呼救

一旦初步确定病人为心搏、呼吸骤停,应立即招呼周围的人前来协助抢救。大叫"来人啊! 救命啊!"(图4-6)。

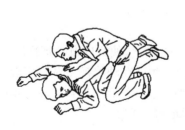 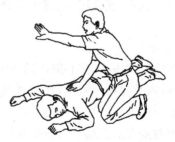

图4-5　判断意识　　　　　　　　　图4-6　呼救

3. 将病人放置适当体位

1)进行 CPR 时,正确的抢救体位是仰卧位。病人头、颈、躯干平直无扭曲,双手放于躯干两侧。如病人摔倒时面部向下,应在呼救同时小心转动病人,使病人全身各部成一个整体转动(图 4-7)。

2)昏迷体位,病人有心搏呼吸,但仍处于昏迷状态,其气道有被舌根堵塞和吸入黏液以及呕吐物的危险,故应将病人置于侧卧的昏迷体位,则可避免上述危险,并可使黏液等液体容易从口腔中流出。这一体位也有称为恢复体位。

方法:将靠近抢救者一侧的腿弯曲,将靠近抢救者一侧的手臂置于其臀部下方;然后轻柔地将病人转向抢救者,使病人头后仰,保持脸面向下,位于其上方的手置于其脸颊下方以维持头部后仰及防止脸朝下,下方的手臂置于背后以防止病人向后翻转。应尽量将病人置于真正侧卧的位置,头部下垂,以利于液体自口腔流出,体位应能保持稳定,应避免胸部的压力而妨碍呼吸。

4. 畅通呼吸道

仰头举颏法,即一手置于前额使头部后仰,另一手的示指与中指置于下颌骨近下颏或下颌角处,抬起下颏(图 4-8)。如果是颈部脊椎损伤病人,应施行下颌前推法把气道打开。

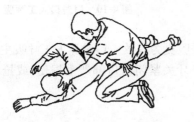
　　　　　图 4-7　将病人放置仰卧体位
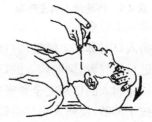
图 4-8　畅通呼吸道仰头举颏法

5. 判断呼吸

在畅通呼吸道之后,可以明确判断呼吸是否存在。

方法:维持开放气道位置,用耳贴近病人口鼻,头部侧向病人胸部。①眼睛观察病人胸部有无起伏;②面部感觉病人呼吸道有无气体排出;③耳听病人呼吸道有无气流通过的声音(图 4-9)。

1)保持气道开放位置。

2)观察 5 s 左右,在 10 s 内完成对病人呼吸情况的检查。

3)有呼吸者,注意气道是否通畅。

4)无呼吸者,立即作人工呼吸。

5)有部分病人因呼吸道不通畅而发生窒息,以致心搏停止。往往可在畅通呼吸道后,呼吸恢复,而致心搏亦恢复。

B(breathing):人工呼吸

1. 口对口人工呼吸

在畅通呼吸道、判断病人无呼吸后,即应作口对口人工呼吸。

1)在保持呼吸道畅通和病人口部张开的位置下进行。

2)用按于前额一手的拇指与示指,捏闭病人的鼻孔(捏紧鼻翼下端)。

3)抢救开始后首先缓慢吹气两口,以扩张萎陷的肺脏,并检验开放气道的效果。

4)抢救者深吸一口气后,张开口贴紧病人的嘴(要把病人的口部完全包住)。

5)用力向病人口内吹气(吹气要求快而深),直至病人胸部上抬并维持 1 s。

6)一次吹气完毕后,应即与病人口部脱离,轻轻抬起头部,眼视病人胸部,吸入新鲜空气,以便作下一次人工呼吸。同时放松捏鼻的手,以便病人从鼻孔呼气。此时,病人胸部向下塌陷,有气流从口鼻排出(图 4-10)。

7)每次吹入气量为 800～1 200 ml。

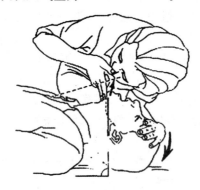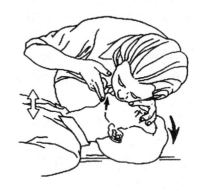

图 4-9　判断病人有无呼吸　　　　　图 4-10　口对口人工呼吸

2.口对鼻人工呼吸

在某些病人口对鼻人工呼吸较口对口人工呼吸更为有效。口对鼻人工呼吸主要用于不能经病人的口进行通气者,例如病人的口不能张开(牙关紧闭),口部严重损伤,或抢救者作口对口呼吸时不能将病人的口部完全紧密的包住。

1)一手按于前额,使病人头部后仰。

2)另一手提起病人的下颌,并使口部闭住。

3)作一深吸气,抢救者用上下唇包住病人的鼻部,并吹气(图 4-11)。

4)停止吹气,让病人被动呼气。因有时病人在被动呼气时鼻腔闭塞,有时需间歇地放开病人的口部,或用拇指将病人的上下唇分开,以便于病人被动呼气。

C(circulation):人工循环

建立人工循环是指用人工的方法促使血液在血管内流动,并使人工呼吸后带有新鲜空气的血液从肺部血管流向心脏,再流经动脉,供给全身主要脏器,以维持重要脏器的功能。

1.判断病人有无脉搏

病人心搏停止后,脉搏亦即消失。颈动脉位置靠近心脏,容易反映心搏的情况。此外,颈部暴露,便于迅速触摸,易于学会及牢记。

1)在开放气道的位置下进行(首先两次人工呼吸后)。

2)一手置于病人前额,使头部保持后仰,另一手在靠近抢救者一侧触摸颈动脉。在 10 s 内完成对脉搏的检查。

3)可用示指及中指指尖先触及气管正中部位,男性可先触及喉结,然后向旁滑移 2～3 cm,在气管旁软组织深处轻轻触摸颈动脉搏动(图 4-12)。

2.胸外心脏按压术

人工建立循环的方法有两种:①胸外心脏按压;②胸内心脏按压。在现场急救中,主要应用前一种方法。

1)按压胸骨中下 1/3 交界处。

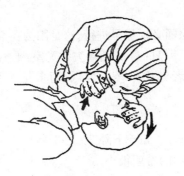

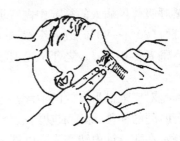

图 4-11　口对鼻人工呼吸　　　　　　图 4-12　判断病人有无脉搏
　　　　　　　　　　　　　　　　　　　　　　触摸颈动脉搏动

2)病人应仰卧于硬板床或地上。如为弹簧床,则应在病人背部垫一硬板。硬板长度及宽度应足够大,以保证按压胸骨时病人身体不会移动。但不可因找寻垫板而延误开始按压的时间。

3)快速测定按压部位:①首先以示指、中指沿病人肋弓处向中间滑移。②在两侧肋弓交点处寻找胸骨下切迹。以切迹作为定位标志,不要以剑突下定位。③然后将示指及中指横放在胸骨下切迹上方,示指上方的胸骨正中部即为按压区。以另一手的掌根部紧贴示指上方,放在按压区(图 4-13)。④再将定位之手取下,将掌根重叠放于另一手背上,使手指脱离胸壁,可采用两手手指交叉抬起法。

4)抢救者双臂应绷直,双肩在病人胸骨上方正中,垂直向下用力按压,按压利用髋关节为支点,以肩、臂部力量向下按压(图 4-14)。

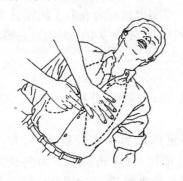

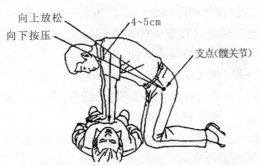

向上放松
向下按压
4~5 cm
支点(髋关节)

图 4-13　快速测定正确的按压部位　　　图 4-14　抢救者双臂绷直向下按压

5)按压频率 100 次/分。

6)按压深度成人病人为 4~5 cm。

7)按压时应随时注意有无肋骨或胸骨骨折。

8)判断按压是否有效,如有两名抢救者,则一人按压有效时,另一人应能触及病人颈动脉或股动脉脉搏。

现场心肺复苏术相当费力,可以由在场的第二抢救者或更多的抢救人员轮换操作,以保持精力充沛、姿势正确,提高复苏效果。如一名急救人员进行心肺复苏时,按压与吹气时的比例应为 30:2。如有两个专业抢救人员在场,亦可采用双人心肺复苏法,即一人进行胸外按压,另一人进行人工呼吸。按压与人工呼吸之比为 15:2。

（三）早期除颤

在心搏呼吸骤停病人的复苏中占有重要地位。除颤必须尽早进行，这是因为：

1）大部分（80%～90%）成人突然、非创伤性心搏骤停的最初心律失常为室颤。而儿童心搏骤停呈室颤者低于10%，老年人心搏骤停呈室颤者亦比年轻人为低，而多见无脉搏心电活动。

2）除颤是对室颤最为有效的治疗。

3）随着时间的推移，除颤成功的机会迅速下降，每过1 min下降7%～8%。

4）室颤常在数分钟内转变为心脏停搏，则复苏成功的希望很小。

现已将现场心肺复苏术的步骤由A、B、C扩展为A、B、C、D。必须强调指出，无论在院外抑或院内心搏骤停病人，早期除颤必须是作为复苏存活之链中的一部分才能获得成功。凡对院外心搏骤停病人，即使现场有自动体外除颤器（automated external defibrillator，AED），最初目击者亦应先施行2 min的心肺复苏术后再应用AED除颤。一般在院内施行急救时，当除颤机到达后，便应在不太干扰胸外心脏按压的情况下立即进行除颤。除颤每次只做1次，除颤后应即施行心肺复苏术2 min才检查心电（脉搏）。

1. 一般除颤器的应用

见本章第三节。

2. AED

AED有诸多优点，仪器轻巧，操作简单，操作者只需接受很简单的训练便能操作，使及早除颤现实可行。

（1）除颤电极的位置

将一次性使用的除颤电极贴在病人胸廓的前侧位。即前电极安放在右上胸锁骨下、胸骨右缘，侧电极则安放在躯干的左下胸乳头左侧，电极的中心在腋中线上。因为对心搏骤停病人，电极安放在前侧位最为方便。

（2）AED的操作

AED的仪器面板仅3个按钮：①绿色：开关（ON/OFF）；②黄色：分析（analysis）；③红色：电击（shock）。操作时尚有声音和文字提示。

步骤：连接电极，启动仪器，按压分析按钮，仪器迅即提示正在分析，并示知分析结果，如建议电击除颤，要求大家离开病人身体，按压电击键，即电击除颤。对持续室颤和（或）室速病人，可做3次电击（200J、200～300J、360J），检查脉搏，如无脉搏，继续作心肺复苏术1 min后，再次除颤。AED不适用于8岁以下的儿童，因为AED释放的电能太高。

（四）药物治疗

1. 径路

（1）静脉内给药

复苏初期一般多用上腔静脉系统静脉内给药。

（2）经气管支气管树给药

经气管支气管树给药亦可被快速有效地吸收。因气管插管比开放静脉快，故早期插管十分有利，可将必要的药物稀释至10 ml左右，注入气管支气管树。

（3）骨髓内输注

最适用于 1 岁以内的婴儿,可经胫骨粗隆下内 1 cm 穿刺骨髓内注入,药物可很快到达心脏。

(4)心内注射

因可损伤心肌、冠状血管或肺脏而致气胸等并发症,尤其是心内注射操作会影响到胸外按压的持续进行,故不宜应用。

2.药物

复苏时使用的药物主要是受体兴奋药,其他少用的非受体兴奋药此处不作介绍。

最近 Otto 等进行的动物实验发现,凡是先阻滞 α 受体或 α 和 β 受体的动物,心脏复跳均失败(0/8)。α 和 β 受体均不阻滞或仅阻滞 β 受体的动物,心脏复跳率明显增高(7/8 和 6/8)。在窒息停跳的动物模型中,不用受体兴奋药者,复跳均失败,应用多巴胺(一次用量 40 mg,以兴奋 α 受体为主)及肾上腺素的动物,心脏复跳率分别为 10/10 及 9/10,应用多巴酚丁胺的动物仅 2/10;在室颤停跳的动物中应用肾上腺素、多巴胺、多巴酚丁胺及对照组的复跳率分别为 10/10、9/10、2/10 及 3/10。上述结果再次证明了 α 受体兴奋是心脏复跳的关键性机制,并肯定了肾上腺素的应用价值。

目前建议的剂量仍为肾上腺素 1 mg 静脉推注,每 3～5 min 一次。儿童用量宜为肾上腺素 0.02 mg/kg,每 3～5 min 一次。

三、注意事项

(一)判定意识

判定病人有无意识,若无反应,立即用手指甲掐压人中穴、合谷穴。掐压时间应在 10 s 以内,不可太长！病人出现眼球活动、四肢活动或疼痛感后应立即停止掐压穴位,摇动肩部不可用力过重,以防加重骨折等损伤。

(二)呼救

一旦初步确定病人为心搏呼吸骤停,应立即招呼周围的人前来协助抢救。因为一个人作心肺复苏术不可能坚持较长时间,而且劳累后动作不准确,影响复苏效果。叫来的人除协助作心肺复苏术外,还应立即打"120"呼救专线电话或救护站的电话号呼救,或呼叫更多人前来帮助。

(三)体位

在翻转病人安置仰平卧位时,尤其要注意保护颈部,可以一手托住颈部,另一手扶着肩部,使病人平稳地转动至仰卧位。躺在平整而坚实的地面或床板上。抢救者跪于病人肩颈侧,将病人手臂举过头,拉直双腿,注意保护颈部。解开病人上衣,暴露胸部。

(四)保护颈部

畅通呼吸道时手指不要压迫病人颈前部、颏下软组织,以防压迫气道。不要使颈部过度伸展。疑有颈椎损伤者,心肺复苏术时不能使头部后仰,以免进一步加重颈椎损伤。

(五)口对口人工呼吸时注意事项

1)口对口呼吸时可先垫上一层薄的织物,或专用面罩。

2)吹气时只需看到病人胸廓有明显升起即可,应避免吹气容积太大及吹气次数太多。吹气量＞1 200 ml 可造成胃大量充气。

3)吹气时暂停按压胸部。

4)儿童吹气量需视年龄不同而异,以胸廓上抬为准。

5）每按压胸部 30 次后，吹气两次，即 30：2。

6）有脉搏无呼吸者，每 5 s 吹气一次（10～12 次/分）。

7）亦可用口对口呼吸专用面罩，或用简易呼吸机代替口对口呼吸。

8）在做口对口呼吸前，应先查明口腔中有无血液、呕吐物或其他分泌物，若有这些液体，应先尽量清除之。

（六）在进行判断有无脉搏搏动时应注意事项

1）触摸颈动脉不能用力过大，以免颈动脉受压，妨碍头部血供。不应在正常人体练习触摸颈动脉。

2）检查时间不要超过 10 s。

3）未触及搏动表明心搏已停止，注意避免触摸感觉错误（可能将自己手指的搏动感觉为病人脉搏）。

4）判断应综合审定，如无意识，皮肤、黏膜发绀，双侧瞳孔散大，再加上触不到脉搏，即可判定心搏已经停止。

5）触摸确定有无颈动脉搏动费时而且并不可靠，尤其对非医护人员而言。因此，对一个无反应，无呼吸的成年人，不能单靠触摸脉搏来决定是否需要作胸部按压，故在心肺复苏术的普及训练中，不必讲解如何触摸有无颈动脉搏动。而在 ACLS 课程中，则仍应训练如何触摸颈动脉。而在应用 AED 时，也需触摸颈动脉，故亦可作为应用 AED 训练的一部分。

（七）在进行胸外心脏按压时应注意事项

1）按压应平稳、有规律地进行，不能间断。

2）不能冲击式的猛压，下压及向上放松的时间应大致相等，或放松时间宜稍长于按压时间。

3）垂直用力向下，不要左右摆动。

4）放松时定位的手掌根部不要离开胸骨定位点，但应尽量放松，务使胸骨不受任何压力。

5）胸外心脏按压常见的错误有以下几点：

a. 按压时除掌根部贴在胸骨外，手指也压在胸壁上，这容易引起肋骨或肋骨肋软骨交界处骨折。

b. 按压定位不正确。向下错位易使剑突受压折断而致肝破裂。向两侧错位易致肋骨或肋骨肋软骨交界处骨折，导致气胸、血胸。

c. 抢救者按压时肘部弯曲（图 4-15）。因而用力不垂直，按压力量减弱，按压深度达不到 4～5 cm。

d. 冲击式按压、猛压，其效果差，且易导致骨折。

e. 放松时抬手离开胸骨定位点，造成下次按压部位错误，引起骨折。

f. 放松时未能使胸部充分松弛，胸部仍承受压力，使血液难以回到心脏。

g. 按压速度不自主地加快或减慢，影响了按压效果。

h. 两手掌不是重叠放置，而呈交叉放置（图 4-16）。

【婴儿和儿童心肺复苏术】

婴儿的心搏呼吸骤停极少突然发生，而是呼吸和循环功能进行性恶化的最终结果。婴儿一旦发生心搏骤停，则预后极差，故医护人员应及早发现婴儿呼吸衰竭或休克的临床表现并及时给予治疗，往往可以防止发生心搏呼吸骤停。

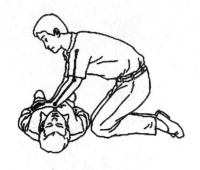

图 4-15　按压时肘部弯曲

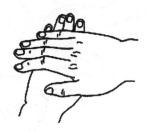

图 4-16　两手掌交叉放置

在心肺复苏中,1 岁以内的小儿称为婴儿,1～8 岁为儿童。其心肺复苏处理基本同成年人,但有以下几点特殊之处。

(一)判断意识

婴儿对言语如不能反应,可以用手拍击其足跟部,或捏掐其合谷穴,如能哭泣,则为有意识。

(二)人工呼吸

婴儿韧带、肌肉松弛,故头不可过度后仰,以免气管受压,影响气道通畅,可用一手举颏,以保持气道平直(图 4-17)。因婴儿口鼻开口均较小,位置又很靠近,抢救者可用口贴紧婴儿口与鼻的开口处,施行口对口鼻呼吸(图 4-18)。

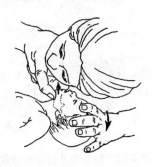

图 4-17　以仰头举颏法畅通婴儿呼吸道

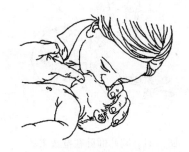

图 4-18　口对婴儿口鼻人工呼吸

(三)检查肱动脉

婴儿因颈部肥胖,颈动脉不易触及,可检查肱动脉。肱动脉位于上臂内侧、肘和肩之间。抢救者大拇指放在上臂外侧,示指和中指轻轻压在内侧即可感觉到脉搏(图 4-19)。在施行心肺复苏后 1 min 内,应再次检查肱动脉脉搏。同样,对非专业急救人员,则并不要求掌握检查肱动脉脉搏。

(四)胸外心脏按压部位及方法

1.部位

婴儿按压部位是两乳头连线与胸骨正中线交界点下一横指处。

2.方法

1)患婴应仰卧在坚硬的平面上。一般根据抢救者的手和病人胸廓大小的不同,用 2～3 个手指轻轻下压 2 cm 左右(图 4-20)。应注意避免按压胸骨最下部的剑突。

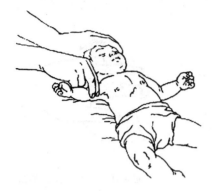

图 4-19　触摸肱动脉搏动

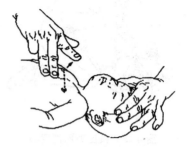

图 4-20　对婴儿用 2～3 个手指
作胸外按压

2)对婴儿可将抢救者的手或前臂作为坚硬的支撑平面。用手支撑婴儿的背部,此法有效地抬起婴儿的两肩,使头部轻度后仰,保持气道通畅的位置(图 4-21)。

3)如抱着婴儿作心肺复苏时,则用抢救者的前臂支撑婴儿的躯干,用手支撑婴儿的头颈,亦应注意保持头部轻度后仰。抢救者的另一手可用作胸部按压,并可举起婴儿作通气(图 4-22)。

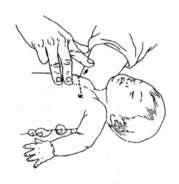

图 4-21　婴儿仰卧在抢救者的
手掌上作胸外按压

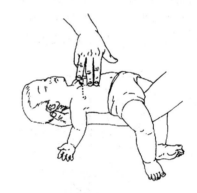

图 4-22　抱着婴儿时作心肺复苏

（五）胸外按压频率与人工呼吸比例

婴儿胸外按压频率应大于 100 次/分。胸外按压和人工呼吸的比例是 5:1。

（六）新生儿心肺复苏术

新生儿的心肺复苏术最好应在产房进行,但有少数产妇并不在产房分娩,而是在家中、在去医院的途中或在急诊室分娩,此时如需作心肺复苏术,则其条件就不如在产房理想。新生儿的复苏和婴儿、儿童的复苏略有不同。

1. 低体温

这是医院外分娩的新生儿特别重要的问题,应做到:①迅速擦干体表的羊水;②将新生儿放在预热的保温箱中;⑧去除接触新生儿的湿敷料。

2. 心率测定

这对新生儿复苏效果的判定极为重要,可用下列方法:①触摸脐带基底部的搏动;②触摸肱动脉或股动脉;③用听诊器听心尖部心音。

3. 常用复苏方法

如表 4-2 所示,新生儿往往用单一的措施即有效。

表 4-2　新生儿复苏卡

初期心肺复苏术		新生儿生命体征(最初 12 h)
通气频率	40～60 次/分,无胸外按压	心率(清醒)100～180 次/分
按压频率	120 次/分(同时进行通气)	呼吸率 30～60 次/分
按压通气比	为 3∶1(停顿以供通气)	收缩压 39～59 mmHg
用药	如已经用 100% 纯氧通气和胸外按压,但心率＜80 次/分,宜用药	舒张压 16～36 mmHg
肾上腺素	0.01～0.03 mg/kg,每 3～5 min 重复 1 次;给药途径:静脉内,骨髓腔内	
纳洛酮	0.1 mg/kg,每 2～3 min 重复一次;给药途径:静脉内、肌肉内、骨髓腔内、皮下、气管内	

4. 胸外按压

对新生儿可用双手环抱新生儿的胸廓,两拇指并排按压胸骨,对很小的新生儿,则两拇指需重叠之(图 4-23)。每次按压均将胸骨下压 1～2 cm,按压宜平稳,与放松时间相等,放松时,拇指不离开胸骨,应经常测心率,如超过 80 次/分,则可停止按压。按压必须同时给予 100% 纯氧正压通气,因为新生儿复苏通气是最为重要的。

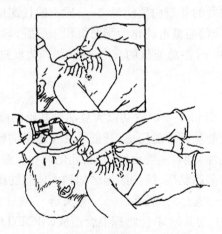

图 4-23　抱着婴儿时作胸外按压

5. 给药和补液途径

新生儿可用脐静脉(在脐带根部),脐静脉单一、薄壁,可用 3.5 F～5 F 导管插入 1～4 cm。

(李惠萍)

第九节　肠外营养

1968 年，美国的外科医师 Dudrick 与 Wilmore 等始创"静脉高营养"的治疗方法。在此后的 30 余年中，有关临床营养的概念及方法不断得到更新和发展，早年定义的"静脉高营养"已被更科学、合理的"肠外营养"一词所替代。

肠外营养(parenteralnutrition,PN)系指通过静脉途径提供人体代谢所需的营养素。当病人被禁食，所需营养素均经静脉途径提供时，称之为全胃肠外营养(total parenteral nutrition,TPN)。

一、概述

(一)适应证

当外科病人出现下列病症而胃肠道不能充分利用时，可考虑提供肠外营养支持。

1)营养不良。

2)肠道功能障碍。

3)因疾病或治疗限制不能经胃肠道摄食或摄入不足。

4)高分解代谢状态，如严重感染、烧伤、创伤或大手术。

5)抗肿瘤治疗期间。必须注意的是，有些病人虽有肠外营养指征，但当伴随严重水电解质紊乱、酸碱失衡、出凝血功能紊乱或休克时，应先予纠正，待内环境稳定后再考虑肠外营养。

(二)营养素及肠外营养制剂

1.葡萄糖

葡萄糖是肠外营养时主要的非蛋白质能源之一，成人的代谢能力为 $4\sim5$ g/(kg·d)。当供给过多或输入过快时，部分葡萄糖可转化为脂肪沉积于肝脏，导致脂肪肝。故每天葡萄糖的供给总量不宜超过 $300\sim400$ g，占总能量的 $50\%\sim60\%$。为促进合成代谢和葡萄糖的利用，可按比例添加胰岛素。

2.脂肪

20 世纪 60 年代初，Wretlind 等研制成功以大豆油为基础的脂肪乳剂，使临床结束了主要以葡萄糖为非蛋白质能源的静脉营养的历史，开创了真正意义的肠外营养的新纪元。

脂肪乳剂是一种水包油性乳剂，主要由植物油、乳化剂和等渗剂等组成。临床应用脂肪乳剂的意义在于提供能量和必需脂肪酸、维持细胞结构和人体脂肪组织的恒定。

临床常用的脂肪乳剂分二类。一类系 100%为长链三酰甘油(LCT)构成，另一类则由50%中链三酰甘油(MCT)与 50%LCT 经物理混合而成(MCT/LCT)。LCT 能提供必需脂肪酸，但需依赖肉毒碱进入线粒体代谢。MCT 则不需依赖肉毒碱即可进入线粒体氧化，不易在肝脏蓄积，有利于肉毒碱缺乏的危重病人。MCT 的不足之处在于不能提供必需脂肪酸。即将面世的结构脂肪乳剂是以化学混合为特点的新制剂，其代谢性能可能更优于物理混合的MCT/LCT 制剂。

脂肪乳剂的供给量占总能量的 $20\%\sim30\%$，成人每天 $1\sim2$ g/(kg·d)。当脂肪与葡萄糖共同构成非蛋白质能量时更符合生理，二者的比例为 $(1:2)\sim(2:3)$。

3.氨基酸

构成肠外营养配方中的氮源，用于合成人体蛋白质。复方结晶氨基酸溶液都按一定模式配比而成,可归纳为二类:平衡型与非平衡型。①平衡型氨基酸溶液所含必需与非必需氨基酸的比例符合人体基本代谢所需,适用于多数营养不良病人;②非平衡型氨基酸溶液的配方系针对某一疾病的代谢特点而设计,兼有营养支持和治疗的作用。

临床选择须以应用目的、病情、年龄等因素为依据。提供的氨基酸量为 $1\sim1.5$ kg/d;占总能量的 $15\%\sim20\%$。

近年来,个别氨基酸在代谢中的特殊意义已受到重视和强调,较具代表性的有谷氨酰胺(glutamine,Gin)和精氨酸(arginine,Arg)。

谷氨酰胺属非必需氨基酸,在严重感染、手术、创伤等应激状态下,人体对谷氨酰胺的需求远远超过内源性合成的能力,严重缺乏时可影响多脏器的代谢功能,故又将之称为"条件必需氨基酸"。精氨酸则被认为具有免疫调变作用,有助于增强免疫功能。

4. 维生素和矿物质

维生素和矿物质是参与调节和维持人体内环境稳定所必需的营养物质。维生素的种类较多,按其溶解性可分为水溶性和脂溶性两大类。前者包括 B 族维生素、维生素 C 和生物素等,后者包括维生素 A、维生素 D、维生素 E、维生素 K。水溶性维生素在体内无储备,不能正常饮食时将缺乏。脂溶性维生素在体内有一定储备,短期禁食者不致缺乏。长期全胃肠外营养时常规提供多种维生素可预防其缺乏。在感染、手术等应激状态下,人体对部分水溶性维生素,如维生素 C、维生素 B 等的需要增加,应适当增加供给量。

全胃肠外营养,尤其在有大量引流或其他额外丧失体液的病人中,需根据血电解质水平,调整和补充 Na^+、K^+、Cl^-、Ca^{2+}、P^{3+}、Mg^{2+} 等电解质。

对临床较具实际意义的微量元素包括锌、铜、铁、硒、铬、锰等。这些元素均参与酶的组成、三大营养物质的代谢、上皮生长、创伤愈合等生理过程。长期全胃肠外营养时,须重视可能出现的微量元素缺乏问题。

二、输注方法

(一)全营养混合液

全营养混合液(total nutrient admixture,TNA)方式即将每天所需的营养物质,在无菌条件下按次序混合入由聚合材料制成的输液袋或玻璃容器后再输注。TNA 又称"全合一"(all in one,AIO)营养液,强调所供营养物质的完全性和有效性。优点如下:

1)以较佳的热氮比和多种营养素同时进入体内,增加节氮效果。

2)简化输液过程,节省护理时间。

3)降低代谢性并发症的发生率。

4)减少污染机会。

(二)单瓶输注

在无条件以全营养混合液方式输注时,可以单瓶方式输注。但由于各营养素非同步输入可造成某些营养素的浪费。此外,若单瓶输注葡萄糖或脂肪乳剂,可因单位时间内进入体内的葡萄糖或脂肪酸量较多而增加代谢负荷甚至并发与此相关的代谢性并发症。故单瓶输注时氨基酸与非蛋白质能量溶液应合理间隔输注。

(三)输注途径

包括周围静脉和中心静脉途径,其选择需视病情、营养液组成、输液量及护理条件等而定。当短期(时间<2 周)、部分营养支持或中心静脉置管和护理有困难时,可经周围静脉输注;但

当长期、全量补充时以选择中心静脉途径为宜。

三、护理要点及注意事项

（一）肠内营养

1. 预防误吸

（1）选择合适的体位

根据喂养管位置及病情，置病人于合适的体位。伴有意识障碍、胃排空迟缓、经鼻胃管或胃造瘘管输注营养液者应取半卧位，以防反流、误吸。经鼻肠管或空肠造瘘管滴注者可取随意卧位。

（2）估计胃内残留量

在每次输注肠内营养液前及期间，每间隔 4 h 抽吸并估计胃内残留量，若残留量＞100 ml，应延迟或暂停输注，必要时加用胃动力药物，以防胃潴留引起反流而致误吸。

（3）病情观察

若病人突然出现呛咳、呼吸急促或咳出类似营养液的痰，应疑有喂养管移位并致误吸的可能，应鼓励和刺激病人咳嗽，以利排出吸入物和分泌物，必要时经气管镜清除误吸物。

2. 保护黏膜、皮肤

长期留置鼻胃（肠）管者，可因其压迫鼻咽部黏膜而产生溃疡，应每天用油膏涂拭润滑鼻腔黏膜。胃、空肠造瘘者应保持造瘘口周围皮肤干燥、清洁。

3. 减少胃肠道不适

（1）控制营养液的浓度和渗透压

营养液浓度和渗透压过高，可引起胃肠道不适、恶心、呕吐、肠痉挛和腹泻。因此，应从低浓度开始，再根据胃肠道适应程度逐步递增，如能量密度从 2.09 kJ/ml 起，渐增至 4.18 kJ/ml 或更高。

（2）控制输注量和速度

营养液宜从少量开始，250～500 ml/d，在 5～7 d 内逐渐达到全量。容量和浓度的交错递增将更有益于病人对肠内营养的耐受。输注速度以 20 ml/h 起，视适应程度逐步加速并维持滴速为 100～120 ml/h。以输液泵控制滴速为佳。

（3）调节营养液的温度

营养液的温度以接近体温为宜，过烫可能灼伤胃肠道黏膜，过冷则刺激胃肠道，引起肠痉挛、腹痛或腹泻。可在喂养管近端自管外加热营养液，但需防止烫伤病人。

（4）避免营养液污染、变质

营养液应现配现用；保持调配容器的清洁、无菌；悬挂的营养液在较凉快的室温下放置时间应小于 6～8 h，当营养液内含有牛奶及易腐败成分时，放置时间应更短；每天更换输液皮条。

（5）伴同药物的应用

某些药物，如含镁的抗酸剂、电解质等可致肠痉挛和渗透性腹泻，须经稀释后再经喂养管注入。

4. 保持喂养管在位、通畅

（1）妥善固定喂养管

如置鼻胃管或鼻肠管，应将其妥善固定于面颊部；作胃或空肠造瘘时，应用缝线将之固定于腹壁；在喂养管进入鼻腔或腹壁处应作好标记，每 4 h 检查一次，以识别喂养管有无移位。若病人突然出现腹痛、胃或空肠造瘘管周围有类似营养液渗出、或腹腔引流管引流出类似营养液的液体，应怀疑造瘘管移位、营养液进入游离腹腔。

除应立即停输营养液尽可能清除或引流出渗漏的营养液外，应使用抗生素以避免继发性感染。

(2)避免喂养管扭曲、折叠、受压

告知病人卧床、翻身时应避免挤压喂养管。

(3)定时冲洗喂养管

输注营养液前、后、连续管饲过程中每间隔 4 h 及特殊用药前后，都应用 20～30 ml 温开水或生理盐水冲洗喂养管。药丸经研碎、溶解后直接注入喂养管，以免与营养液不相容而凝结成块粘附于管壁、堵塞管腔。

5.及时发现并处理并发症

部分肠内营养剂中糖类或脂肪含量较高，有糖尿病或高血脂的病人可出现糖代谢和脂肪代谢异常，故应及时了解相关指标的检测结果，以便及时调整配方或输注方式。

(二)肠外营养

1.心理护理

病人及家属因首次接触深静脉穿刺、置管和肠外营养支持，对之有疑虑或恐惧感。护士应耐心解释该项操作和治疗的必要性、安全性和临床意义；同时亦应告知肠外营养支持的费用及可能产生的临床效益和并发症，以得到病人及家属的理解、配合和支持。

2.输液护理

(1)维持水、电解质平衡

为适应人体代谢能力和使所输入的营养物质被充分利用，应慢速输注。但对已有缺水者，应先补充平衡盐溶液后再输注全营养混合液。已有电解质紊乱者，先予纠正，再予全营养混合液。

(2)控制输液速度

当葡萄糖、脂肪和氨基酸的输入速度超过人体的代谢能力时，病人可出现高血糖、高血脂、高热、心率加快或渗透性利尿。故葡萄糖的输入速度应<5 mg/(kg·min)。20％的脂肪乳剂 250 ml 需输注 4～5 h。加强临床观察，一旦发现病人尿量突然增多、神志改变，应疑有非酮性高渗性高血糖性昏迷。若病人脉搏加速、面色苍白及四肢湿冷，应疑及低血糖性休克，均应立即抽血送检血糖并协助医师积极处理。

3.高热病人的护理

肠外营养液输注过程中出现的高热，与营养素产热有关，一般不经特殊处理可自行消退，部分病人可予物理降温或服用退热药，但应警惕感染所致发热。

4.全营养混合液的保存和输注

全营养混合液中所含成分达几十种。常温、长时间搁置或其内过多添加 2 价或 3 价阳离子可使某些成分降解、失稳定或产生颗粒沉淀。因此，全营养混合液配制后若暂时不输，应保存于 4℃冰箱内，并在 24 h 内输完。为避免降解，全营养混合液内不宜添加其他治疗用药，如抗生素等；水溶性维生素宜在输注时加入全营养混合液。

全营养混合液输注系统和输注过程应保持连续性，期间不宜中断，以防污染。

5.导管护理

(1)局部消毒

每天消毒静脉穿刺部位、更换敷料;若用 3M 透明胶布贴封者,胶布表面应标明更换日期。观察、记录插管局部有无红、肿、痛、热等感染征象,一旦发生,应及时拔除导管。

(2)保持通畅

输液结束时,可用肝素稀释液封管,以防导管内血栓形成。翻身时避免导管受压、扭曲或滑脱。

四、常见并发症及处理

（一）与静脉穿刺置管有关的主要并发症

1.气胸

当病人于静脉穿刺时或置管后出现胸闷、胸痛、呼吸困难、同侧呼吸音减弱时,应疑及气胸的发生,胸部 X 线检查可明确诊断。临床处理应视气胸的严重程度予以观察、胸腔抽气减压或胸腔闭式引流。依靠机械通气的病人,即使损伤很小,也可能引起张力性气胸,应予警惕。

2.血管损伤

在同一部位反复穿刺易损伤血管,表现为出血或血肿形成等,应立即退针、局部压迫。

3.胸导管损伤

多发生于左侧锁骨下静脉穿刺肘。若见清亮的淋巴液渗出,应立即退针或拔除导管;偶可发生乳糜瘘。多数可自愈,少数需作引流或手术处理。

4.空气栓塞

可发生于静脉穿刺置管过程中或因导管塞脱落所致。大量空气进入可致死。故锁骨下静脉穿刺时,置病人于平卧位,屏气。置管成功后及时、妥善连接输液管道。输液结束,应旋紧导管塞。一旦疑及空气栓塞,立即置病人于左侧卧位。

5.导管错位或移位

锁骨下或头静脉穿刺置管时,导管可错入同侧颈内或颈外静脉,或因导管固定不佳而移位。临床表现为输液不畅或病人主诉颈部酸胀不适,X 线透视可明确导管位置。导管移位所致液体渗漏,可使局部肿胀;若位于颈部,可压迫气管,出现呼吸困难,甚至并发感染等,应予停止输液,拔管和局部处理。

6.血栓性浅静脉炎

多发生于经外周静脉营养支持时。主要原因如下:

1)输液的血管腔小,高渗营养液不能得到及时稀释,化学性损伤血管内皮。

2)置有导管的静脉跨越关节时,导管与静脉壁的碰触致静脉受到机械性损伤。输注部位可见静脉呈条索状变硬、红肿、触痛,少有发热现象。一般经局部湿热敷、更换输液部位或外涂可经皮吸收的具抗凝、消炎作用的软膏后可逐步消退。

（二）感染性并发症

主要是导管性和肠源性感染。随着护理水平的提高,导管性感染的发生率明显下降,但肠源性感染的临床意义已引起高度重视。

1.穿刺部位感染

一般于置管数天或数周后出现,表现为穿刺部位红肿、压痛。若处理不当,可成为全身性感染的原发灶,关键在于加强局部护理。

2. 导管性感染或脓毒症

常见原因为病人免疫力低下，静脉穿刺置管、局部护理和营养液配制时无菌操作技术不严等。当临床出现难以解释的发热、寒战、反应淡漠或烦躁不安、甚至休克时，应疑有导管性感染或脓毒症。必须立即按无菌操作要求拔管，将导管尖端剪下二段并同时采取周围血，分别作细菌和真菌培养，细菌培养同时作抗生素敏感试验。拔管后立即建立周围通道，更换输液系统和营养液；根据病情，选用抗生素。观察 12～24 h 后，可按需要更换部位重新穿刺置管。

3. 肠源性感染

全胃肠外营养病人可因长期禁食，胃肠道黏膜缺乏食物刺激和代谢燃料致肠黏膜结构和屏障功能受损、通透性增加而导致肠内细菌易位和内毒素吸收，并发全身性感染。故提倡尽可能应用肠内营养或在 PN 时增加经口饮食机会。

（三）代谢性并发症

1. 非酮性高渗性高血糖性昏迷

（1）常见原因

1）单位时间内输入过量葡萄糖。

2）胰岛素相对不足。临床主要表现为血糖升高（22.2～33.6 mmol/L）、渗透性利尿（尿量>1 000 ml/h）、脱水、电解质紊乱、中枢神经系统功能受损，甚至昏迷。

（2）处理

1）停输葡萄糖溶液或含有大量葡萄糖的营养液。

2）输入低渗或等渗氯化钠溶液，内加胰岛素，使血糖水平逐渐下降。但应注意避免血浆渗透压下降过快所致急性脑水肿。

2. 低血糖性休克

由于突然停输高渗葡萄糖溶液或营养液中胰岛素含量过多所致。临床表现为心率加快、面色苍白、四肢湿冷、乏力，严重者呈休克症状。一经证实，推注高渗葡萄糖或输注含糖溶液即可缓解。较理想的预防方法是应用全营养混合液方式输注。

3. 高脂血症或脂肪超载综合征

脂肪乳剂输入速度过快或总量过多，可发生高脂血症。当临床出现发热、急性消化道溃疡、血小板减少、溶血、肝脾肿大、骨骼肌肉疼痛等症状时，应疑为脂肪超载综合征并立即停输脂肪乳剂。对长期应用脂肪乳剂的病人，应定期作脂肪廓清试验以了解人体对脂肪的代谢、利用能力。

4. 肝胆系统损害

主要表现为肝脏酶谱异常、肝脂肪变性和淤胆等，可能与长期全胃肠外营养（禁食）、配方不合适或胆碱缺乏有关。与肠外营养相关的肝脏损害，一般经减少总能量摄入、调整葡萄糖与脂肪的比例、更换氨基酸制剂或停用全胃肠外营养 1～2 周后即可得以逆转。

（毕清泉）

第十节 输液泵的应用

一、概述

输液泵是用于连续静脉输液最为理想的先进的急救与治疗仪器。它的临床应用有效地提高了输液的安全性、可靠性和准确性，这是普通输液器所无法比拟的。尤其在危重病人的救治过程中，显示了它的上述优越性，因此是 ICU 常备的医疗仪器之一。

输液泵的用途是为病人及时、定时、定量地从静脉输入液体、血液和药物等。尤其对输入的液体和药物要求微量、精确、安全、长时间和流速均匀时，使用微量注射泵即能达到满意的效果。

（一）蠕动控制式输液泵

蠕动控制式输液泵的输液是以依靠重力，通过电子电路控制来调整输液量。应用过程中，输液速度会受到液体浓度、黏度和液体压力及针头内径大小的影响。一般来说，输液压力正比于液体瓶与被输液者心脏的高度差。增加或降低液体瓶的高度，就意味着压力会发生相应的变化。所以，一般要求液体瓶应高于输液泵 30 cm，输液泵高于病人心脏 30 cm，以确保输液效果。

1. 特点

1）操作简单，使用安全可靠，输出压力稳定。

2）仪器具有单通道、双速率旁路输液功能，根据需要可设 2 组参数，以不同的流速进行输液。

3）具有保持静脉开放功能（KVO），一旦所设置的参数输完，仪器就自动转为 KVO PRI VTBI＝0 状态，并在面板上给予显示，同时以声音报警提示。

2. 结构与功能

（1）电路结构

（略）。

（2）电路部分功能

1）中央数据处理系统（CPU）：中央数据处理系统对整机进行功能控制、参数诊断和程序功能监视，如压力检测、气泡检测、电源检测和低电池提示等。

2）气泡检测系统：此系统由超声波发射、接收装置组成。接收装置可分为传感器、放大器、电平检测组成。当输液管内有气泡存在时，空气对超声波能量的吸收系数远大于液体，接收器检测到的超声能量大大减少，经 CPU 识别，产生提示报警信号。利用超声波空气检测器的优点是在任何状态下，使用不同类型的液体均可准确无误地探测到液体中的气体，保证了输液的安全性。

3）压力检测器：压力检测器是在一固定的线圈中放置一个可移动的铁氧体磁芯。当输液管内由于某种因素使压力增大到某一数值时，铁氧体磁芯产生位移变化，改变了振荡器的振荡频率，从而产生阻塞报警信号并以声音提示。

4）步进式电机稳流电路：该电路可提供稳定的工作电流，限制步进式电机在低流速下的工作电流，减少电机的温升和机内电池的消耗，确保输液流速的稳定。

5）监视电路：监视电路可对输液泵的工作状态进行监视，以便在机器出现报警情况下仪器可自动停止工作。

6)面板锁定安全电路:此电路是为防止在输液过程中,非操作者随意改变输液状态而特设的一种安全装置。

7)低电池报警电路:此电路是防止电池过度放电,为延长使用时间而特设的提示充电安全电路。

8)电源电路:电源电路可给电池再充电,并提供低流速下输液泵的工作电流。

3.基本工作原理

蠕动式输液泵是利用微型计算机控制步进式电机,带动偏心凸轮去作用于中心测压、手指式蠕动排,使蠕动排以波动方式连续挤压充满液体的输液管,液体在重力作用下源源不断地输入病人体内。按照操作要求,把充满液体的专用输液管放入泵管槽中,关闭仓门,由面板控制设置输液参数,仪器就按设定的参数工作,并自动进行输液参数监测。

(二)定容控制活塞式输液泵

定容控制活塞式输液泵在应用过程中,只检测实际输入的液体量,其精确度表现在输入的液体量不受液体浓度、黏度的影响,液体瓶所处的高度也不影响输液压力。

1.主要特点

通过活塞往复作用所产生的推力,使输液精度不受液体浓度、黏度和重力的影响。

2.结构与功能

(1)结构

其中央数据处理系统、安全检测电路、电机驱动电路、功能显示电路、报警停机系统等电路结构与蠕动控制式输液泵相同。其机械部分设有活塞装置。

(2)功能

其电路功能同蠕动控制式输液泵。机械部分是活塞装置。

3.活塞的工作过程

输液时,由微型计算机控制换向阀自动将进液管口关闭,步进电机驱动活塞推动杆向上运动。储液槽内的液体在活塞作用下经延伸管输入病人静脉内。在活塞到达上限位,换向阀顺转53°,将进液管口打开。在计算机的控制下,步进电机驱动活塞向上运动。整个工作过程自动地交替进行往复运动,液体就源源不断地输入病人体内。

(三)针筒微量注射式输液泵

针筒微量注射式输液泵适用于长时间、微量给药,其流速均匀,精确度高,微量注射泵使用的针筒式注射器容量均在50 ml以下,故不宜作为普通式输液泵来使用。

1.特点

目前进口的针筒微量注射式输液泵为便携式仪器,具有以下特点:

1)体积小,重量轻,注射药物精确、微量,给药均匀可靠。所以在ICU中具有重要的应用意义。

2)常用的注射器容量为50 ml,有的注射泵具有多种注射器使用选择功能,应用时可根据工作需要进行选择。

3)具有可靠的功能检测系统,可及时检测出应用中出现的非正常状态。

4)具有外接电源接口,确保在机内电池失效时,仪器可继续使用。

2.外形结构与功能

(1)外形结构

略。

（2）功能

1）注射泵：用以推动注射器内活塞向前推注液体。

2）数据显示窗：显示注射泵注射药液过程中的状态及各种工作状态等。

3）数据输入键：设定在单位时间内注入病人体内药量的一组数字键。其中C（clear）为数据清除功能，用于注射泵在注射参数设定后需要修改时使用。

4）功能键：用于查看输入多少液体容积，报警声消除和启动、停止功能。

5）注射器安全支架：用于固定充满药液的注射器。

3. 工作原理（或过程）

针筒微量注射式输液泵在微型计算机的控制下，步进电机通过减速器带动泵内丝杆缓慢、匀速地转动，丝杆上面的注射器后支架在丝杆匀速转动时，能实现匀速直线运动，推动注射器内活塞向前推注药液，实现匀速微量注射。

二、输液泵的应用及注意事项

鉴于输液泵型号繁多，对其操作步骤难以一一介绍。使用输液泵的共同注意点及输液泵报警与处理如下：

（一）使用输液泵的注意点

1. 使用前

1）初次使用任何类型的输液泵前，均应仔细阅读使用说明书，按规定掌握其操作程序和面板上各种标志及其意义。

2）输液泵使用前，应依次检查各部分功能及报警系统，此应处于良好工作状态。若有功能性故障应与有关医学工程技术人员联系解决。

3）按需设定输液参数，包括设定单位时间内流速比率（ml/h）和预设输入液体总量。设定输液参数前可使用清零键，使显示的数字在零状态。

4）选择的输液泵管应是透明度等性能良好的专用泵管。输液泵管不宜存放时间过久，以保证其质量。

2. 使用中

1）首先应接通输液泵面板电源，使其通过自检功能检验。

2）随时查看工作状态指示灯，了解输液泵是处于正常工作状态抑或被迫停止工作的非正常状态，对于后者应及时处理。

3）各类输液泵工作中由于每小时流速设置不同，仪器本身具有一定的压力，容易使病人穿刺部位注射针头和输液管接口处产生液体渗漏，使用中应注意观察并及时处理。

4）正确掌握各功能键的启动。

5）根据报警显示，查、除故障，消除警报后启动输液泵重新工作。

6）务必保持输液泵在充电状态，充电指示灯为绿色时，即指示仪器正在充电。

7）某些输液泵设有第二输液流速程序功能键，该键可于病人在救治中需要预设第二组参数，需以不同流速或转换为某种药物输入时启动。

3. 使用后

应及时清除输液泵表面的污迹与尘埃，充电备用。功能有障碍时应及时送检维修。

（二）输液泵报警与处理

对输液泵工作中的报警，护士应能掌握其常见原因及处理方法（表 4-3），以便确保输液及抢救工作的顺利进行。

表 4-3　输液泵报警与处理

报警项目	仪器工作状态	常见原因	处理方法
气泡报警 （Air in Line）	仪器停止工作并显示 Air in Line	1）管路中有气泡 2）溶液瓶或袋内液体已空	打开泵管仓门，取出泵管，排除气泡，重新启动 Start 键，输液泵即可工作
堵塞报警 （Occlusion）	仪器停止工作并显示 Occlusion	1）液体流动控制夹未打开工作 2）管路扭曲，受压 3）针头或管路血块堵塞	打开液体流动控制夹；检查输液管路位置并保持其正确状态；清除血块
泵仓门报警 （Door Open）	仪器停止工作并显示 Door Open	输液管放置不正确	按要求重新放置输液管
电池低电压报警 （Low Battery）	1）仪器不停止工作但提示电池低压 2）仪器停止工作	电池端电压降低；电池充电无效	连续充电时间达 16h；更换同类型电池
输液完成报警 （Infusion Complete）	仪器自动转为 KVO 方式工作	设置的参数输完	按需进行下一步操作
故障代码报警	仪器显示编码代号且不能工作	1）仪器内电路故障 2）记忆电池损坏	请有关工程技术人员或代理商协助解决

（刘安诺）

参 考 文 献

1. 王丽华. 现代急诊护理学[M]. 北京：人民军医出版社. 1997.

2. 周秀华. 急救护理学[M]. 北京：人民卫生出版社. 2004.

3. 苏鸿熙. 重症加强监护学[M]. 北京：人民卫生出版社. 1996.

4. 曾因明,孙大金. 重症监测治疗与复苏[M]. 上海：科学技术文献出版社. 1996.

5. 陈文彬,潘祥林. 诊断学[M]. 6 版. 北京：人民卫生出版社. 2004.

6. 叶任高,陆再英. 内科学[M]. 6 版. 北京：人民卫生出版社. 2004.

7. 吴在德,吴肇汉. 外科学[M]. 6 版. 北京：人民卫生出版社. 2004.

8. 尤黎明,吴瑛. 内科护理学[M]. 4 版. 北京：人民卫生出版社. 2006.

9. 曹伟新,李乐之. 外科护理学[M]. 4 版. 北京：人民卫生出版社. 2006.

10. 焉然. 安乐死立法现状及探讨[J]. 中国卫生事业管理. 2006,122(7):415-416.

11. 刘又宁,陈良安,俞森洋. 机械通气与临床[M]. 2 版. 北京：科学出版社,1998.

12. 邱海波,周韶霞. 多器官功能障碍综合症现代治疗. 北京：人民军医出版社. 2001.

13. 葛斌,胡兆燕. 呼吸机讲座(1)[J]. 中国医疗器械信息. 2003,9(5):45-48.

14. 葛斌,胡兆燕. 呼吸机讲座(2)[J]. 中国医疗器械信息. 2003,9(6):39-43.

15. 王一镗. 心肺复苏术普及培训规程[M]. 上海：上海医科大学出版社,1994.

中文索引

英 文 索 引